Verständliche Wissenschaft

Fünfter Band

Die Lehre von den Epidemien

Von

Adolf Gottstein

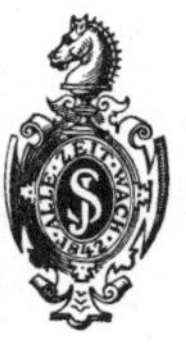

Berlin · Verlag von Julius Springer · 1929

Die Lehre von den Epidemien

Von

Adolf Gottstein

Professor Dr. med.
Berlin

1. bis 5. Tausend

Mit 23 Abbildungen

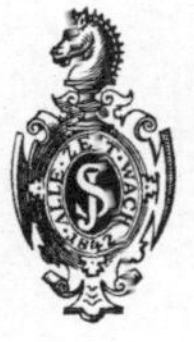

Berlin · Verlag von Julius Springer · 1929

ISBN 978-3-642-89766-5   ISBN 978-3-642-91623-6 (eBook)
DOI: 10.1007/978-3-642-91623-6

Inhaltsverzeichnis.

Seite

Einleitung I

1. Ein kurzer Überblick über die Geschichte der Seuchen 2

Altertum. — Mittelalter. — Lebensverluste. — Pest. — Aussatz. — Syphilis. — Englischer Schweiß. — Fleckfieber. — Pocken. — Cholera. — Influenza. — Neuzeitliche Seuchen. — Einheimische, eingeschleppte und periodisch auftretende Seuchen. — Verschiedene Auffassungen im Wandel der Zeiten. — Ansteckung. — Selbständigkeit der einzelnen Seuchenarten.

2. Infektion, Infektionskrankheit und Epidemie 13

Wege der Infektion. — Ursachen der infektiösen Erkrankung. — Epidemien als infektiöse Massenerkrankungen. — Beispiele.

3. Naturgeschichte der Krankheitserreger 19

Spaltpilze, Eigenschaften und Wirkungen. — Gärung und Fäulnis. — Sterilisierung. — Spaltpilze als Schmarotzer und als Parasiten im lebenden Körper. — Echte und gelegentliche Krankheitserreger. — Beispiele. — Bazillenträger.

4. Experimentelle Erzeugung von Infektionskrankheiten 30

Ungleiche Empfänglichkeit der Versuchstiere. — Allgemeine und örtliche Infektionen. — Infektionskraft. — Giftwirkungen. — Verschiedene Formen der Abwehr durch die Gewebe. — Gegengiftbildung; Immunität und Immunisierung. — Schutzimpfungen. — Nachweis der persönlichen Immunität durch Hautimpfungen. — Die Formen der Immunität.

5. Wundinfektionskrankheiten bei Menschen 46

Wunden und Operationen. — Antiseptische und aseptische Verfahren. — Ausdehnung der Operationsmöglichkeiten. — Infektionen innerer Organe von Haut und Schleimhaut aus als Folgen anderer Erkrankungen. — Verschwinden der Wundinfektionskrankheiten als Epidemien.

Seite

6. Die Epidemien des Kindesalters 51

Masern. — Scharlach. — Röteln. — Windpocken. — Keuchhusten. — Ziegenpeter. — Diphtherie.

7. Typhus, Ruhr und verwandte Krankheiten 75

Unterleibstyphus. — Paratyphus. — Ruhr. — Asiatische
Cholera.

8. Die seuchenhaften Erkrankungen des zentralen Nervensystems 97

Epidemische Genickstarre. — Spinale Kinderlähmung. —
Epidemische Gehirnentzündung.

9. Erzeugung von Epidemien durch Zwischenwirte aus
der Klasse der Insekten 101

Vorgänge bei der Übertragung. — Malaria. — Fleckfieber. —
Rückfallfieber. — Beulenpest. — Milzbrand.

10. Pocken und Influenza 113

Pocken. — Schutzpockenimpfung. — Influenza. — Tröpfcheninfektion. — Periodisches Auftreten der Influenza.

11. Die chronischen Epidemien 119

Tuberkulose. — Verschiedenheiten der Lebensalter. — Bedeutung als Volkskrankheit. — Einfluß der sozialen Lage. — Einfluß des Berufs. — Abnahme der Tuberkulose. — Lebensweise
und körperliche Anlage. — Syphilis. — Verbreitung. — Verlauf. — Folgekrankheiten. — Aussatz oder Lepra.

12. Epidemien und Vererbungslehre 142

Bedeutung der Anlage für Empfänglichkeit und Verlauf. —
Vererbbarkeit der Anlage zu erkranken. — Nichtvererbung der
erworbenen Immunität. — Bestimmung der artgemäßen Empfänglichkeit. — Bestimmung der artgemäßen Hinfälligkeit. —
Gegenseitige Anpassung von Parasiten und Wirten durch Auslese. — Kennzeichnung der einzelnen Epidemien nach dem
Grade der artgemäßen Anpassung. — Mutation der Krankheitserreger.

13. Der Erscheinungstypus in der Seuchenlehre 158

Bedeutung der Umwelteinflüsse für die Steigerung der Seuchengefahr. — Einfluß von Kriegen, Hungersnöten und Wanderungen. — Einfluß erscheinungstypischer Einwirkungen auf
die Steigerung der Infektionskrankheiten zur Epidemie. — Erhöhung der Angriffskraft von Wohnparasiten durch erschei-

nungstypische Einflüsse. — Bedeutung der Massenerkrankung
für die Steigerung der Ansteckungsgefahr. — „Massige Ansteckung". — Der Irrtum der Auslesewirkung erscheinungstypischer Massenerkrankungen. — Die Epidemien als vermeidbare Erkrankungen.

14. Vom Kommen und Gehen der Seuchen 165

Periodische Schwankungen. — Wellen erster und zweiter Ordnung. — Säkulare Seuchenwellen. — Wirkungen der Immunität
und Durchseuchung. — Austilgung der Hochempfänglichen. —
Gänzliches Verschwinden früherer Seuchen, Abnahme noch
vorhandener. — Die Ursachen der Abnahme. — Einwirkungen
der Medizin, Hygiene, Wohlfahrtspflege, Kultur.

15. Die Folgen der Epidemien 177

Seelische Folgen. — Einflüsse auf Sitten und Gebräuche. —
Durch die Seuchenabwehr veranlaßte Fortschritte. — Politische
Wirkungen. — Wirtschaftliche Verluste. — Verluste an Men-
schenleben. — Ausgleich in der Bevölkerungsbewegung. —
Bleibender Bevölkerungsgewinn in seuchenfreien Zeiten.

16. Die Bekämpfung der Seuchen 186

Bekämpfungsmaßnahmen der Vergangenheit. — Moderne
Seuchengesetze. — Impfgesetz. — Reichs- und Landesseuchen-
gesetze. — Gesetze zur Bekämpfung der Tuberkulose und der
Geschlechtskrankheiten. — Hilfseinrichtungen im Seuchen-
kampf. — Internationale Seuchenkonventionen. — Erziehung
und Aufklärung. — Bedeutung des Krankenhauswesens. —
Notwendigkeit privater Gesundheitspflege. — Pflicht zur
Solidarität und Selbstverantwortung.

Einleitung.

Der griechische Bildhauer hat mit ergreifender Wahrheit
die verzweifelnde Niobe dargestellt, die ihre jüngste Tochter,
ihr letztes Kind, vergeblich mit den Gewändern vor den töten-
den Pfeilen rächender Götter zu schützen sucht. Die griechische Welt konnte sich die jähe Vernichtung blühender
Menschen durch den Seuchentod nur als Folge eigener Schuld
und als Walten übernatürlicher Mächte erklären. Und von der
Bibel und weiter durch alle Völkersagen bis in die Ur-
geschichte finden wir die Auffassung, daß das Massensterben
etwas anderes ist als die gewöhnliche Krankheit. Durch das
ganze Mittelalter mit seinen dauernden und furchtbaren Seu-
chenverheerungen blieb die Auffassung von der Hilflosigkeit
fortbestehen. Nur die Pflege Erkrankter blieb als einzige Aufgabe übrig, mit zahlreichen Vorbildern edelster Selbstauf-
opferung in der Versorgung der Seuchenkranken, die hauptsächlich von den Dienern der Kirche und von Frauen geübt
wurde. Erst als mit dem Ende des Mittelalters wieder eine
wissenschaftliche Auffassung entstand, die ohne vorgefaßte
Meinungen die Erscheinungen beobachtete und zu erklären
versuchte, kam dieser Fortschritt allmählich auch der Erforschung der Seuchen zugute. Besonders große und grund-
legende Tatsachen trug freilich erst das letzte Halbjahrhun-
dert bei. Natürlich ist uns auch heute noch sehr vieles un-
erklärlich, und wir müssen auch heute noch gestehen, daß all
unser jetziges Wissen und alle unsere heutigen Methoden
der Seuchenbekämpfung gegenüber dem möglichen Ausbruch
plötzlicher neuer Krankheitsformen einmal vollständig ver-

sagen könnten. Trotzdem kennzeichnet nichts den Unterschied gegen früher deutlicher als die Tatsache, daß schon seit Jahrzehnten diejenigen Seuchenformen, die heute genau erforscht sind, als *vermeidbare* Krankheiten bezeichnet werden.

Die *Folgen* eines Seuchenausbruches sind immer schwer für den einzelnen; schwerer noch für die Gesellschaft, welche die bevölkerungspolitische und wirtschaftliche Einbuße zu tragen und für die künftige Verhütung neue Opfer aufzuwenden hat.

Darum wird es die Aufgabe der Forscherarbeit, die *Ursachen* der Seuchen zu erforschen und aus einer jeden Seuchensteigerung die Probe auf das Zutreffen ihrer Folgerungen zu machen und ihre Kenntnisse zu erhöhen.

An dem gesicherten Wissen von den Ursachen der Seuchen muß ein jedes Mitglied der Gesellschaft Anteil nehmen. Es ist nicht nötig, daß es sofort alle neuen Einzelheiten sich zu eigen macht, denn wie in jedem Wissenszweig geht der Aufstieg oft genug auf Umwegen, gelegentlich auch für einige Zeit auf Irrwegen. Aber sobald der schmale Pfad des Bahnbrechers durch die ihm folgenden Arbeiter zur breiten festen Straße ausgebaut ist, soll auch der Nichtfachmann folgen, denn es handelt sich um seine eigene Sache. Die mit Hilfe der Wissenschaft sichergestellten Schutzmaßnahmen zur Abwehr und Vorbeugung können und müssen in gesetzlichen Bestimmungen festgelegt und durch die Gesundheitsverwaltung durchgeführt werden. Sollen sie aber Erfolg haben, so bedarf es der Mitarbeit eines jeden einzelnen. Das Bewußtsein für die unerläßliche Beteiligung eines jeden wird aber nur gewonnen durch Erhöhung des Verantwortungsgefühls auf Grund eigenen Wissens und Verstehens.

1. Ein kurzer Überblick über die Geschichte der Seuchen.

Wenn die Sage die Schrecken der Seuche als die Folge persönlicher Handlungen von Göttern und Dämonen darstellt,

so besitzen wir doch schon seit den Zeiten des klassischen
Altertums nüchterne Schilderungen von der Ausdehnung und
der Erscheinungsweise zahlreicher Seuchenausbrüche. Viele
dieser Darstellungen sind so genau, daß man schon aus der
Zusammenfassung der überlieferten Tatsachen eine Geschichte
der Epidemien durch die Jahrhunderte verfassen kann. Meist
finden sich die wichtigsten Tatsachen in den Werken der
Geschichtschreiber, die über die Vorgänge einer bestimmten
Zeit berichten und dabei auch der in ihr herrschenden Seuchen gedenken; sie konnten an ihnen gar nicht vorbeigehen,
denn wenn sie Kriege und Belagerungen schilderten, so mußten sie auch erzählen, wie oft gerade die ausbrechenden Seuchen ganze Heere vernichteten oder ein Volk wehrlos machten, und wenn sie den jähen Tod eines Königs oder Staats-
mannes mitten in einem geschichtlichen Kampf zu erzählen
hatten, so mußte auch der Tatsache gedacht werden, daß er
das Schicksal seines Volkes im Seuchentod teilte. Die Schilderungen manches Geschichtsforschers wirken besonders er-
greifend, wenn er selbst eine solche Epidemie erlebte und
aus eigenem Wissen darstellte. Im Laufe der späteren Jahrhunderte und vor allem seit Ende des Mittelalters wuchs die
Zahl der Fachmänner, die mit dem Wissen des Arztes über
die Epidemien ihrer Zeit berichteten. Nach der Verbreitung
der Buchdruckerkunst mehrte sich auch die Fülle der Bücher
über Seuchenausbrüche, die auf uns überkommen sind und
aus denen wir uns ein Bild über den Charakter und die Verbreitung der einzelnen Seuchen machen können. Diese Quel-
len unseres geschichtlichen Wissens liegen in den letzten
Jahrhunderten in zahlreichen Werken in zwei Formen vor.
Entweder sie behandeln eine bestimmte Epidemie ihrem Auftreten und ihren Erscheinungen nach durch längere Zeitabschnitte oder sie zeichnen für ein bestimmtes Land Jahr
für Jahr als Chroniken die epidemischen Erkrankungen mit
Namen auf, die jeweils herrschten, und geben auch wohl die
Zahl der Gestorbenen an. Uns liegt natürlich an solchen
zahlenmäßigen Angaben, schon wegen des Vergleiches mit
der Gegenwart. Wir hören zwar aus dem Mittelalter, wie damals zeitweilig die Epidemien so furchtbare Verheerungen

anrichteten, daß große Bruchteile der städtischen Bevölkerung in wenigen Monaten hingerafft wurden; wir wissen auch, daß ganze ländliche Gegenden, wenn der Rest der Überlebenden abwanderte, ausstarben und verlassen liegenblieben. Aber die uns aus dieser Zeit überlieferten Zahlen über die Verheerungen großer Länder durch mörderische Seuchen sind doch in ihrer Höhe nicht recht glaubhaft. Dagegen wissen wir aus den letzten Jahrhunderten, wo Geburten und Todesfälle in den Kirchenbüchern aufgezeichnet wurden, für einige Städte auch zahlenmäßig etwas über die schweren Folgen der immer wieder neu ausbrechenden Seuchen.

Es herrschten seit dem Mittelalter bis weit in das 18. Jahrhundert beständig Epidemien der allerverschiedensten Formen, die oft sich ablösten, zuweilen gleichzeitig auftraten, und sie schwollen häufig zu einer Höhe an, für die es in der Neuzeit nur wenige Beispiele gibt. Viele dieser Seuchen kommen auch heute noch bei uns vor; während sie aber jetzt entweder nur zeitweise zu mäßiger Höhe aufsteigen oder nur an bestimmten Orten ausbrechen, waren sie früher über viel größere Länderstrecken gleichzeitig verbreitet und traten mit viel größerer Heftigkeit auf; auch verliefen sie ungünstiger. Aus diesem Dauerzustand hoben sich zeitweise immer wieder besondere Katastrophen stärker hervor. Es ist ja seit alters her bekannt, daß zwischen Krieg, Hunger und Pesten Zusammenhänge bestehen, und schon die Bibel nennt sie zusammen wie eine selbstverständliche Tatsache. Und da früher die Kriege häufiger waren und ein gesundheitlicher Schutz kaum bestand, so brachen die schweren Kriegsseuchen immer wieder aus und verbreiteten sich von den Heeren auf die Bevölkerung. Und auch für die Hungersnöte gilt das gleiche. Aber es brauchte nicht erst zu Hungersnöten zu kommen. Die damaligen Lebensverhältnisse mußten notwendig dazu führen, daß sehr viele Krankheiten als Massenerscheinungen und dauernd auftraten, die später durch Fortschritte der gesundheitlichen Kultur von selbst verschwanden. Neben diesen in ihren Zusammenhängen durchaus klaren und verständlichen Einflüssen stehen aber in der Seuchengeschichte eine Reihe von Vorgängen von besonderer elementarer Gewalt mit ganz

4

anderen Zusammenhängen. Die Geschichte hat sie uns unvergeßlich überliefert. Außer der peloponnesischen Pest, deren Krankheitscharakter uns auch heute nicht ganz klar ist, und neben der Pest des Justinian, die nichts anderes gewesen ist als die auch heute noch in Indien herrschende *Beulenpest,* steht im Vordergrund der *Schwarze Tod* des Mittelalters, eine schwere Epidemie der Beulenpest, die stark vermischt war mit ihrer gefährlichsten Form, der auch heute noch mit ihr zusammenhängenden, fast absolut tödlichen Lungenpest. Der Schwarze Tod wütete im 14. Jahrhundert in ganz Europa als die mörderischste aller Seuchen, er wanderte, erlosch, um bald wieder erneut auszubrechen, ihm folgten noch durch Jahrhunderte bis fast in die neueste Zeit immer wieder örtliche, mehr oder minder schwere und nur sehr allmählich sich abschwächende Pestepidemien. Dann ist von geschichtlicher Bedeutung der Aussatz, *die Lepra,* die schon im Altertum bekannt war. Besonders durch die Kreuzzüge wurde sie aus den Gegenden ihres ständigen Herrschens über ganz Europa verbreitet, hat hier viele Leben verwüstet und zu einschneidenden Abwehrmaßnahmen geführt, bis es im Laufe eines Kampfes durch mehrere Jahrhunderte gelang, den Aussatz in Europa zu einer nur ganz seltenen, meist eingeschleppten Krankheit zu machen, während er heute noch in vielen anderen Erdteilen eine außerordentlich verbreitete Seuche geblieben ist.

Mit dem Jahre 1495 brach plötzlich mit unerhörter Schwere eine Krankheit aus, die sich unter den in Italien kämpfenden französischen Söldnerheeren verbreitete und von ihnen dann schnell über ganz Europa weitergetragen wurde, die *Syphilis.* Die Ausdehnung, die diese Epidemie sehr rasch erfuhr, ließ bald die Ansicht laut werden, daß es sich um eine neue Krankheit handelte, und es lag nahe zu vermuten, daß sie aus dem eben entdeckten Amerika eingeschleppt worden sei, wo sie jedenfalls damals in milderer Form herrschte und bekannt war. Noch heute wird um die amerikanische Herkunft der Syphilis gestritten, es wird aber auch behauptet, daß sie auch auf den alten Erdteilen schon im Altertum vorgekommen sei. Unter allen Umständen fiel in jene Zeit eine ungewöhnlich starke Verbreitung, auch zeichnete sich die Krankheit durch besondere Schwere aus. Seit dieser Zeit bis zur jüngsten Gegenwart hat die Syphilis als Volkskrankheit, wenn auch in sehr geänderten Erscheinungsformen, ihre Bedeutung nie wieder verloren. — Die Geschichte überliefert uns die Schlachten jener Kriege, die Heeresgruppen, die mitgekämpft, und die Namen der Friedensschlüsse. Wir lernen sie in der Schule, trotzdem sie längst jede Bedeutung verloren haben. Viel wichtiger für unsere heutige Kultur ist der Seuchenausbruch, der mit jenen Kämpfen verbunden ist.

Nur wenig später durchzog von England her eine Epidemie Europa und besonders Deutschland, die durch ihre schnelle Wanderung, die Schwere ihrer Erscheinungen und ihre Tödlichkeit Schrecken verbreitete, die aber unsere Beachtung vor allem deshalb verdient, weil wir heute nicht mehr wissen, um was für eine Krankheit eigentlich es sich gehandelt haben mag und warum sie seither wieder vollkommen und dauernd verschwunden ist. Man nannte sie den *englischen Schweiß*. Böse Zweifler erklären sich dieses Rätsel des Verschwindens, und das wohl nicht ganz mit Unrecht, damit, daß die landläufige Behandlung der Erkrankten nicht unschuldig an der großen Tödlichkeit gewesen sein wird. Man denkt an Faust: „So haben wir mit höllischen Latwergen viel schlimmer als die Pest gehaust." Möglicherweise war sie nur eine influenzaartige Epidemie, wie sie als sogenannter „Schweißfriesel" auch später noch oft genug auftrat. In den Napoleonischen Kriegen häuften sich die schweren Epidemien des *Fleckfiebers*, welche die Heere ergriffen und nach dem Rückzug aus Rußland sich auf die unglückliche Bevölkerung Deutschlands verbreiteten und in mörderischem Wüten unter dieser mehr Opfer forderten als die Waffen unter den Kämpfern. Seither verbanden sich bis in die Neuzeit mit jedem Kriege, mit jeder Hungersnot, besonders mit denen in Oberschlesien, im Spessart, in Irland um 1850, mit der finnischen Hungersnot 1868 und mit den Ernährungsnöten Rußlands 1920 stets schwere Ausbrüche des Fleckfiebers, des Hungertyphus! Und in der ganzen Zeit der Jahrhunderte seit dem Altertum herrschten stets, gleichgültig ob andere Seuchen bestanden

6

oder nicht, die *Pocken* in schwererer oder milderer Form. Als um die Mitte des 18. Jahrhunderts die Städte stärker zu wachsen begannen, aber für die Reinhaltung des Bodens und Trinkwassers nichts geschah, wuchs sich der *Unterleibstyphus* in ihnen zu schweren Epidemien aus, die um so stärker in den Vordergrund traten, als gleichzeitig viele andere Epidemien im Niedergang waren. Erst die Abfallbeseitigung und die einwandfreie Trinkwasserversorgung ließ auch den Typhus zurückgehen. Etwa im selben Zeitraum meldeten sich neue Epidemieformen, wie die *Genickstarre*, einige Jahrzehnte später die sogenannte *Kinderlähmung* und vor wenigen Jahren erst die infektiöse *Hirnentzündung*, die sogenannte Schlafkrankheit, drei verschiedene Epidemien, die keine große Ausdehnung erreichten, die aber ausschließlich das Zentralnervensystem ergriffen, eine sehr hohe Tödlichkeit hatten und bei den Genesenden häufig zu sehr ernsten Gebrechen führten, die aus ihnen für Lebenszeit Krüppel und Sieche machten. Es läßt sich heute noch nicht sagen, ob es sich wirklich um neu aufgetretene Krankheitsformen gehandelt hat oder, was wahrscheinlicher, ob nicht nur neue Auffassungen über den Krankheitscharakter dieser Epidemien zu einer neuen Benennung führten.

Um 1829 wurde plötzlich eine besonders fürchterliche Krankheit, die bisher fast nur in Indien herrschte, von Osten her nach Europa und von da in die anderen Erdteile eingeschleppt, die *asiatische Cholera*. Sie ist seither hier in mehreren langjährigen Seuchenzügen wiederholt ausgebrochen, hauste in einigen Landstrichen, verschonte andere. Sie wanderte mit dem Wasser- und Landverkehr, ergriff jedesmal in wenigen Wochen etwa 3 % der Bevölkerung in schwerer Form und tötete davon die Hälfte in sehr kurzer Zeit. Seit dem letzten Jahrzehnt des vorigen Jahrhunderts ist die Cholera, die auch heute noch Jahr für Jahr in Indien oft Hunderttausende von Opfern in einer Epidemie fordert, zur Ruhe gekommen, sie zeigt sich bei uns nur selten und vereinzelt.

Die unmittelbare Gegenwart hat uns selbst wieder die Gefahr der Seuchen nähergerückt, sie hat dabei aber viele neuen

Gesichtspunkte erkennen gelehrt. Es sei hier zuerst die mörderische *Influenzaepidemie* von 1918 nur erwähnt. Die Influenza hat in den letzten Jahrhunderten fast regelmäßig alle paar Jahrzehnte für einige Jahre die ganze bewohnte Welt durchzogen. Dagegen aber war es merkwürdig, daß im letzten Weltkriege die *Kriegsepidemien*, trotzdem die Kämpfe in Gebieten mit großer Seuchenverbreitung vor sich gingen, auf einem so niedrigen Stande blieben, wie dies in der Seuchengeschichte der letzten Jahrhunderte ohne Beispiel war. Dazu kam, daß nach Kriegsende Hunderttausende ohne jede Vorsicht aus Gegenden mit hoher Seuchengefahr bei zusammengebrochenem Grenzschutz nach der Heimat zurückströmten; viele von ihnen waren erst auf dem Wege zur Heimat angesteckt und erkrankten oder starben bald nach der Rückkehr, sie übertrugen aber ihre Krankheit nicht oder nur in geringem Umfang, und es kam bei uns nur zu kleinen oder überhaupt nicht zu Seuchenausbrüchen. Umgekehrt nahmen in dem politisch und wirtschaftlich zusammengebrochenen Rußland, dessen hungernde Einwohner auf der Flucht oder der Wanderung waren, einige einheimische Seuchen einen Umfang an, der an die Epidemien des Mittelalters mit ihren Millionenzahlen Erkrankter erinnert. Die Genfer Hygienesektion des Völkerbundes machte für die Höhe der Erkrankungen in Rußland die nachfolgenden Angaben, die nach der Behauptung russischer Hygieniker aber nur die Hälfte der tatsächlichen Erkrankungen bedeuten.

Jahr	Erkrankungen an				
	Pocken	Fleckfieber	Rekurrens	Typhus	Cholera
1917	64 892	97 270	21 764	150 667	134
1918	54 856	141 638	16 662	109 264	41 289
1919	166 340	2 240 858	227 927	252 066	3 998
1920	98 179	2 677 500	1 031 624	424 481	22 106

Nach sehr kurzer Zeit verschwanden aber diese Seuchen wie ein Gewittersturm und waren auf Rußland beschränkt geblieben.

Das günstige Bild der Gegenwart trotz Krieg und Wirtschaftsnot gilt aber nur für einige Erdteile. Es könnten zahlreiche Beispiele für außereuropäische Länder gegeben werden, in denen dauernd Seuchenerkrankungen von großer Höhe und Tödlichkeit auch heute noch weiterbestehen. Es seien jedoch nur die Zahlen für die Pest, Pocken und Cholera aus Englisch-Indien angeführt, dessen Einwohnerzahl auf 3oo Millionen angegeben wird.

Britisch-Indien

Jahr	Todesfälle an		
	Beulenpest	Cholera	Pocken
1921	62 220	459 843	40 446
1922	277 875	125 808	40 836
1923	408 977	74 326	44 084
1924	144 730	306 811	55 380
1925	147 404	127 210	41 179
1926	45 456	72 859	54 668

Wir können schon jetzt aus diesem kurzen geschichtlichen Überblick *drei* Folgerungen ziehen. Die *erste* ist die von dem steten *Kommen* und *Gehen* der Seuchen, ihrem Steigen und Fallen, dem Wechsel von Ort zu Ort, von Zeitabschnitt zu Zeitabschnitt. *Zweitens* können wir feststellen, daß eine ganze Anzahl von Seuchenvorgängen in engstem Zusammenhang steht mit kulturellen Zuständen, Sitten und Gebräuchen sowie mit gesellschaftlichen Katastrophen und Umwälzungen. Dabei müssen wir uns klarmachen, daß diese Zusammenhänge gegenseitige sind. Die genannten gesellschaftlichen, wirtschaftlichen, politischen und kulturellen Einflüsse können die *Ursache* sein, daß Epidemien häufiger auftreten, sich stärker verbreiten und gefährlicher werden. Aber umgekehrt können und müssen starke Epidemien mit ihren hohen Menschenverlusten, mit ihrer Vernichtung großer wirtschaftlicher Werte auf den Gang der Kultur *rückwirken*. Und schließlich ergibt sich schon jetzt, daß man nach der Art ihres Erscheinens drei Formen von Epidemien unterscheiden kann. Es gibt heute *erstens* Krankheitsformen, die stets und überall in gleich unveränderter oder wenig sich ändernder Erscheinungsform geherrscht haben; dazu gehören vor allen diejenigen Epidemien, die für uns von besonderer Bedeutung

9

sind, die Tuberkulose, seit Ende des 15. Jahrhunderts die Syphilis, die Pocken, die Diphtherie, Masern, Scharlach, Ruhr. Dazu gehören weiter auch solche Seuchen, die in anderen Ländern heimisch sind, die dort aber denselben Charakter anscheinend seit Jahrhunderten sich bewahrt haben, wie Pest, Wechselfieber, Fleckfieber. Die *zweite* Gruppe sind solche Seuchen, die bei uns nicht heimisch sind, die vielmehr auf andere Erdteile oder Landesteile beschränkt sind und die entweder niemals oder höchstens in geringem Umfang, zufällig und vereinzelt zu uns gelangen, wie Tropenkrankheiten, Lepra, Gelbfieber, oder die auch einmal, wie die Cholera, für längere Zeit durch Einschleppung von ihren Herden für uns recht arge Gäste werden können. Und dann gibt es eine *dritte* Gruppe, die überhaupt für längere Zeit und überall völlig zurücktritt, um dann plötzlich nach längeren oder kürzeren Zeiträumen die ganze Erde zu überziehen, wie die Influenza, die seit Jahrhunderten etwa dreißigjährige Perioden hat.

Wir können aber aus der Seuchengeschichte noch etwas Weiteres entnehmen, wofür zwar in den vorausgehenden Darstellungen keine Beispiele angeführt worden sind, die aber aus dem Studium der Geschichte der Medizin sich ergeben. Seit eine wissenschaftliche Seuchenforschung besteht, machte unsere Erkenntnis folgende Stufen durch: In dem ersten Zeitabschnitt stand im Vordergrund der Eindruck des plötzlichen jähen Ausbruchs einer Seuchenkatastrophe, die Schwere der Erkrankungen und ihre Lebensgefährlichkeit. Man interessierte sich daher viel weniger für die *Erscheinungen*, oder wie man heute sagt, für die Symptome, als für die *Wirkungen*. Daher sprach man lange nur von den Pesten oder der Pestilenz und warf unter dem Namen der Pest die verschiedensten Krankheitsarten zusammen. Erst verhältnismäßig viel später beachtete man eine so auffällige Eigenschaft der epidemischen Krankheiten, wie ihre *Ansteckungsfähigkeit*, die Eigenschaft, durch Berührung von Mensch zu Mensch sich weiterzuverbreiten. Das ist ja aber gerade die Haupteigenschaft, durch die sich die Epidemie von allen anderen Krankheiten unterscheidet. Die letzteren sind jedesmal ein

einmaliges Ereignis, die Epidemie aber greift um sich wie
eine Feuersbrunst; aus der einzelnen Erkrankung entstehen
neue. Dann aber, und zwar seit dem Mittelalter durch Jahrhunderte hindurch, stellte man diese Ansteckung, d. h. die
Übertragung vom erkrankten Menschen auf den gesunden, in
den Vordergrund. Man mußte daher schon damals einen körperlichen vermehrungsfähigen Ansteckungsstoff vermuten, der
an die Krankheitsprodukte gebunden war, von dem man sich
sehr grobe Vorstellungen machte und von dem man auch
annahm, daß er an Gegenständen des täglichen Gebrauchs
hängen und so sich auf Gesunde weiterverbreiten konnte. Man
war aber sehr fern von den Feststellungen der Gegenwart,
daß es Ansteckungsmöglichkeiten gibt, bei denen die vermehrungsfähigen Ursachen ihr Hauptleben überhaupt außerhalb
des kranken Körpers führen, deren Übertragung von Mensch
zu Mensch dann wie durch Kurzschluß während einer Epidemie natürlich ein sehr häufiges Ereignis werden muß. Und
man konnte die Feststellungen der Gegenwart nicht einmal
ahnen, daß zu den Vermittlern einer Ansteckung auch niedere
Tiere oder nicht erkrankte Menschen gehören können, in
denen der Ansteckungsstoff sich unschädlich vermehrt und
die ihrerseits ihn von Mensch zu Mensch weiter übertragen.

Und noch erheblich später reifte die Erkenntnis, daß jede
seuchenhafte Krankheit etwas Selbständiges ist, daß niemals
die eine Seuchenkrankheit in eine andere übergeht. Zu dieser
grundlegenden Erkenntnis kam man erst im 16. und 17. Jahrhundert, und man nannte dies die *spezifischen Eigenschaften*
der einzelnen Seuchenerkrankungen. Es mag erstaunlich klin-
gen, daß man bis zum 16. Jahrhundert Masern und Scharlach, die heute jede Mutter im Volk unterscheidet, nicht von-
einander trennte, aber noch bis vor 100 Jahren hielt man
Unterleibstyphus und Fleckfieber nicht auseinander.

Man hat also schon im Mittelalter einen Ansteckungsstoff
vermutet, und man hatte schon lange beobachtet, daß dieser
Ansteckungsstoff sich vermehrte und daraus zutreffend geschlossen, daß er demnach belebt sein müsse. Aber erst, als
Louis Pasteur um 1861 die Gärung und Fäulnis aufgeklärt
und für einige Tierkrankheiten die Lebenseigenschaften ihrer

Erreger festgestellt und ihre Züchtbarkeit erwiesen hatte,
als es anderen Forschern gelungen war, bei Milzbrand und
Rückfallfieber in der Zeit zwischen 1850 und 1868 diese
lebenden Ansteckungsstoffe mit dem Mikroskop aufzufinden,
geschah der große Fortschritt durch Koch und seine Schüler seit 1880, daß er für eine ganze Zahl von schweren
seuchenhaften Erkrankungen die belebten Ursachen auffand,
die Methoden ihrer Züchtung angab und die Grundsätze für
die Feststellung eines bestimmten Kleinlebewesens als Ursachen einer bestimmten Seuchenkrankheit aufstellte. Der
grundsätzliche Fortschritt durch Robert Koch ist der folgende: Die bisherige Lehre von der ganz besonderen oder, wie
man sagt, spezifischen Eigenheit einer jeden Seuchenkrankheit wurde durch den Nachweis erweitert, daß auch die *Erzeuger* der Krankheit eine *spezifische Eigenart* besitzen und
daß niemals der Erreger der einen sich in den einer anderen
umwandelt. Koch bewies diese so wichtige Lehre dadurch,
daß er für eine bestimmte Krankheit dreierlei als Beweis
forderte, erstens daß bei ihr das regelmäßige Vorkommen
eines ganz besonderen Kleinlebewesens nachgewiesen wird,
dessen Fehlen bei anderen Erkrankungen ebenso bestimmt gezeigt werden muß; daß weiter dieser besondere Keim auf
künstlichem Nährboden rein wie eine Kulturpflanze fort-
gezüchtet werden kann, ohne sich in wesentlichen Eigenschaften zu ändern, und drittens, daß es gelingen muß, durch
Übertragung dieses fortgezüchteten Lebewesens die Ausgangs-
krankheit wieder in voller Reinheit zu erzeugen. Dieser Nachweis ist ihm und seinen Schülern mit bewundernswerter Methodik für eine größere Anzahl der wichtigsten Krankheiten
geglückt, und damit erst wurde die Erforschung der Seuchenentstehung auf eine feste naturwissenschaftliche Grundlage
gestellt. Im Laufe der Jahrzehnte wurde durch weitere Fortschritte ergänzend vieles an der ursprünglichen Lehre geändert, aber ihre Hauptpfeiler haben unerschütterten Bestand behalten.

2. Infektion, Infektionskrankheit und Epidemie.

Auch heute noch gilt wie in den primitiven Zeiten der Satz, daß die seuchenhaften Erkrankungen, die Epidemien, eine ganz besondere Stellung unter den Krankheiten einnehmen, daß sie in wesentlichen Punkten von allen anderen Erkrankungsformen abweichen. Von der Mehrzahl aller anderen Krankheiten, die doch gewiß als schwere Störungen im Leben des einzelnen Menschen stets besondere Beachtung gefunden haben, weiß auch der Laie, daß sie sich meistens durch örtliche Erscheinungen verraten. Die Seuchen sind *allgemeine* Erkrankungen des gesamten Körpers, sie entstehen durch Eindringen einer belebten äußeren, die Krankheit erzeugenden Ursache, führen zu schweren und schwersten Gesundheitsstörungen und zeichnen sich oft durch plötzlichen Ausbruch meist aus vollster Gesundheit und sehr häufig durch ihre hohe Sterblichkeit aus. Das sind alles sehr eindrucksvolle Erscheinungen, aber sie betreffen zunächst nur das *Einzelschicksal*. Das wesentlichste ist aber doch, daß die Epidemien eine *Massenerscheinung* sind, daß wir gleichzeitig eine sehr große Anzahl Menschen von derselben Krankheit befallen sehen und daß dann plötzlich diese Massenerkrankung wieder verschwindet. Daher hat schon Hippokrates, der Altvater der Medizin, dessen Geburt auf das Jahr 460 v. Chr. angegeben wird, die Epidemien als Massenerkrankungen gekennzeichnet. Und auch wir müssen diese Tatsache in den Vordergrund stellen und gewinnen aus ihr die Möglichkeit, viele Fragen der Seuchenforschung zahlenmäßig, d. h. mit Hilfe der Statistik zu erforschen; der Statistik kommt neben der Beobachtung und der auf Versuche im Laboratorium an geeigneten Versuchstieren aufgebauten Forschung in der Seuchenlehre eine besonders große Bedeutung zu.

Wir müssen heute davon ausgehen, daß bei der Entstehung und Verbreitung der meisten Epidemien nach den Forschungen von Pasteur und Koch ganz bestimmte *Kleinlebewesen* eine Rolle spielen. Wir nennen solche Kleinlebewesen, die in der Krankheitsentstehung an Mensch und Tier eine Rolle

spielen, auch Krankheitserreger. Um als Krankheitserreger
zu wirken, müssen solche Kleinlebewesen mit dem Körper
in ausreichende Berührung kommen. Das kann dadurch geschehen, daß sie in das Innere des Körpers auf natürliche
oder unnatürliche Weise hineingelangen. *Natürliche* Wege
sind die Aufnahme mit der Atmung in die Lungen oder mit
der Nahrung durch den Mund in den Verdauungskanal; ein
letzter natürlicher Weg ist der Übertritt von der Mutter auf
ihre Leibesfrucht, ein Vorgang, der wegen des keimdichten
Abschlusses beider Lebewesen keine große Bedeutung hat. In
den Körper einmal eingedrungen, können die Krankheitserreger dann durch das Blut oder die Bewegung der Körpersäfte
weiter in andere Organe verschleppt werden und sich dort
ansiedeln oder vermehren, sie können am Ort des Eindringens
auch haften bleiben und dort Gifte bilden oder selbst giftig
wirken. *Unnatürliche* Eingangspforten sind solche, die erst
durch Verletzungen der Haut oder der Schleimhäute entstehen, wie Wunden, Stiche, Verbrennungen usw. Durch alle
Verletzungen der schützenden Haut finden, wenn nicht besondere Vorsichtsmaßregeln ergriffen werden, solche Krankheitserreger, die stets in unserer Umgebung, in der Luft
und auf Gebrauchsgegenständen, vorhanden sind, und gar
solche, die überhaupt schon auf der Haut des einzelnen sich
eingenistet haben, so gut wie immer Zutritt. Eine Hautverletzung und ihre Verunreinigung mit Krankheitserregern
kommt noch dadurch zustande, daß sie durch den Stich eines
Insekts erfolgt, das zugleich der Zwischenwirt und Träger
eines ganz besonderen Krankheitserregers ist und das mit
dem Stich zur Blutsaugung zugleich jene Keime in die Wunde
bringt. Das gilt für gewisse Stechmücken bei der Malaria
oder dem Wechselfieber, für einige Stechfliegen bei der Entstehung von afrikanischen Rinderkrankheiten und der afrikanischen Schlafkrankheit der Menschen, für die Laus als
Überträger von Fleckfieber, für Flöhe, Zecken und Wanzen
bei Rückfallfieber, für Rattenflöhe bei der Beulenpest, und
wahrscheinlich liegt es ähnlich bei Gelbfieber und einigen
seltenen epidemischen Krankheiten, die während des Krieges
im Schützengraben eine Rolle gespielt haben. Es bedarf aber

nicht immer der Hautverletzung oder der Aufnahme durch Atmung und Ernährung. In gewissen Fällen genügt schon die Ansiedlung bestimmter Krankheitserreger auf der Schleimhaut, wenn sie dort Gifte bilden und diese von der Schleimhaut aus in die Säfte des Körpers aufgesaugt werden.

Alle diese Vorgänge, bei denen eine bestimmte Art von Krankheitserregern in den Körper Eingang findet, nennt man *Infektion*. Es ist aber an sich nicht erforderlich, daß aus der Infektion schon eine *Infektionskrankheit* wird. Dazu gehören noch besondere Bedingungen. Es gibt Fälle, bei denen auf eine jede Infektion jedesmal und in jedem Falle bei Menschen jedes Alters und Geschlechts auch die Infektionskrankheit von ganz gleichartigem Charakter folgt. Es gibt andererseits Krankheitserreger, mit denen die Abwehrkräfte des Körpers schnell und leicht fertig werden, wenn die Zahl der Eindringlinge gering ist; nur wenn ihre Zahl bei der nämlichen Infektion von vornherein sehr groß wird, kommt es zur Krankheit. Die Annahme, daß jedesmal auf jede Infektion auch sofort eine Erkrankung folgen muß, galt auch in den Kreisen der Forscher ursprünglich allgemein und wurde erst durch neue Erfahrungen sehr allmählich umgestaltet, aber sie herrscht heute noch sehr stark ausgeprägt in den Kreisen der Nichtfachleute. Schon jetzt soll eindringlich der Satz betont werden, daß im allgemeinen es außer dem Eindringen der Erreger meist noch besonderer Einflüsse bedarf, damit die Infektion zur Infektionskrankheit wird, und daß es sich stets um besondere Fälle handelt, wo dies ohne weiteres eintritt.

Durch die Untersuchungen der letzten Jahrzehnte haben wir gelernt, in welcher Weise der einzelne Krankheitserreger seine gesundheitsschädlichen Wirkungen entfaltet, welche Krankheitserscheinungen sich mit seinem Wirken verbinden, welche Mittel dem Organismus zur Verfügung stehen, um sich seiner Feinde zu erwehren, auf welchen Wegen im Falle des Sieges dieser Feind wieder aus dem Körper ausgeschieden wird und welche Veränderungen in den Geweben des Genesenen zurückbleiben. Alle diese Entdeckungen sind so eindrucksvoll geworden, daß ihr Inhalt auch in das Wissen der Allgemeinheit übergegangen ist. Aber sie klären immer nur

die Vorgänge einer Infektion auf; sie zeigen noch nicht ohne
weiteres, warum unter bestimmten Verhältnissen die Infektionskrankheit zur Massenerkrankung, zur Epidemie wird.
Und da sehen wir, daß es Infektionskrankheiten gibt, die
stets nur vereinzelt bei Menschen auftreten und nie zu Epidemien anwachsen, daß wieder in anderen Fällen auch viele
Infektionskrankheiten mehr oder weniger stark gehäuft auftreten können, aber das nur, wenn äußere Einflüsse, die an
sich mit den Lebenseigenschaften des Krankheitserregers
wenig oder gar nichts zu tun haben, auf eine große Anzahl
Menschen gleichzeitig schädlich wirken. Die Kleiderlaus, die
durch ihre Bisse das Fleckfieber überträgt, findet beim Menschen im Winter bessere Lebensbedingungen als im Sommer;
der Genuß roher Früchte, die die Verbreitung der Ruhr begünstigen, fällt in den Spätsommer, und Vitaminmangel oder
Unterernährung weiter Schichten der Bevölkerung schwächen
die Widerstandskraft vieler gegenüber Infektionen, die sonst
leicht überwunden worden wären. Schließlich gibt es Infektionskrankheiten, die von vornherein und stets als Epidemien
auftreten, weil sie sich durch unmittelbare Ansteckung sofort
weiterverbreiten. Es ist auffallend, daß dazu gerade solche
Krankheiten wie Masern, Pocken und Influenza gehören,
deren besondere Erreger wir nicht mit voller Sicherheit und
ohne Zweifel kennen.

Weiter decken sich nicht die Begriffe der Epidemien, Infektionskrankheiten und ansteckenden Krankheiten. Unter
einer ansteckenden Krankheit haben wir eine solche zu verstehen, bei welcher der aus dem Körper des Erkrankten ausgeschiedene Krankheitserreger auf den Wegen des natürlichen Verkehrs von einem bisher gesunden Nachbar aufgenommen wird und diesen erkranken läßt oder mindestens
infiziert. Die Übertragung kann auch durch Gebrauchsgegenstände des täglichen Bedarfs geschehen, die mit den Ausscheidungen von Kranken verunreinigt sind. Es gibt aber
auch Infektionskrankheiten und Epidemien, bei denen die für
sie charakteristischen Krankheitserreger auch außerhalb eines
belebten Körpers fortbestehen können und die besonders in
Wasser oder Milch, wenn sie vom Erkrankten dorthin ge-

langen, sich auch vermehren können. Dann kann eine solche
Epidemie, wenn große Menschenmassen gleichzeitig ver-
unreinigtes Trinkwasser oder Milch genießen, auch ohne jede
Ansteckung von Mensch zu Mensch verheerend ausbrechen.
Es handelt sich einfach zunächst um eine Nahrungsmittel-
vergiftung wie jede andere auch, nur mit belebtem Material;
sie unterscheidet sich von einer solchen dann aber weiter dadurch, daß, wenn einmal die Epidemie ausgebrochen ist, daneben auch noch Fälle von unmittelbarer Ansteckung von
Mensch zu Mensch dazutreten, und um so häufiger, je
größer die Epidemie geworden ist. Solche Verhältnisse liegen
besonders bei Typhus und Cholera vor. Aber die Unterschei-
dungen müssen noch weiter gehen. Wenn wir Epidemien
lediglich als Massenerkrankungen bezeichnen, so gibt es auch
solche, die im Gegensatz zu den Infektionskrankheiten streng-
genommen überhaupt nicht durch lebende Krankheitserreger
hervorgerufen werden. Wir haben schon den Infektionskrankheiten auch solche zugerechnet, bei denen der Erreger auf
der Schleimhaut sich vermehrt und dort Gifte bildet, ohne in
die Gewebe einzudringen und in ihnen sich zu vermehren;
dieses Gift erst verursacht die Krankheitserscheinungen. Aber
es gibt auch Fälle, wo diese Krankheitserreger ihr Gift außerhalb des Organismus bilden, nämlich auf Nahrungsmitteln.
Wenn wir solche Nahrungsmittel verzehren, entsteht eine
Massenerkrankung; sie hat nur die Besonderheit, daß die gift-
erzeugenden Keime von vorher gleichartig erkrankten Menschen auf die Nahrung gelangten. Es handelt sich also hier
nicht um eine Infektionskrankheit im strengeren Sinne, sicher
aber um eine Epidemie, und wir rechnen sie diesen auch deshalb zu, weil sie ihre Entstehung der Lebenstätigkeit von
Kleinlebewesen verdankt. Solche Krankheiten sind namentlich
diejenigen des sogenannten Paratyphus nach dem Genuß infizierten Fleisches, besonders von Pferdefleisch, von Gemüse-
konserven, milchhaltigen Eisspeisen und ähnlichem. Der Skorbut, der ursprünglich nur durch Blutungen in Haut und
Schleimhaut infolge der Gewebeschwäche gekennzeichnet ist,
war sicher eine Massenerkrankung, eine Epidemie; da wir
heute wissen, daß seine Ursache das Fehlen frischer Pflanzen-

kost, also Vitaminmangel war, scheint es zweifelhaft, ob wir
ihn den Epidemien zurechnen sollen; wir können es aber deshalb tun, weil Vitaminmangel alltägliche Infektionen zu
Infektionskrankheiten sich auswachsen läßt und weil der
Skorbut bei längerer Dauer stets durch Zutritt solcher krankhaften Infektionen sich verschlimmert. Freilich hat heute der
Skorbut aufgehört, eine Epidemie zu sein, und daher braucht
mit ihm nicht mehr gerechnet zu werden. Abgesehen vom
Paratyphus aber rechnen wir Massenerkrankungen durch
Nahrungsmittel und Wasser, die metallische, mineralische
oder organische unbelebte Gifte enthalten, zu den Massenver-
giftungen, nicht zu den Epidemien im strengen Sinne, selbst
dann, wenn die organischen Gifte durch Fäulnis und Gärung
entstanden sind, also durch die Tätigkeit von Kleinlebewesen.

Die Kleinlebewesen, auf die wir Infektionen, Infektionskrankheiten und Epidemien zurückführen, stammen meist aus
der Pflanzengruppe der niederen Pilze, aus einer Gruppe,
deren einzelne Arten so klein sind, daß wir sie nur mit starken Vergrößerungen des Mikroskops erkennen können, und
auch hier meist nur, wenn wir sie durch Tränkung mit leuch-
tenden Farben leichter erkenntlich machen. Für eine ganze
Zahl typischer Seuchen ist uns der besondere Erreger unbekannt, wohl oft deshalb, weil seine Größenverhältnisse unter-
halb der Sichtbarkeit bleiben. Wir können das daraus schließen, daß sie durch die Poren ganz enger Filter hindurch-
gehen, welche die uns bekannt gewordenen Kleinlebewesen
zurückhalten, während die durchgefilterte Flüssigkeit in diesen Fällen genau dieselben Krankheitserscheinungen beim
Tier hervorruft wie vor der Filterung. Wir kennen aber weiter eine Reihe von epidemieartig auftretenden Krankheiten,
die nicht durch mikroskopisch kleine Pilze, sondern durch
sichtbare Tiere hervorgerufen werden. Der Entstehungs-
ursache nach gehören sie nicht mehr zu der großen Masse
der übrigen Epidemien, wohl aber ihren Eigenschaften nach.
Es handelt sich besonders um die Krätze, die durch eine
Milbe, die Trichinose und die Bergarbeiterblutarmut, die
durch niedere Würmer erzeugt werden; außerdem gehören
hierher eine Reihe von epidemisch auftretenden Tropenkrank-

heiten, die uns nicht interessieren. Die erstgenannten Krankheiten aber verdienen es, wie epidemische besprochen zu werden. Dagegen können die Bandwurmkrankheiten, weil sie vereinzelt auftreten und nie als Massenerkrankungen, unberücksichtigt bleiben.

3. Naturgeschichte der Krankheitserreger.

Die Gruppe der mikroskopisch kleinen niederen Pilze, in der sich die meisten unserer Seuchenerreger finden, wird auch die der *Spaltpilze* genannt, oder auch die der Bakterien nach einer ihrer Hauptarten. Man gebraucht weiter häufig den Namen der Mikrobien oder Mikroorganismen. Es gibt außerordentlich zahlreiche Spaltpilzarten, die durch Vermehrung immer wieder neue Lebewesen von ganz den gleichen Haupteigenschaften erzeugen. Auch die größten von ihnen sind so winzig klein, daß man sich mit der bloßen Angabe der Größenverhältnisse doch kaum eine Vorstellung machen kann. Besser sind Vergleiche. Ein rotes Blutkörperchen hat einen Durchmesser von einer Größe, daß, wenn man rote Blutkörperchen dicht aneinanderlegt, etwa erst 125 auf einen Millimeter kommen. Die meisten Bakterien haben eine Größe, bei der auf ein rotes Blutkörperchen etwa 6 bis 8 kommen. Oder man denke sich einen besonders großen Schulglobus, auf dem eine Stubenfliege sitzt. So verhält sich etwa die Größe eines Bazillus, einer stäbchenförmigen Bakterie, zu einem gewöhnlichen Stecknadelkopf. Die Bakterien sind einzellige Lebewesen, die in ihrem Innern sehr kompliziert zusammengesetzt sind, wir können aber auch mit starker Vergrößerung wenig davon finden. Sie liegen entweder vereinzelt oder zu Haufen oder Ketten und Reihen in oft sehr charakteristischer Form zusammengeballt oder durch Schleimhüllen zusammengehalten. Die Spaltpilze zeigen verschiedene Hauptformen, von denen die kugelförmigen, die eiförmigen, die stäbchenförmigen und die spiraligen Formen die wichtigsten sind; zwischen diesen Formen finden sich alle Übergänge. Sie vermehren sich ungemein rasch durch Teilung oder Längsspaltung, für einzelne Arten hat man berechnet, daß regelmäßig alle 20 bis 30 Minuten neue Generationen sich bilden, bei anderen dauert es nur wenig länger. Sie können sich bei günstigem Nahrungsbestand also ungemein rasch und nach dem Eindruck bis ins Unendliche vermehren, die Vermehrung hat allerdings bei schnell sich erschöpfenden Ernährungsmöglichkeiten, namentlich bei künstlicher Züchtung, rasch eine Grenze. Sehr viele Spaltpilze sind an sich unbeweglich, wechseln also den Ort nur durch die Bewegungen der Flüssigkeit, in der sie sich befinden, sie haben immerhin so viel Gewicht, daß sie, in der Luft schwebend oder an Tröpfchen haftend, rasch zu Boden sinken, wenn sie nicht gerade, wie so oft, in großen Mengen an jenen unsere Luft füllenden schwebenden Stäubchen befestigt sind, die man in einem Sonnenstrahl so gut sieht. Eine Anzahl von Arten haben sehr feine Wimpern, mit denen sie sich fortbewegen können. Wenn man durch Aussaat auf einen geeigneten halbfesten Nährboden, wie z. B. den für die Züchtung gebräuchlichen Nährstoffe enthaltenden Gelatinemischungen, eine Bakterienart von einer einzigen Sorte einsät, so entwickeln sich unbewegliche Bakterien durch die unaufhaltsam vor sich gehenden Teilungen zu Häufchen, die man *Kolonien* nennt; diese Kolonien haben für die verschiedenen Arten oft so charakteristische Formen, daß man schon aus ihrer Form die Art bestimmen kann. Manche Bakterienarten können nur in sauerstoffhaltigen Nährböden leben, während umgekehrt viele andere Arten, wieder gerade oft bestimmte Krankheitserreger, nur auf ein Leben ohne Sauerstoff angewiesen sind, indem sie die für ihre Erhaltung und Ernährung notwendigen Nahrungsstoffe in einfachere chemische Verbindungen zerlegen. Viele Bakterienarten verfügen hierbei über die Fähigkeit, genau wie unsere Verdauungssäfte, der Speichel und der Magensaft, wasserunlösliche Stoffe wie Stärke oder Eiweiß in wasserlösliche umzuwandeln. Man nennt solche Körper Fermente. Daher vermögen viele Bakterienarten auch Gelatine und Eiweiß zu verflüssigen sowie Stärke und andere sogenannte Kohlehydrate in einfachere Verbindungen zu zerlegen. Andere vermögen es, die stickstoffhaltigen Stoffe des Bodens in sich aufzunehmen und in höhere, dem Eiweiß nahekommende Verbindungen umzusetzen, also umgekehrt aufzubauen, wenn auch nur zu Bestandteilen des eigenen Leibes. Zerlegung und Bau höher zusammengesetzter organischer Substanzen geht also bei ihnen wie bei den höheren Pflanzen nebeneinander her. Bei ihrer Verbreitungs- und Vermehrungsfähigkeit spielen die Spaltpilze und neben ihnen zwei andere Gruppen niederer Pflanzen, die Hefen- und die Schimmelpilze, unter denen sich gelegentlich auch krankheitserzeugende Arten finden, eine entscheidende Rolle bei der Gärung und Fäulnis. *Fäulnis* ist die Spaltung namentlich von Eiweißkörpern und stickstoffhaltigen organischen Verbindungen in einfachere Verbindungen; Gärung ist die Spaltung anderer im Leben weitverbreiteter chemischer Substanzen, der Kohlehydrate, zu denen Stärke und Zucker gehören, durch belebte Fermente; das Hauptbeispiel einer Gärung ist die Zerlegung der Zuckerarten in Kohlensäure und Alkohol durch Hefezellen, es gibt aber auch für die Zuckerarten eine ganze Reihe anderer Zerlegungsmöglichkeiten.

Die Fähigkeit der Zerlegung und Spaltung kompliziert aufgebauter organischer Verbindungen aus dem Tier- und Pflanzenreich, um den eigenen Lebensbedarf zu decken, weist diesen Kleinlebewesen eine außerordentlich wichtige Aufgabe im Haushalt der Natur zu. Ihre Betätigung geht freilich noch viel weiter, aber es gehört nicht zu den Aufgaben dieses Buches, zu schildern, welche Rolle sie in der Landwirtschaft z. B. beim Anbau von Hülsenfrüchten spielen, wie verfeinert die Methoden ihrer Reinzüchtung im Gärungsgewerbe geworden sind. Es ist keine Gärung, keine Fäulnis möglich ohne die mitwirkende Lebenstätigkeit dieser Kleinpilze. Schon seit mehr als einem Jahrhundert hat die Erfahrung festgestellt, daß es gelingt, Gärung und Fäulnis von zersetzungsfähigen Substanzen fernzuhalten, wenn man die in ihnen stets vorhandenen Kleinpilze durch Hitze vernichtet und dann verhindert, daß sie von neuem Zutritt bekommen. Darauf ist die Technik der Erhaltung oder Konservierung von Nahrungsmitteln im Großen und im Haushalt aufgebaut. Bald darauf zerstörte mit einfachen sinnreichen Versuchen die

Wissenschaft die alte Lehre von der *Urzeugung*, von der selbständigen Entstehung solcher lebenden zersetzenden Keime aus unbelebten Stoffen und zeigte, daß sie nur aus vorher vorhanden gewesenen gleichartigen und lebenden Keimen sich bilden, die ihren Bedarf an Nahrung und Wachstum durch Zerlegung der Nährflüssigkeit decken. Der chemische Vorgang ist ein verhältnismäßig einfacher und vielfach auch durch die Verfahren der Chemie erreichbar. Aber hier geschieht er überaus schnell und mit der Wirkung der Entstehung erstaunlich großer Mengen lebender Substanz. Man denke, daß der Durchmesser einer Hefezelle noch ein wenig kleiner ist als der eines roten Blutkörperchens, etwa der 150. Teil eines Millimeters, und daß sich bei der Gärung zuckerhaltiger Lösungen in kurzen Zeiträumen Hefemassen von sehr merklichem Gewicht bilden. Es bedarf gar nicht ihres besonderen Zusatzes zu solchen zuckerhaltigen Lösungen; die vergärenden Zellen sind überall vorhanden und finden unfehlbar Zutritt, wenn nicht besondere Verfahren angewendet werden, um ihnen den Weg zu versperren. Es ist jetzt beinahe ein Jahrhundert her, seit die ersten Methoden erfunden wurden, um sie fernzuhalten; man filtrierte die Luft, die über die Gefäße mit Flüssigkeit strich und in diese die in ihr schwebenden Keime ablagerte. Schon der dichte Verschluß der Flaschenhälse durch Wattebäusche genügte zur Erreichung dieses Zweckes. Das beste Mittel, um lebende Keime in einer Flüssigkeit abzutöten, ist die Hitze. Sind die Stoffe keimfrei gemacht, so nennt man sie *sterilisiert*. Und es ist dann weiter nur erforderlich, zu verhüten, daß neue Keime durch Luft oder Gegenstände Zugang finden. Man erhält dann alles Material, das man vor der Zersetzung durch Gärung oder Fäulnis schützen will, beliebig lange keimfrei oder, wie man sagt, *steril*. Man kann das gleiche auch erreichen, wenn man dem Material chemische Substanzen zusetzt, die entweder die Keimpilze töten oder mindestens in ihrer Entwicklung behindern, oder die den Stoff, aus dem sie Ernährungsmaterial gewinnen wollen, so verändern, daß sie nicht mehr imstande sind, ihn zu zerlegen. Das ist notwendig bei solchen Stoffen, die man nicht luftdicht ein-

schließen kann und doch vor der Zersetzung schützen muß,
also vor allem bei Nahrungsmitteln in größeren Mengen. Die
chemischen Stoffe nennt man *antiseptische*, d. h. fäulnis-
hindernde Stoffe. Sie können in der Technik und Desinfek-
tionspraxis im Großen Anwendung finden, aber bei der Konservierung von Nahrungsmitteln nur dann, wenn sie für die
Menschen und Tiere vollständig unschädlich sind, und das ist
sehr selten der Fall. Daher hat die Nahrungsmittelgesetz-
gebung diese Frage sehr sorgfältig geprüft und genau festgestellt, welche antiseptischen Substanzen zu Nahrungsmitteln
zugesetzt werden dürfen und in welchen Mengen, und sie hat
alle Zusätze dieser Art verboten, die Schaden stiften können.
Andere einfache und seit undenklichen Zeiten bekannte Verfahren sind die Eintrocknung und die Abkühlung auf eine
solche Tiefe, daß diese zersetzenden Lebewesen zwar nicht
getötet werden, aber ihr Wachstum einstellen. Denn um ihre
Spaltungen einzuleiten, bedarf es, wie bei den meisten chemischen Prozessen, eines bestimmten Wassergehalts und einer
bestimmten Temperatur; Wasserentziehung und Abkühlung
verlangsamen den chemischen Vorgang oder heben ihn ganz
auf.

Die Rolle dieser überall vorkommenden Pilze ist also außeror-
ordentlich wichtig. Außerdem kommen sie in so ungeheurer
Zahl und Verbreitung vor, daß sie überall und jederzeit Zutritt finden; auch die Zahl ihrer Arten ist so groß, daß immer
irgendeine Spielart sich findet, die sich für den besonderen
Fall eignet. Es gibt ja Abfälle aller Art genug, um sie zu
ernähren. Natürlich werden auf jedem Abfall, der ungeschützt
frei zugänglich liegt, sich eben nur diejenigen Keime besonders stark vermehren, welche die Eigenschaft besitzen, gerade diesen chemischen Stoff in seine Einzelbestandteile zu
zerlegen, sie werden dann andere Keime, welche weniger gut
dazu imstande sind, überwuchern. Man kann das sehr gut
sehen, wenn man offene Gefäße mit Zuckerlösungen oder
feuchte Kartoffelscheiben, angefeuchtetes Brot, Käsestücke
oder kompliziertere Lösungen, sogenannte Nährlösungen, auf-
stellt. Die in der Luft schwebenden Keime wählen scheinbar
den ihnen am besten zusagenden Nährboden; man findet

dann etwa auf dem Brot die Rasen des grünen Schimmelpilzes, auf der Kartoffel die Kolonien irgendeines farbstoffbildenden Spaltpilzes, in den Zuckerlösungen Hefezellen usw. Die Pilze wählen aber nur scheinbar, die Wahl ist natürlich nur eine Täuschung; denn diejenigen, welche den besten Tisch gefunden haben, vermehren sich am stärksten und verdrängen die anderen. Jeder wird daher verstehen, daß die Zahl der Keime und Keimarten, die in der Luft schweben oder beutehungrig, leicht angetrocknet, aber voll lebensfähig an allen Gebrauchsgegenständen kleben, dort am größten sein muß, wo sehr viel zersetzungsfähiges Material sich aufgehäuft hat und wo tägliche Reinigung und Lüftung sie nicht verringert; er wird sich weiter sagen können, daß sie sich immer dort spärlicher finden müssen, wo ihr Nahrungsbedarf weniger gut gestillt wird, daß die Luft um so keimfreier wird, je größere Höhe man erreicht, je ärmer der Boden an faulfähiger Substanz ist.

Es war bisher von Abfällen organischen Lebens die Rede, die diesen Spaltpilzen verfallen sind, Abfälle, die einstmals Bausteine gewesen sind im lebenden Organismus der Pflanze und des Tieres, die aber von ihnen in die Außenwelt abgestoßen sind und daher selbst keine Lebenseigenschaften mehr besitzen. Solche Abfälle finden sich noch reichlich in unmittelbarem Zusammenhang mit dem lebenden Gewebe, nämlich bei Tier und Menschen auf der Haut und den Schleimhäuten des Verdauungskanals und bei der Pflanze auf ihren äußeren Schichten. Auch diese Abfälle verfallen den Spaltpilzen, und zwar auch hier wieder durch begünstigende Auslese der geeigneten Keimarten in einer ganz begrenzten und charakteristischen Zahl von Formen. Auch unsere Haut, namentlich an Stellen, die feucht bleiben, und vor allem unser Verdauungskanal wimmeln geradezu von Unmassen von Kleinpilzen, unter denen nur wenige Arten vertreten sind; es ist interessant, daß schon sehr bald nach der Geburt in die Mundhöhle und den Darmkanal der Neugeborenen diese bestimmten Formen einwandern und sie besiedeln. Frei bleibt im allgemeinen nur der gesunde Magen, weil er einen sauren Inhalt hat, in dem Bakterien nicht existieren können.

24

Aber am *lebenden* Gewebe der Tiere und Pflanzen machen im großen und ganzen diese Spaltpilze halt; hier ist ihrem Ernährungsdrang, der nur auf Kosten des in einfachere Verbindungen zerfallenden Nährbodens vor sich gehen kann, eine strenge und im allgemeinen unüberschreitbare Grenze gezogen. Sie fällt mit dem Augenblick, wo das Leben erlischt, ja für einige Arten von Spaltpilzen schon einige Zeit vor dem Erlöschen des Lebens. Dann wandern sie von Haut und Schleimhäuten in die Gewebe aus, und wir finden dieselben Keime, die auf der Höhe des Lebens niemals die Deckschichten dieser Gewebe zu überschreiten vermochten, innerhalb der Organe, in die sie nicht nur jetzt einzudringen, sondern die sie nunmehr auch unter eigener Vermehrung zu zerlegen vermögen, genau so wie den toten Nährboden der Faul- und Gärflüssigkeiten. Warum faulen wir nicht während des Lebens? Diese Frage haben schon die alten Römer aufgestellt und einfach geantwortet, wir faulen nicht, eben weil wir leben. Die Frage läßt sich, so groß die wissenschaftlichen Beobachtungen sind, nicht einfach beantworten. Im stets in Bewegung aller Teile befindlichen lebenden gesunden Organismus, in dem Temperatur, Zusammensetzung der Flüssigkeiten, Gasgehalt der Gewebe, Wassergehalt und Salzgehalt um ein sehr genau eingestelltes Gleichmaß nur in sehr engen Grenzen nach oben und unten sich ändern, ist zu viel Unruhe für ein Leben, wie es die Spaltpilze zu führen haben, deren Mehrzahl seßhaft ist. Aber der lebende Körper selbst verfügt auch noch über eine ganze Reihe unmittelbar erfolgreicher Abwehrmethoden. Die einfachsten liegen schon in der Haut und Schleimhaut, den Grenzen der lebenden Gewebe gegen die Außenwelt. Ihre Schichten sind schwer durchdringlich, dazu sind sie mit einem schwer zersetzlichen Fett imprägniert, das den Bakterien keine Ernährungsmöglichkeit gibt. Jeder weiß, daß die Haut unserer Früchte, Pflaumen, Kirschen, Trauben, Äpfel, einen feinen Wachsüberzug besitzt und daß diese Früchte frisch bleiben, solange dieser schützende Wachsüberzug unversehrt bleibt. Wird er abgestreift, so zeigen sich die Flecken beginnender Zersetzung, die schnell von der Oberfläche durch rein örtliches Weiterwachsen in die Tiefe gehen. Und ein ähnliches wachsartiges Fett imprägniert auch die Haut des Menschen und sollte geschont werden, was ja der Beruf oft genug verhindert. Aber schon die Auflockerung der straffen Haut, wie z. B. beim Schweißfuß, reicht aus, um Keimpilze in die obersten Schichten eindringen zu lassen, wo sie lästige Flechten, sogar nässende Geschwüre mit widerwärtigem Zersetzungsgeruch erzeugen. Dringen aber solche Keime durch Wunden in tiefere Gewebe ein, selbst in verhältnismäßig größeren Mengen, so besitzt der Körper Abwehrkräfte, um ihrer Herr zu werden. Bestimmte Zellarten werden mobil gemacht, um die lebenden Fremdkörper einzuschließen oder zu lähmen, auch der zellfreie Blutsaft ist für viele Keimarten nicht nur kein geeigneter Nährboden, sondern ein tötendes Gift. Und für weniger widerstandslose Keime tritt ein Vorgang ein, der so wunderbar und eigenartig ist, daß er eine besondere Darstellung verlangt, die Bildung eigener, bisher nicht vorhanden gewesener Gegengifte, die gerade auf den jeweiligen Eindringling eingestellt sind, wie der Schlüssel auf das Schloß. Es ist dies nur eine Teilerscheinung eines ganz allgemein gültigen Lebensgesetzes. Jeder gesunde Organismus zerlegt diejenigen Stoffe, die ihm auf dem Wege der Verdauung zugeführt werden, vor allem die Nahrungsmittel, die in ihrer Herkunft von Pflanzen oder Tieren andersartig zusammengesetzt sind als seine eigenen Gewebe, durch seine Verdauungssäfte erst in einfachere Verbindungen und nimmt sie so in seine Gewebe auf. Dann erst wieder baut er in seinen großen Eingeweidedrüsen neue komplizierte Körper von einer Zusammensetzung gleich der seiner eigenen Zellen aus diesen Nahrungssäften auf. Er wandelt sie in Verbindungen seines eigenen Körpers um. Wenn aber solche Körper, selbst Nahrungsmittel, mit Umgehung des Verdauungskanals unmittelbar in die Gewebe eingebracht werden, etwa durch Einspritzung unter die Haut oder in die Blutbahn, dann tritt eine Art anderer innerer Verdauung ohne Aufbau ein; es bilden sich dann auflösende Körper, die sie abzubauen oder sonst harmlos zu machen imstande sind, und diese Körper, die nur zu diesem erstmaligen Zwecke entstanden sind, verbleiben dann

als Abwehr- oder Behelfsverdauungseinrichtungen für längere
Zeit im Bestand des Organismus, ja sie sind oft so beständig,
daß sie aus seinen Säften herausgezogen und einem anderen
Körper als Schutzstoff einverleibt werden können. *Infolge
dieser Mechanismen sind die inneren Gewebe des lebenden
und normalen Organimus der höheren Pflanze, des Tieres
und des Menschen praktisch keimfrei, steril.*

Die Tätigkeit der Spaltpilze, wie sie in der uns umgebenden
Natur bisher geschildert wurde, dient also Zwecken, die im
ganzen als nützlich, meist aber als nicht schädlich für den
gesunden menschlichen Körper bezeichnet werden dürfen,
selbst dort, wo sie als Schmarotzer auf Haut und Schleimhäuten in großer Zahl sich finden.

Nun gibt es aber eine bestimmte *nicht sehr zahlreiche* Anzahl von Kleinlebewesen, von denen der größere Teil zu den
Bakterien, eine geringere Zahl zu den Sproß- und Schimmel-
pilzen und eine wichtige Gruppe sogar zu den kleinsten tierischen einzelligen Lebewesen, den Protozoen, gerechnet wird,
die auch im *lebenden* Körper zu gedeihen vermögen, und die
aus ihm durch ihre zersetzende Tätigkeit ihren Nahrungsbedarf herausholen können. Diese Arten müssen also noch *besondere* Eigenschaften besitzen. Und erst durch diese besondere Fähigkeit sind sie imstande, auch im belebten Körper
sich anzusiedeln, weiter zu gedeihen und sich zu vermehren.
Eine nicht sehr große Zahl von bestimmten Pilzarten ist hierbei ausschließlich oder überwiegend mit ihren Ernährungs-
bedürfnissen auf den lebenden Körper angewiesen, für sie
gilt im engeren Sinne die später erklärte Bezeichnung der
echten Parasiten.

Es gibt aber noch eine andere Gruppe; ihre Vertreter können sowohl in der unbelebten Außenwelt wie im lebenden Organismus existieren und sich vermehren. Sie haben also eine
stärkere Wirkungskraft als solche Kleinpilze, die zu schwach
sind, um gesundes Gewebe anzugreifen, aber kräftig genug,
um sich eines geschwächten Körpers zu bemächtigen. Man
nennt diese Gruppe, die sowohl im lebenden Körper wie in
unbelebten Stoffen fortkommen können, *fakultative* Parasiten.
Die Beobachtung und der Versuch haben gelehrt, daß in

vielen Fällen erst schwächende Einwirkungen auf den menschlichen oder tierischen Körper vorausgehen müssen, damit gewisse ganz bestimmte Spaltpilze nun auf einmal starke krankheitserregende Eigenschaften gewinnen und ihre Fähigkeit, auch im lebenden Gewebe sich zu vermehren, ausnützen können. Ein sehr lehrreiches Beispiel ist der *Soor* (Abb. 1), die sogenannte *Schwämmchenkrankheit* in der Mundhöhle natürlich oder künstlich ernährter Säuglinge, die gelegentlich auch bei sehr elenden, anderweit erkrankten Erwachsenen im letzten Stadium der Krankheit vorkommt. Der

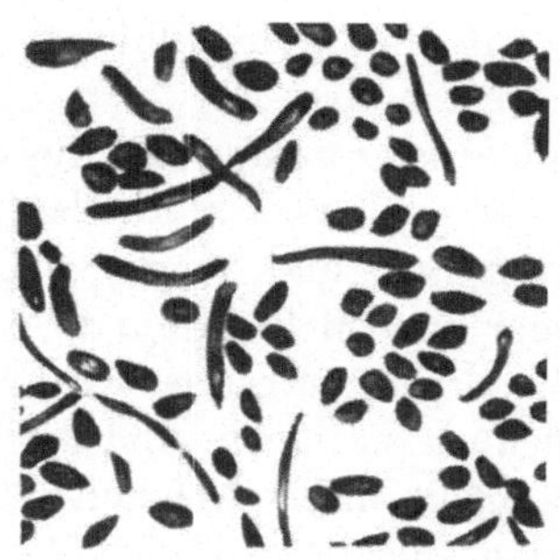

Abb. 1.   Soor (Reinkultur).

Soorpilz, ein echter Sproßpilz und Gärungserreger, ist in der menschlichen Umgebung häufig, findet sich oft an der Brustwarze der Mutter, im Saugpfropf der Milchflasche. Aber er tut dem gesunden Kinde, in dessen Mundhöhle er gerät, nichts. Erst wenn durch Verdauungstörungen in der Mundhöhle Gärungen eintreten, die die Mundhöhlenflüssigkeit chemisch verändern, wird der Soorpilz hier vermehrungsfähig. Die weißen Pilzrasen, die er auf der Schleimhaut bildet, setzen sich in ihren Schichten fest und können nur zugleich mit der blutenden Oberhaut mechanisch entfernt werden. Er wird dadurch zum Krankheitserreger und manchmal zu einem recht gefährlichen.

Die Anlässe, welche den fakultativen Parasiten, ohne daß diese selbst an Zerstörungskraft zunehmen, den Weg ins lebende Gewebe ermöglichen, sind sehr vielgestaltig. Schon Änderungen im Wassergehalt der Gewebe, besonders seine Zunahme, können dazu gehören. Und deshalb ist wahrscheinlich der Säugling und das Kleinkind, die einen höheren Wassergehalt der Gewebe haben als der Erwachsene, für so viele Infektionen empfänglicher. Dann wissen wir aus dem Tierversuch wie aus den Beobachtungen am Krankenbett, daß starke Erwärmung manche Tiere angreifbarer für bestimmte Kleinpilze macht, während merkwürdigerweise an-

28

deren gegenüber das Gegenteil eintritt. Vor allem sind es
Gifte, sowohl körperfremde wie solche, die sich gelegentlich
im Organismus als Stoffwechselprodukte anhäufen, die den
Körper anfälliger machen, und unter diesen spielen solche
eine besondere Rolle, welche die Blutkörperchen, die Träger
des Luftsauerstoffs von den Lungen in die Organe, schädigen
oder sogar auflösen. Auch die vorangegangene Infektion
durch den einen Spaltpilz kann für einen zweiten die Ansied-
lungsbedingungen oder Vermehrungsbedingungen günstiger
gestalten, man spricht dann von Mischinfektion oder Se-
kundärinfektion. Der Kliniker in den verschiedensten Fach-
gebieten sieht am Krankenbett immer wieder, wie oft Krankheitsvorgänge von nichtinfektiösem Charakter erst voraus-
gegangen sein müssen, um eine Infektion, die dann nur nach-
folgt, jetzt erst wirksam zu machen.

Die bloße Übertragung eines Krankheitserregers *kann* ausreichen, um gerade diejenige Krankheit, aus der er gezüchtet
ist und deren regelmäßiger Begleiter er ist, zu erzeugen. Das
geschieht besonders dann, wenn die Zahl der übertragenen
Keime sehr groß ist, also z. B. im Laboratorium bei der
Züchtung von Krankheitserregern oder bei Operationen an
Schwerkranken. Aber sie *muß* es nicht bei jeder Krankheit
und nicht in jedem Falle einer Übertragung. Als R o b e r t
K o c h 1884 den Erreger der asiatischen Cholera, ein gekrümmtes Stäbchen, entdeckt hatte, als er so seiner größten
Entdeckung, derjenigen des Tuberkelbazillus, eine zweite,
nicht minder aufsehenerregende hinzugefügt hatte, da stu-
dierten er und seine Schüler mit ihren genial ausgedachten
Verfahren die Methoden der künstlichen Züchtung, die Eigenschaften in der Kultur und die Krankheitserscheinungen bei
der Überimpfung auf geeignete Versuchstiere. Es erregte damals das allergrößte Erstaunen, als der greise P e t t e n -
k o f e r , der zwar die spezifische Rolle des Kochschen Cho-
lerabazillus anerkannte, nicht aber die alleinige Bedeutung
für die Erzeugung der Krankheit am Menschen, gemeinsam
mit seinem Assistenten größere Mengen von Reinkulturen
von Cholerabazillen verschluckte und nicht mehr erkrankte,
als es bei Aufnahme einer immerhin doch nicht gleichgülti-

gen Nahrung erwartet wurde, sicher aber nicht an Cholera. Seither hat man im Laufe der Jahrzehnte bei sehr vielen Infektionskrankheiten sehr häufig gefunden, daß die für ihr Entstehen charakteristischen Erreger in den Schleimhäuten sich finden, ohne daß ihr Träger zu erkranken braucht, oder daß sie noch sehr lange nach Überstehen der Krankheit übrigbleiben, daß also trotz ihres Weitergedeihens die Erkrankung aufhört. Man nennt solche Menschen *Bazillenträger* oder *Dauerausscheider*. Sie finden sich besonders bei Typhus, Diphtherie, aber auch bei anderen Erkrankungen. Diese eigenartigen Beziehungen, daß bestimmte Infektionskrankheiten ihre Entstehung dem Eindringen von Parasiten verdanken und ohne deren Eindringen nicht entstehen *können*, daß aber dieses Eindringen nicht jedesmal die Krankheit erzeugen *muß*, werden verständlicher, wenn man sich die Ergebnisse des Tierversuchs vor Augen hält, die in einer eigenen Fachwissenschaft, der Bakteriologie und Serologie, zusammengefaßt werden.

4. Experimentelle Erzeugung von Infektionskrankheiten.

Es war die klassische Periode der Bakteriologie, als nach der Ausbildung der Untersuchungsverfahren durch Robert Koch und seine Schüler für eine immer größere Zahl seuchenhafter Infektionskrankheiten der Tiere und der Menschen die Auffindung ihrer Erzeuger gelang. Die glänzendste Entdeckung war diejenige des Tuberkelbazillus durch Koch selbst im Jahre 1882. Man untersuchte den kranken Menschen oder das durch Impfung mit Produkten einer solchen Krankheit krankgemachte empfängliche Tier, fand bestimmte Kleinpilze, bewies ihr Fehlen bei anderen Erkrankungen, ersann Verfahren zu ihrer Reinzüchtung auf geeigneten künstlichen Nährböden und züchtete auf ihnen den Keim unter strengstem Ausschluß der Vermischung mit anderen Spaltpilzen durch viele Generationen weiter; man studierte ihre

Eigenschaften und erzeugte durch Impfung auf andere Tiere die Krankheit von neuem. Damit war die Kette des Beweises geschlossen. Die Erzeugung der charakteristischen Krankheit gelang im abgeschlossenen Versuch stets und gelingt auch heute noch. Das erfolgt aber zunächst nur unter einer Bedingung, der Bedingung der artgemäßen Empfänglichkeit der zum Versuchsgegenstand gewählten Tierart. Hier aber ergaben sich die merkwürdigsten Verschiedenheiten. Der Erreger des Milzbrandes, einer der längst bekannten echten Krankheitserreger, der besonders groß ist und sehr leicht und

anspruchslos auf künstlichem Nährboden sich züchten läßt, erzeugt beim anfälligen Versuchstier, wie bei der Maus und dem Meerschweinchen, auch wenn die Impfnadel nur einen oder einige wenige Stäbchen enthält, in wenigen Tagen eine tödliche Blutvergiftung (Abb. 2). Bei dieser vermehrt sich der Bazillus unaufhaltsam in der Blutbahn, bildet Ketten über Ketten, durchwuchert die kleinsten Blutgefäße in allen Organen und hat schließlich beim Tode des Tiers fast mehr Zellen gebildet, als die Zahl der Zellen des Opfers beträgt. Aber ganz nahestehende Rassen oder andere Tiere wie viele Hausvögel können ebenso geimpft werden, ohne daß sie erkranken, andere wieder, wie der Mensch, bekommen eine rein örtliche Erkrankung im Darm, in der Lunge oder in der Haut als Karbunkel, eine örtliche Krankheit, die gar nicht so selten heilt. Dasselbe gilt für die Mehrzahl aller anderen echten Parasiten, immer nur werden sie bestimmten Tierarten gefährlich, während sie für andere entweder harmlose Schmarotzer bleiben oder höchstens Erzeuger geringfügiger örtlicher Erkrankungen. Selbst für die Tuberkulose zeigt sich Ähnliches, die bei Menschen die häufigste Infektionskrank-

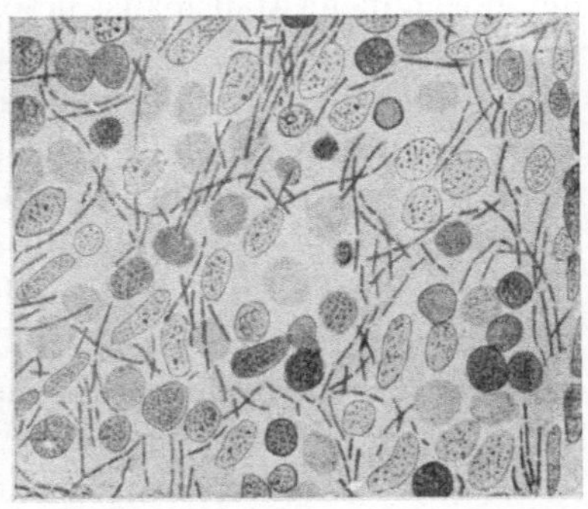

Abb. 2.   Milzbrandbazillen in der Milz eines Meerschweinchens.

heit ist und sich außerdem als verheerende Seuche auch bei vielen Tieren, z. B. bei Rindern, findet. Der Tuberkelbazillus ist außerordentlich gefährlich wieder für das Meerschweinchen, das in wenigen Wochen in sehr charakteristischer Weise erkrankt und unfehlbar erliegt, wobei geschwulstartige Neubildungen von einer für dieses kleine Tier ganz ungewöhnlichen Größe wachsen. Es genügen schon außerordentlich wenige Tuberkelbazillen, um sicher die unaufhaltsam fortschreitende Krankheit zu erzeugen. Ähnlich verhält sich die Feldmaus und einige andere Nagetiere. Aber schon die gewöhnliche Hausmaus, besonders die weiße Maus, ist in starkem Gegensatz zu der ihr so nahestehenden Feldmaus fast unempfindlich gegen den Tuberkelbazillus, und es gehören schon recht große Mengen lebender Keime dazu, um geringe örtliche Herde hervorzurufen, die man nach der Tötung des Tieres zuweilen Mühe hat zu entdecken. Und das Kaninchen, ein sonst recht anfälliges Haustier, erkrankt zwar nach Einimpfung von Tuberkelbazillen, aber zunächst mit rein örtlichen Veränderungen, die geringe Neigung zur Ausdehnung haben. Die Empfänglichkeit gegenüber einem bestimmten echten Parasiten ist also eine *artgebundene* Eigenschaft und hängt an sich nicht von der Lebensstärke dieses Kleinpilzes ab. Aber natürlich werden die weniger empfindlichen Tierarten um so stärker gefährdet werden können, je größer die Zahl der auf einmal ihnen einverleibten Keime gewählt wird, je „*massiger*" die Infektion ist. Und weiter lassen sich mehrere Grade der Hinfälligkeit im Verhältnis von Versuchstier und Krankheitskeim aufstellen. Der Grad der höchsten Hinfälligkeit ist der, daß ein eingeimpfter Pilz unaufhaltsam und ohne jeden Widerstand die Gewebe des gesamten Körpers durchwächst, daß er sich in der Blutbahn ins Unendliche vermehrt, wie dies im Verhalten des Milzbrandbazillus zur weißen Maus oder zum Meerschweinchen der Fall ist. Man nennt diesen Vorgang den der *Septichämie.* Er findet sich unter Umständen auch beim Menschen, nämlich bei einer echten Seuche, der Beulenpest, und besonders bei zwei Infektionskrankheiten, die nicht zu Seuchen anschwellen, bei der sogenannten Blutvergiftung durch einen bestimmten Eiter-

erreger, die meist nach schweren Wundinfektionen eintritt,
und ferner bei sogenanntem Gasbrand, einer Wundinfektion,
die im Kriege so häufig war. Geringere Grade der Hinfälligkeit sind solche, bei denen es nur zu langsamer Vermehrung
und zu mäßigem örtlichen Fortschreiten kommt in längeren
Zeiträumen, in denen die sich vermehrenden Keime Zeit
haben, durch ihre Absonderungsstoffe die sie umgebenden
strafferen Gewebe Schritt für Schritt anzugreifen, sie zum
Gerinnen zu bringen oder aufzulösen, so daß der Weg zum
Weiterwachsen gegeben ist. Ein dritter Grad der Hinfälligkeit wird dadurch geschaffen, daß die eingedrungenen Keime
entweder nur an der Oberfläche oder am Ort ihres Sitzes in
sehr geringem Umfange sich vermehren, daß sie aber in ihrer
Leibessubstanz entweder selbst giftig sind, wie ja auch viele
höhere Pilze giftig sind, oder daß sie am Ort ihres Nistens
ganz charakteristische Gifte durch die Zerlegung des ihnen
zur Nahrung dienenden Körpereiweißes bereiten, die, in
den Körper aufgenommen, schwere Störungen, Lähmungen,
Krämpfe, Kreislaufstörungen erzeugen. Auch hier wissen wir
aus der Giftlehre, daß die Tierarten sich ganz verschieden
verhalten, daß Tollkirsche oder Bilsenkraut oder Fliegen-
pilze von manchen Säugetieren straflos verzehrt werden können, weil sie giftfest sind, während andere höchst gefährlich
erkranken.

Man nennt die Eigenschaft von spezifischen Krankheitskeimen, sich im lebenden Körper zu vermehren, ihre *Virulenz*, die Eigenschaft der Giftbildung ihre *toxische Wirkung*,
von Toxon, dem griechischen Worte für Gift. Die Virulenz kann an sich also kein absoluter Begriff sein, sondern
stets nur in bezug auf eine besondere Tierart. Dasselbe
Kulturröhrchen von Milzbrand ist für Meerschweinchen und
Mäuse höchst virulent, für den Menschen besitzt es in kleineren Mengen einer nicht massigen Infektion eine Virulenz, die
nur zur Erzeugung örtlicher Herde ausreicht, und für die
Taube ist es nahezu unschädlich. Für die Giftempfindlichkeit
ist die Empfänglichkeit der Art noch mehr entscheidend, denn
die Giftmenge ist ja meßbar, und das Gift läßt sich sogar,
wie z. B. dasjenige der Diphtherie und des Wundstarrkramp-

fes, losgelöst von den Bazillen gewinnen, hier läßt sich dann
für jede Tierart die verschiedene Größe der tödlichen Gift-
dosis bestimmen, die also von ihrer Menge, von der Tierart
und gar nicht vom Krankheitskeim abhängt.

Die Virulenz und die toxische Wirkung lassen sich im
künstlichen Versuch beeinflussen. Die Wirkung kann manchmal durch fortgesetzte Impfungen von Tier zu Tier gesteigert
werden. Viel leichter läßt sich aber die Virulenz künstlich
in der Kultur herabsetzen, und zwar durch die allerverschiedensten Verfahren, durch Zusatz entwicklungshemmender
chemischer unorganischer oder organischer Substanzen, durch
Züchtung bei erhöhter Temperatur oder durch sonstige Änderungen der natürlichen Verhältnisse der Aufzucht. Die Impfung mit solchen in ihrer Wirkung abgeschwächten Kolonien
wirkt genau so wie die Impfung auf eine weniger empfind-
liche Tierart. Auch hochempfängliche Tiere erkranken jetzt
statt unter septichämischen Erscheinungen mit rein örtlichen
Erkrankungen. Auch die toxische Wirkung läßt sich künstlich beeinflussen und ändern, wobei auch hier die Minderung
der Giftwirkung im Vordergrunde steht. Auch hier kann dies
erreicht werden durch Zusätze bei der Züchtung, leichter und
sicherer durch Zusätze zum gesondert gewonnenen Gift, am
leichtesten durch einfache Verdünnung und Herabsetzung
der Giftmenge, wie man auch sonst bei Giften und Heil-
mitteln durch Dosierung der Gaben die Wirkung beherrscht.
Auch hier tritt selbstverständlich die gleiche Folge ein;
schwächere Dosen wirken so, als ob die Hinfälligkeit der gewählten Tierart geringer wäre.

Der Organismus besitzt sowohl gegen die Virulenz wie
gegen die Giftwirkung *Abwehreinrichtungen*, die nur in den
Sonderfällen absoluter Arthinfälligkeit zum Versagen verurteilt sind, sonst aber schnell wirksam werden. Das ist ja
gerade das Wundervolle in dem Bau des komplizierten Organismus des höheren Tieres und des Menschen, daß er gegenüber allen Schädigungen der Außenwelt durch Eingreifen
mehrfach vorhandener Abwehreinrichtungen in einfacher
Selbststeuerung sich selbst sichert. Gegenüber den erheblichsten Schwankungen der Außentemperatur bewahrt er mit

34

größter Zuverlässigkeit die vollste Gleichmäßigkeit der Temperatur seiner Gewebe, gegen die stärksten Änderungen der Flüssigkeitszufuhr und Flüssigkeitsentziehung erhält er die Zusammensetzung der Gewebsflüssigkeiten auf einer gleichmäßigen, nur um sehr geringe Werte schwankenden Höhe; bei den erheblichsten Steigerungen der Ansprüche an Muskelarbeit mit erhöhtem Stoffverbrauch und vermehrter Sauerstoffzufuhr baut er schnell die verbrauchten Stoffe ab und verfügt bei allen diesen Vorgängen noch über starke Reserven. Gegenüber den stärksten Schwankungen der Außenwelt wahrt er also sein Gleichgewicht auf das feinste, und auf die geringsten Änderungen in seinem Innenbetrieb reagiert er sofort mit den energischsten Maßnahmen zur Wiederherstellung. Das gesunde Leben ist ein beständiges Pendeln um einen Gleichgewichtszustand in sehr kleinen und schnellen Ausschlägen. Wie schon früher ausgeführt, erträgt kein Gewebe artfremde Beimischungen. Werden sie als Nahrung auf dem gewöhnlichen Wege eingeführt, so werden sie zuerst abgebaut und dann wieder in arteigene Stoffe umgewandelt. Dringen sie unter Ausschaltung der Verdauung in die Gewebe ein, so treten andere, aber der Verdauung grundsätzlich ähnliche Abwehrmechanismen ein. Die Bekämpfung der in den Körper eingedrungenen Krankheitskeime ist nur ein Sonderfall dieser Vorgänge. Mit ihnen beschäftigt sich ein eigenes, zu hoher Entwicklung gelangtes Untersuchungsgebiet, die *Serologie*. Der Name kommt von Serum, d. h. der von den Blutzellen befreiten Blutflüssigkeit, in der sich die Kämpfe abspielen. Virulente Keime, die in die Gewebe gelangen, werden von einer besonderen Art von weißen Blutzellen oder Gewebszellen aufgenommen, genau so wie auch einzellige Kleintiere, die Protozoen, ihre Nahrung in ihren Körperleib aufnehmen und dort durch Verdauungssäfte einfachster Art abbauen, d. h. zerlegen. Auch manche Gewebsflüssigkeiten, wie die Bauchfellflüssigkeit, besitzen die Fähigkeit, große Mengen bestimmter Keime schnell zu kleinen Körnchen aufzulösen. Natürlich hängt es in jedem Kampfe vom Stärkeverhältnis ab, wer Sieger bleibt, und im Kampf mit den Erregern der Eiterung sind die zahlreichen Eiter-

zellen schließlich nichts als Opfer des Kampfes, selbst eines
siegreichen. Oft genug überschwemmt die plötzliche Auf-
lösung zahlreicher Keime den Körper mit den Resten ihrer
giftigen Leiber, so daß er daran noch nach der Vernichtung
der Eindringlinge selbst zugrunde geht. Noch merkwürdiger
ist die Fähigkeit der Bekämpfung der Gifte. Der Körper
bildet in bestimmten Organzellen Gegengifte, die ganz genau
und ausschließlich gerade auf das einverleibte Gift und höchstens ihm sehr nahe verwandte Gifte eingestellt sind, er setzt
den *Toxinen* seine *Antitoxine* entgegen, die Stärke der Bildung der Gegengifte wächst genau mit der Höhe des auf-
gesogenen Giftes. Diese Eigenschaft in ihrer Zweckmäßigkeit
und Beschränkung auf ganz bestimmte, sehr komplizierte
chemische Substanzen wäre sehr merkwürdig und kaum verständlich, wenn wir nicht gelernt hätten, daß sie eine ganz
allgemeine Reaktion der Körpergewebe ist und in genau derselben Einheit und Sicherheit eintritt auch gegenüber allen
anderen körperfremden Stoffen. Die Fähigkeit der Gewebe,
sich genau auf die Abwehr eines ganz bestimmten Krankheitserregers einzustellen, ist demnach nur ein Sonderfall einer
allgemeinen Körpereigenschaft.

Nun hatte schon Pasteur in den achtziger Jahren des
vorigen Jahrhunderts eine große Entdeckung gemacht. Wenn
er die Virulenz künstlich gezüchteter Krankheitserreger nach
einem der bekannten Verfahren abschwächte und dann Impfungen mit diesen abgeschwächten Kulturen an hochempfänglichen Tierarten vornahm und diese Impfungen in regelmäßigen Zeiträumen mit Kulturen von immer stärkerer Virulenz
fortsetzte, wurde es schließlich möglich, solche Tiere überhaupt gegen die Ansteckung mit vollkräftigen Keimen zu
schützen. Ja, er führte dies Verfahren auch zum Schutz gegen
eine Krankheit durch, deren Erreger man nicht kannte, gegen
die Tollwut. Er machte Kaninchen tollwutkrank, indem er
ansteckende Gewebeteile eines tollwutkranken Hundes übertrug; dann bereitete er das Rückenmark dieser Tiere durch
Trocknung so zu, daß er aus ihm Stoffe von verschieden
hoher Gefährlichkeit gewann, und konnte zeigen, daß er damit andere Versuchstiere nach eingetretener Ansteckung vor

dem Ausbruch der Tollwut schützen konnte. Bekanntlich dient dieses Verfahren der Impfung gegen die Tollwut zum Schutz von Menschen, die von wutverdächtigen Tieren gebissen worden sind. Es wird sofort jedem Leser in die Erinnerung kommen, daß Pasteur für sein Verfahren ein Vorbild in der Schutzpockenimpfung hatte, die der Engländer Jenner im Jahre 1792 einführte und die seither die Grundlage für die Bekämpfung der Pocken durch Schutzimpfung geworden ist. Und natürlich wußte Pasteur ganz genau, daß er mit seinen Forschungen nur den Gedanken von Jenner auch auf andere Infektionskrankheiten erweiterte, und er brachte die Zusammenhänge dadurch zum deutlichen Ausdruck, daß er ganz allgemein diese Flüssigkeiten, mit denen er Schutzimpfungen vornahm, *Vakzine* nannte, daß er ihnen also auch denselben Namen gab, der bisher nur für den einen Pockenschutzimpfstoff gebraucht worden war. Die große Tat von Jenner war es, daß er aus einer bestimmten Beobachtung wichtige Schlüsse zog. Er konnte feststellen, daß Melkerinnen sich häufig an Kühen ansteckten, die an ihren Eutern pockenähnliche Bläschen hatten. Es handelte sich bei diesen Kuhpocken um eine rein örtliche Erkrankung harmlosen Charakters, die sich von den Menschenpocken wesentlich unterschied. Solche Melkerinnen bekamen dann ebenfalls an ihren Fingern eine Bläschenkrankheit, die genau so aussah wie die bei der Pockenschutzimpfung sich bildenden Pustelchen, die ja jeder kennt. Aber Jenner konnte feststellen, daß nach Abheilen dieser Pusteln die Melkerinnen nicht mehr an echten Pocken erkrankten, auch wenn sie der Ansteckung mit echten Pocken ausgesetzt waren, die sonst sicher zur Krankheit geführt hätte. Und er zog daraus den Schluß, daß die Krankheit der Kuhpocken nichts anderes ist als eine durch das Gift der Menschenpocken hervorgerufene Erkrankung, die aber im Tierkörper milde und rein örtlich verläuft und bei Rückübertragung auf den Menschen auch nur eine harmlose örtliche Erkrankung hervorruft; aber das Überstehen der örtlichen Erkrankung schützt vor dem Ausbruch der Menschenpocken auch dann, wenn eine Ansteckung mit diesen erfolgt. Diese geniale Schlußfolge-

rung, die sich in der Zukunft bestätigte, hatte auch wieder
ältere Grundlagen. Man wußte seit Jahrtausenden, daß ein
Mensch, der einmal die echten Pocken überstanden hatte, nie
wieder ein zweites Mal von dieser Krankheit befallen wurde,
selbst dann nicht, wenn der erste Ausbruch in sehr milder
Form verlief. Und da durch Jahrtausende die Erfahrung
gelehrt hatte, daß ein sehr großer Teil der Menschen schon
im Kindesalter von den Pocken befallen wurde, so suchte man
die Gefahr schwerer Ausbrüche dadurch zu vermeiden, daß
man bei Herrschen leichter Epidemien die Kinder der Ansteckung aussetzte. Ja, im Orient hatte man sogar das Verfahren geübt, daß man den Kindern die Schörfe von echten
Pockenpusteln in kleine Hautwunden brachte, und eine Eng-
länderin, Lady Montague, hatte dieses Verfahren 1721
nach Europa gebracht, hatte eifrig für diese Form des
Pockenschutzes geworben, und es hatte bei der großen
Lebensgefährlichkeit der Pocken weite Verbreitung gefunden,
trotzdem es oft genug nicht nur leichte, sondern sehr schwere
Erkrankungen hervorrief. Die Jennersche Entdeckung war
also darin neu und ein großer Fortschritt, daß sie den Weg
zeigte, mit einer abgeschwächten und gänzlich anderen Erscheinungsform den gleichen Schutz zu erreichen wie durch
das Überstehen der ursprünglichen allgemeinen Erkrankung.
Und diese Abschwächung wurde erzielt mittels der „*Passage*"
des Giftes durch die Gewebe einer anderen, erheblich weniger
empfänglichen Tierart. Die Methode von Pasteur, die dasselbe Verfahren auf eine Reihe anderer Infektionskrankheiten
übertrug, war also die Erweiterung des Gedankens von Jenner. Sie kam in Betracht für eine Reihe infektiöser Erkrankungen, deren Erreger dem Körper durch ihre Virulenz,
durch ihre Vermehrung in den Geweben, gefährlich wurden.
Es war nun ein ganz neuer und grundlegender Fortschritt,
als Behring, ein Schüler von Koch, um das Jahr 1890
diesen Gedanken auch auf den Schutz gegen solche Infektionskrankheiten anwandte, die nur durch ihre *Giftbildung*
für den Körper gefährlich wurden. Er stellte fest, daß dann
der Körper ein *Gegengift* bildet, daß er dem Toxin ein Antitoxin entgegensetzt, und er stellte weiter fest, daß, wenn man

einem Tier erst sehr kleine, eben noch krankmachende Mengen solchen Giftes einspritzt, es das Gegengift gerade in entsprechender Menge bildet und dessen Wirksamkeit ganz genau mit steigenden Giftdosen steigert, so daß schließlich Giftmengen in absolut tödlicher Dosis ohne Schaden vertragen werden. Als den Sitz, in den diese Antitoxine abgeschieden wurden, hatte B e h r i n g den Blutsaft, das Serum, festgestellt. Und er fand, daß das Serum eines durch Vorbehandlung mit steigenden Mengen Bakteriengiftes giftfest gewordenen Tieres diese Eigenschaft auch außerhalb des Körpers bewahrt. Er erwies dadurch, daß man einen erkrankten oder krankheitsbedrohten Menschen bei solchen Infektionskrankheiten, die, wie Diphtherie und Wundstarrkrampf, durch ein bestimmtes Gift gefährlich werden, gegen die Gefahren dieser Giftwirkung auch heilen oder schützen kann. Man braucht ihnen nur das Serum von Tieren einzuspritzen, das durch Vorbehandlung mit steigenden Giftmengen gleicher Art eine sehr hohe Menge von Antitoxinen enthält. Und zwar kann man bei frühzeitiger Anwendung eine schon ausgebrochene Erkrankung in der Regel *heilen*, man kann aber im Falle des Herrschens einer Epidemie durch Einspritzen von Serum dem Ausbruch der Krankheit auch *vorbeugen*. Bei sehr schweren Erkrankungen und zu später Anwendung versagt die Serumbehandlung, und auch der vorbeugende Schutz hält nur solange vor, als das Schutzserum nicht aus dem Körper ausgeschieden worden ist, also etwa 3 Wochen. Man hat die Serumbehandlung erfolgreich auch auf andere Gifte tierischer Herkunft, wie namentlich auf Schlangenbiß, angewandt.

Man nennt den Zustand des Nichterkrankens trotz erfolgter Ansteckung die *Immunität*. Immunität bedeutet Krankheitsfestigkeit. Und man bezeichnet heute alle Verfahren, um Krankheitsfestigkeit zu erzielen, um durch künstliche Eingriffe zu erreichen, daß ein Mensch gegen die Ansteckung auf natürlichem Wege „gefeit" ist, als *Immunisierungsverfahren*. Und man nannte weiter alle Methoden, bei denen der Körper durch Behandlung erst mit schwächeren, dann mit stärkeren Mengen von Krankheitserregern oder Krankheitsgiften in die Lage gebracht wird, *selbst* Abwehrkräfte oder

Antitoxine zu bilden, die *aktive Immunisierung*, dagegen den Schutz durch Einspritzung von fertigem antitoxischen Serum von vorbehandelten Tieren die *passive Immunisierung*. Man hat dann allmählich erkannt, daß zum Schutz gegen den Ausbruch der Krankheit durch Vorbeugung die aktiven Verfahren erfolgreicher sind als die passiven. Sie treten zwar nicht sofort in Wirksamkeit, sondern es vergeht eine etwas längere Zeit, bis der Organismus die Abwehrkraft erreicht hat, dann aber wirken sie viel nachhaltiger und stärker.

Die aktive Immunisierung ging von der Erforschung der Eigenschaften des Tuberkelbazillus durch Robert Koch aus. Er stellte aus den künstlich gezüchteten Tuberkelbazillen einen Saft her, den er Tuberkulin nannte und der bei tuberkulös erkrankten Menschen in außerordentlich viel kleineren Mengen und viel heftiger wirkt als bei Gesunden, und hoffte damit die bestehende Krankheit günstig beeinflussen zu können. Durch die von Koch entdeckte Eigenschaft der verschiedenen Wirkung auf tuberkulosefreie und tuberkulosekranke Menschen oder Tiere gewann das Tuberkulin sofort Bedeutung als Mittel zur Erkenntnis der Krankheit und hat diese Bedeutung lange bewahrt, bis das Verfahren durch andere, wenigstens für Menschen, verdrängt wurde und bis nach dem Ausbau der Röntgenuntersuchung es sich als wichtiger herausstellte, auch noch die Form der ersten Erscheinungen der Krankheit zu ergründen. Als Heilmittel wird das Tuberkulin auch heute noch für bestimmte, sehr enge Zwecke geschätzt, aber die ursprünglichen großen Hoffnungen haben sich unter keinen Umständen bewährt, auch nicht bei den unzähligen Abänderungen und Verbesserungen, die seither angegeben worden sind. Auch die anderen Verfahren der Behandlung der Tuberkulose durch Einverleibung entweder abgeschwächter Tuberkelbazillen in lebender oder abgetöteter Form oder von tuberkelbazillenähnlichen Bakterien haben eine große Rolle gespielt, sind bald mit Begeisterung empfohlen, bald mit schärfster Kritik abgelehnt worden. Auch das neueste, erst wenige Jahre alte Verfahren von Calmette, der Neugeborene mit lebenden, nach einer bestimmten Methode stark abgeschwächten Tuberkelbazillen

impft und angibt, daß die so vorbehandelten Säuglinge selbst
in tuberkulöser Umgebung geschützt sind, hat seine Probe
noch keineswegs bestanden und wird heute noch stark bestritten. An allen diesen Methoden ist etwas, sie können
einen gewissen Nutzen in gewissen Stadien der Krankheit
und bei einzelnen Formen haben, aber dieses chronische Leiden wechselt seine Erscheinungen zu sehr, als daß man von
einer einzigen Methode Erfolg erwarten sollte, und auch die
Bedingungen der Ansteckung während eines langen Lebens
sind zu kompliziert.

Aber eine bestimmte für uns wichtige Tatsache ist übrig-
geblieben. Schon Koch hatte in einer seiner ersten genialen
Untersuchungen über die Entstehung der Tuberkulose die
Beobachtung mitgeteilt, daß eine Zweitimpfung mit Tuberkelbazillen in die Hautwunde eines schon tuberkulös gemachten
Meerschweinchens ganz anders verläuft als die Erstimpfung.
Es bildet sich jetzt ein schlaffes charakteristisches Haut-
geschwür, das bis zum Tode des Tieres durch die Erstimpfung
nicht mehr ausheilt. Später stellte sich heraus, daß man an-
nähernd die gleiche Wirkung mit Tuberkulin hervorrufen
kann. Der Wiener Kinderarzt Professor v. Pirquet übertrug diese Beobachtung auf den Menschen. Wenn man einem
Menschen sehr geringe Mengen Tuberkulin in sehr starker
Verdünnung in die oberen Hautschichten einverleibt oder in
die Haut oder unter sie einspritzt, so bildet sich eine leichte
Entzündung der Haut, die harmlos ist und nach einigen
Tagen verschwindet, sobald in dem Körper ein tuberkulöser
Herd ist oder gewesen ist; die Impfung bleibt aber vollkommen erscheinungslos, wenn der Körper in seinen Geweben
niemals mit Tuberkelbazillen sich hat auseinandersetzen müssen. Seither ist dies Verfahren von Pirquet in Millionen
von Impfungen angewandt worden, es beweist nichts für den
Grad oder den Sitz der Krankheit, für ruhende oder fortschreitende Tuberkulose; es zeigt nur, daß ein Körper, dessen
Gewebe einmal mit Tuberkelbazillen in Berührung und Kampf
geraten sind, anders auf erneute Einverleibung des Tuberkelbazillus reagiert als ein freigebliebener Organismus. Die Ge-
webssäfte sind empfindlicher geworden, sie sind „sensibili-

siert". Und gleiche oder ähnliche Vorgänge sind im Laufe der letzten Jahrzehnte für eine ganze Anzahl anderer Erkrankungen und Vergiftungen auch nichtinfektiösen Charakters aufgefunden worden, und die Erscheinungen der Sensibilisierung, d. h. einer ganz anderen Reaktion eines Organismus, der schon einmal mit einem krankmachenden Gift in unliebsame Berührung gekommen ist, haben eine große Bedeutung in der heutigen Krankheitslehre gewonnen.

Wie auf andere Krankheiten ist das Pirquetsche Verfahren auch auf die Diphtherie angewandt worden, zuerst von dem Wiener Kinderarzt Schick, dann von vielen anderen Forschern, besonders in Amerika. Es war schon so lange bekannt, daß Diphtherieantitoxine sich nicht nur durch aktive Immunisierung bildeten, sondern daß ein großer Bruchteil der Kinder mit steigendem Lebensalter wachsende Mengen von Antitoxinen gegen Diphtheriegift besaß. Schick zeigte nun, daß, ähnlich wie bei dem Pirquetschen Verfahren für die Tuberkulose, das Vorhandensein oder Fehlen von Diphtherieantitoxinen sehr leicht durch Einbringen kleiner Mengen von stark verdünntem Diphtheriegift in die Haut nachgewiesen werden kann. Dann zeigen die Kinder, die kein Antitoxin gebildet haben, eine leichte Hautentzündung am Impfstich, sie reagieren „positiv". Kinder dagegen, deren Blut Antitoxin enthält, sättigen das in die Haut gebrachte Gift ab, so daß es keine Entzündung mehr hervorruft, sie zeigen keine Veränderung, sie reagieren negativ. Schon Behring hatte nachgewiesen, daß die Einspritzung von Diphtherietoxin, das man durch Zusatz entsprechender Mengen Antitoxin ungiftig gemacht hatte, keine Vergiftung hervorruft, aber Antitoxinbildung anregt. In Deutschland wurde sein Vorschlag anfangs nur in seinen Anfängen verfolgt, aber in Amerika in vielen Hunderttausenden von Fällen durchgeführt. Schick und nach ihm zahlreiche andere Untersucher zeigten nun, daß diese Behandlung mit neutralisierten Toxin-Antitoxin-Gemischen die positive Reaktion in zahlreichen Fällen in eine negative verwandelt, und lange Aufstellungen amerikanischer Ärzte weisen nach, daß unter den nach dem Schickschen Verfahren von vornherein negativ reagierenden Kin-

dern eine viel geringere Zahl später an Diphtherie erkrankte
oder gar starb als unter den positiv reagierenden. Es wurde
darum weiter der Schluß gezogen, daß auch diejenigen Kinder, bei denen durch die Schutzimpfung die positive in eine
negative Reaktion umgewandelt wurde, bei der Ansteckung
mit Diphtherie in geringerer Anzahl oder geringerer Heftigkeit erkranken müßten. In Amerika, in dessen Großstädten
solche Schutzimpfungen überaus häufig vorgenommen worden sind, wird auf Grund der dort gemachten Beobachtungen auch behauptet, daß ein solcher Schutz deutlich
merkbar gewesen ist, indes sind die Zeiträume noch viel
zu kurz, um diese Behauptung, so viel es für sie spricht
und so erfreulich sie wäre, schon heute als bewiesen anzusehen.

Wenn wir demnach unter Immunität den Zustand der
Festigkeit gegenüber Krankheitserregern und ihren Giften
verstehen und unter Immunisierung den natürlichen oder
künstlich erzeugten Vorgang, der eine Immunität herbei-
führt, so haben wir jetzt kennengelernt, daß es drei verschiedene Formen der Immunität gibt. Wir haben gesehen,
daß eine Reihe von Tierarten gegenüber einem Krankheitserreger sich absolut widerstandsfähig verhalten. Sie erkranken nicht, obgleich andere Tierarten, sogar auch sehr nahe
verwandte, unter sehr heftigen Erscheinungen rasch zugrunde
gehen, während wieder andere gegenüber demselben Erreger
immerhin örtliche, mehr oder weniger schwere und oft in
Heilung übergehende Erkrankungen durchmachen. Und dieses
Kräfteverhältnis ist ein angeborenes und bleibt bei jedem Angehörigen derselben Tiergattung dasselbe, es muß also nicht
nur angeboren, sondern auch *vererbbar* sein. Absolute Hinfälligkeit und absolute Immunität können aber nur End-
punkte einer Kette darstellen, zwischen denen viele Abstufun-
gen liegen. Man kann also sagen, daß diese Grenzpunkte sich
verhalten wie bei der Temperaturmessung der Gefrierpunkt
und der Siedepunkt, und daß zwischen ihnen alle Grade der
Immunitätshöhe denkbar sind. Für die natürliche und vererbbare Empfänglichkeit einer Tierart oder des Menschen gegenüber einem ganz bestimmten Krankheitserreger bestehen also

43

Gradunterschiede, die wir ebenso messen können, wie wir die Temperaturmessungen am hundertteiligen Thermometer in Prozenten der gesamten Thermometersäule angeben. Wir haben eine *zweite* Immunität kennengelernt, die erworben wird durch das Überstehen der Vollkrankheit und die sicher besteht bei Pocken und Masern, vielleicht auch bei einigen wenigen anderen Krankheiten, sie findet sich aber ganz und gar nicht bei allen Infektionskrankheiten; im Gegenteil, wir wissen, daß wir viele Krankheiten mehrmals im Leben erwerben können und daß wir auch nach dem Überstehen bei der nächsten Ansteckungsgelegenheit genau so sicher und unter Umständen genau so schwer und noch schwerer befallen werden können als das erstemal. Das trifft z. B. für die Influenza, die Diphtherie, die gänzlich ausgeheilte Syphilis zu, es trifft aber auch für andere Krankheiten zu, die an sich selten sind und bei denen eine zweite Ansteckung natürlich erst recht viel seltener zur Beobachtung kommt, genau so, wie man verhältnismäßig häufig einen Unterschenkel bricht, aber viel seltener im Laufe längerer Jahre denselben Unterschenkel ein zweites Mal, und wie man sehr selten auch nur einmal das große Los gewinnt, aber so gut wie nie zweimal. Diese durch Überstehen einiger ansteckender Krankheiten erworbene Immunität ist sehr beständig, aber ein nur für die geschützte Person erworbener Vorteil. Sie ist *nicht vererbbar*, denn die Kinder von Müttern, die Masern oder Pocken durchgemacht haben, sind genau so empfänglich, wie es ihre Mütter vor der Erkrankung waren. Die *dritte* Form der Immunität ist diejenige, die durch Einverleibung von künstlich gezüchteten abgeschwächten Krankheitserregern oder durch allmähliche Einverleibung ihrer Gifte in steigenden Mengen absichtlich erzeugt wird. Ihre Vorbilder sind die Pockenschutzimpfung mit Kuhpocken, die Typhusschutzimpfung, die Diphtherieschutzimpfung mit Gift und Gegengift, Formen, die dem Körper selbst zur Abwehr Kräfte verleihen oder die Bildung von Gegengiften in ihm anregen. Eine andere Form ist die der Einverleibung einer einmaligen hohen Dosis des fertig aus dem Tierkörper gewonnenen Gegengiftes, um sofort zu wirken, in der Form der Serum-

behandlung Erkrankter bei Diphtherie oder Schlangengift.
Auch diese künstlichen Immunisierungen zu Heil- und Unter-
suchungszwecken, als die aktive oder passive Behandlungs-
methode, sind nur ein Gewinn für die behandelte Person und
erblich nicht übertragbar.

Ob absichtlich bewirkt, ob durch das Zusammenleben der
Menschen allmählich und automatisch herbeigeführt, die
aktive Immunisierung durch wiederholte Auseinandersetzun-
gen mit immer größer werdenden Mengen des Krankheits-
erzeugers bis zu einer Höhe, daß jetzt auch sonst gefährliche
Mengen harmlos bleiben, ist ein Vorgang, der für die Seuchenverbreitung und Seuchenbekämpfung ungemein wichtig
geworden ist.

Die bisherigen Darstellungen stützten sich weniger auf die
Erfahrungen am Krankenbett als auf die Feststellungen im
Tierversuch in Laboratorien. Es waren die Tatsachen zugrunde gelegt, welche aus dem Studium der Lebenseigenschaften der krankheitserregenden Kleinpilze sich ergaben.
Es hat sich hierbei herausgestellt, daß alle diese an wertvollen Entdeckungen so reichen Untersuchungen einen außerordentlich eindrucksvollen Einblick gewähren in die Vorgänge bei dem Entstehen einer Infektionskrankheit aus
einer Infektion und in die Vorgänge der Abwehr des ergriffenen Körpers. Sie gaben uns auch wirksame Hilfsmittel für den Einzelfall der Erkrankung. Aber alle diese
Tatsachen geben uns noch keine Erklärung dafür, warum, aus welchen Gründen, unter welchen Bedingungen
aus dem Einzelfall eine Massenerkrankung wird. Wir
sehen sogar, daß unter ganz gleichen Bedingungen bei der
einen Erkrankung eine typische Infektionskrankheit stets
gehäuft, also als Epidemie auftritt, bei einer anderen aber es
immer nur zu vereinzelten Erkrankungen kommt. Alle diese
Feststellungen genügen also noch nicht, um eine Antwort
auf einen aus der Erfahrung heraus erhobenen Zweifel zu
heben. Warum brechen so häufig Epidemien nicht aus, trotzdem alle eine Infektion begünstigenden Bedingungen, die zu
anderen Zeiten und an anderen Orten tatsächlich auch von
Epidemien begleitet waren, vorhanden waren, und warum er-

löschen trotz unveränderten Fortbestandes solcher Zusammenhänge so oft die Epidemien?

Es bleibt daher nichts übrig, als den ganzen Fragenzusammenhang nun von einer anderen Seite nochmals in Angriff zu nehmen, und zwar weniger vom Standpunkt der experimentellen Forschung als von dem der Beobachtungen am kranken Menschen. Es wird daher erforderlich, als Gegenstück zu den bisherigen Ausführungen die einzelnen Epidemieformen mit ihren besonderen Eigenschaften der Reihe nach zu untersuchen. Dabei wird es natürlich nötig, zum Vergleich auch solche Infektionskrankheiten heranzuziehen, die wichtig sind, die aber die Eigenschaft haben, nicht zu Massenerkrankungen sich herauszuwachsen, trotzdem ihre Entstehungsverhältnisse vom Standpunkt der experimentellen Bakterienlehre die gleichen sind wie bei den epidemisch werdenden Infektionskrankheiten.

5. Wundinfektionskrankheiten beim Menschen.

Zur Überleitung in die Schilderung der *epidemischen* Infektionskrankheiten ist es zweckmäßig, zuerst die Kennzeichen derjenigen infektiösen Erkrankungen hervorzuheben, die, so häufig und alltäglich sie sind, so sehr sie den Arzt beständig beschäftigen, dennoch nicht zu den Epidemien im engeren Sinne gezählt werden. Zu dieser Gruppe gehören zunächst die eigentlichen *Wundinfektionskrankheiten*. Sie haben heute an Bedeutung ganz wesentlich eingebüßt. Ein Vergleich mit früheren, noch gar nicht so lange zurückliegenden Zeiten von wenig mehr als einem halben Jahrhundert zeigt uns den erreichten Fortschritt als ein großes Wunder, an dem wir heute trotzdem wie an etwas Selbstverständlichem vorübergehen. Wie war es denn früher? Alle Wunden, sei es, daß sie durch eine Verletzung, einen Unfall entstanden, sei es, daß sie zur Heilung eines Leidens in der Form einer notwendig gewordenen Operation oder der Abtrennung eines Körpergliedes erforderlich wurden, heilten nicht einfach glatt durch Zusammenschluß der Wundränder und reizlose Ver-

narbung, sondern auf dem Umweg über die entzündliche
Eiterung, und es war ein Glück des Zufalls, wenn diese Eiterung sich auf den Wundherd beschränkte und nicht in lang-
wieriger Zehrkrankheit die umgebenden tieferen Gewebe ergriff oder gar, wie so oft, in den inneren Organen neue
Eiterherde durch Verschleppung des Eitergiftes mittels
der Blutbahn hervorrief, die nach wochenlangem Siechtum
schließlich oft den Tod herbeiführten. Bestand diese Gefahr
schon bei einfachen Wunden der Haut, so war sie fast unvermeidlich bei tieferen Verwundungen, die bis in die Musku-
latur oder gar bis zum Knochen oder den Gelenken gingen.
Vollends Verletzungen der Organe, wie der innerhalb des
Bauchfellraumes gelegenen Darmeingeweide, waren durch
Eitervergiftung nahezu absolut tödlich. Der geniale Operateur,
der durch die Geschicklichkeit seiner Hände erfolgreicher war
als die Mehrzahl, war immerhin stets vom Zufall abhängig.
Er wagte sich allenfalls an einen Bauchschnitt oder Blasen-
schnitt oder andere verhältnismäßig harmlosere Operationen.
Aber heute so alltägliche Eingriffe an den edelsten Organen,
an Leber, Milz, Lungen, Hirn, Herz, Geschwulstentfernungen
innerer Organe, ja sogar so alltägliche Maßnahmen wie die
Entfernung des Wurmfortsatzes bei der sogenannten Blind-
darmentzündung, gehörten zu den Unmöglichkeiten. Dabei
herrschten in den Krankenhäusern außer den Eiterfiebern
noch andere heute fast oder ganz unbekannt gewordene
Wundinfektionskrankheiten, wie der Hospitalbrand, der noch
im Feldzug 1870 gefürchtet war, die so häufige Wundrose,
das Kindbettfieber, für das der lange verkannte Wiener Ge-
burtshelfer Semmelweiß gelehrt hatte, daß es nichts als
ein Eiterfieber sei und, was noch wichtiger war, daß es durch
Übertragung von Eitergift mittels Fingern und Instrumenten
weiterverbreitet wurde. Die Untersuchungen von Pasteur,
welche die Urzeugung widerlegten und alle Gärungs- und
Fäulnisvorgänge auf die Lebenswirkung von Keimen zurückführten, waren bekannt. Man suchte aber anfangs immer nur
die Ursache des Zutritts in der mit solchen Keimen angefüll-
ten Luft. Der auf dem Boden von Pasteur stehende
englische Chirurg Lister baute um 1865 ein Wundbehand-

lungssystem auf, welches während der Operation und nach dem Verband diese Luftkeime fernhalten sollte und erzielte dadurch die größten Fortschritte. In langsamem Ausbau seiner Lehre erkannte man aber, daß die Luftkeime nicht allein die Gefahr bildeten, daß weit mehr noch die mit Fingern, Instrumenten und Verbandstoffen in die Wunde übertragenen Keime schuld waren, ja, daß sogar die schon vorher auf der Haut des Verletzten oder Operierten haftenden Kleinpilze ferngehalten werden mußten. Aus der von Lister ursprünglich aufgebauten Methode der *Antisepsis*, der Fernhaltung von Luftkeimen und des Versuchs, die trotzdem in die Wunde gelangten Pilze durch chemische Gifte unschädlich zu machen, wurde die heutige *Asepsis*, die keimfrei arbeitende Chirurgie, die heute dem Meister mit seinem technisch geschulten Heilpersonal gestattet, die größten Eingriffe ohne gefährliche Folgen vorzunehmen.

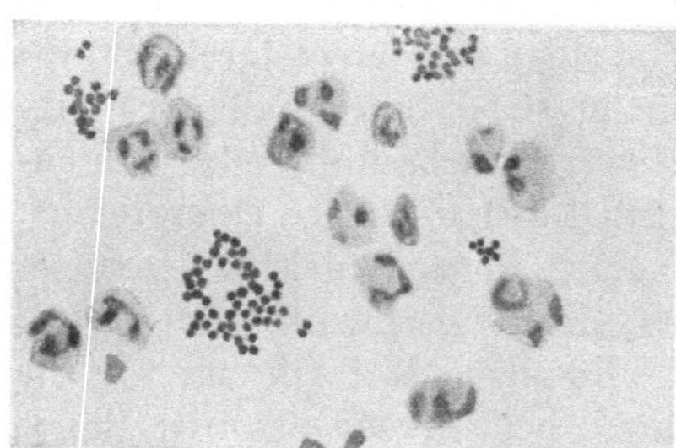

Abb. 3.   Traubenkokken im Eiter.

Die ersten Forschungen und Entdeckungen der Bakteriologie knüpfen ohne weiteres an die Erkenntnisse der Wundinfektionskrankheiten an. Sie übertrugen, was begreiflich war, den hier beobachteten einfachen Zusammenhang auch auf die im Versuch künstlich erzeugten Infektionskrankheiten, und man hielt es anfangs für selbstverständlich, daß wie dort jedes einfache Eindringen von Krankheitserregern in tiefere Gewebe Krankheit und Fortschreiten der Infektion hervorrufen müsse, wie umgekehrt schon das Fernhalten solcher Keime allein die Entstehung von epidemischen Krankheiten verhindern müßte. Erst viel später erkannte man, daß *selbst bei den Wundinfektionen die Zusammenhänge nicht ganz so einfach sind.* Als die Erreger solcher Infektionen sind immer wieder besonders zwei bestimmte Gruppen von Bakterien gefunden worden, die traubenförmigen Eiterkokken und die kettenförmigen Kokken, deren es viele Spielarten von

48

größerer oder geringerer Gefährlichkeit gibt (Abb. 3). Und diese beiden Pilzformen sind stets auf Haut und Schleimhäuten des gesunden Kulturmenschen vorhanden, sie dringen in die gesunden Gewebe nicht ein, wohl aber in Wunden. Und dann neigt die erste Art mehr dazu, örtliche Erkrankungen mit der Fähigkeit des Fortschreitens in die Umgebung unter Einschmelzung und Verflüssigung der zuerst befallenen Stellen zu erzeugen, während die Kettenkokken viel leichter auf dem Wege über die Blutbahn vom Wundherd aus auf innere

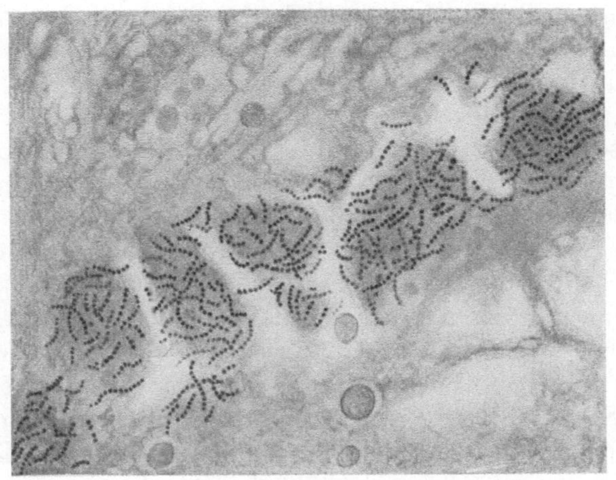

Abb. 4.   Kettenkokken in einer Eingeweidedrüse.

Organe übergreifen (Abb. 4). Aber selbst hier genügt oft genug nicht schon das bloße Eindringen in die Wunde, denn es kommt trotzdem oft genug nicht zu fortschreitenden Eiterungen. Es müssen auch hier begleitende Umstände mitwirken, wie Quetschungen, zersetzungsfähige Blutergüsse, die also schon totes Material bilden, Entzündung erregende Stoffe, die zugleich mit dem verwundenden Gegenstand in die Wunde gelangen; oder aber der Körper selbst, wenn er durch andere Krankheiten geschwächt ist, leistet dem Eindringen solcher auf seiner Haut und Schleimhaut nistender Keime keinen Widerstand. Darum fallen so oft die schon durch andere Zehrkrankheiten erschöpften Menschen in allen Lebensaltern, besonders aber im Kindesalter, jenen Kettenkokken zum Opfer, genau so wie nach einer Wundinfektion.

Diese Zusammenhänge leiten zu der *zweiten* Gruppe von nichtepidemischen Infektionskrankheiten über, zu jener großen Gruppe, von der auch der Laie immer wieder hört und spricht, daß es bei ihr sich um eine *Infektion* handelt. Viel stärker als bei der Wundinfektion steht hier im Vordergrunde der Umstand der vorangegangenen Schwächung der Widerstandskraft. Es gehört nämlich zu den großen Ausnahmen, daß in einem sonst gesunden, d. h. in harmonischer Zusammenarbeit aller Organe und Organleistungen befindlichen Organismus eindringende Keime Schaden anrichten. Die Gewebe und Flüssigkeiten des Körpers werden mit ihnen leicht und schnell fertig, wenn ihre Menge nicht allzu groß ist. Ernährungsstörungen aller Art jedoch sowie wirkliche Erkrankungen verschiedener Art, Funktionsstörungen, ja Überhitzung, starke Abkühlung, Quetschungen und Verletzungen, vor allem typische Infektionskrankheiten vom Charakter der Epidemien eröffnen solchen auf der Oberfläche der Haut angesiedelten Keimen den Zutritt in die Blutbahn und von da in die inneren Organe, sowie die Fähigkeit, sich zu vermehren. Schwerere Fälle von Grippe, Scharlach, Masern, Diphtherie, ja einfache Mandelentzündungen, die den Körper schwächen, ermöglichen sehr häufig den Kettenkokken den Zugang zur Blutbahn. Sie siedeln sich in einem Organ an und sind dann häufig die einzigen verantwortlichen Ursachen der ernsten Nachkrankheiten. Die Kettenkokken führen den griechischen Namen der Streptokokken, und die Bezeichnung der Streptokokkeninfektion für derartige Erkrankungen ist auch dem Laien heute nichts Fremdes mehr. Vor der Ausbildung der aseptischen Wundbehandlung entstanden also die Wundinfektionskrankheiten und das Kindbettfieber durch Ansteckung mit Fingern, Instrumenten, Gebrauchsgegenständen und dann häufig von gleichartig Erkrankten aus; sie steigerten sich zu *epidemischer Häufung*. Heute sind solche Erkrankungen die Folge vereinzelter unglücklicher Zufälle. Die zweite Gruppe nichtepidemischer Infektionserkrankungen

durch Eindringen von Streptokokken und anderen Erregern
sind *Selbstinfektionen* auf dem Boden vorausgegangener anderer Erkrankungen und darum von vornherein Einzelfälle.

6. Die Epidemien des Kindesalters.

Zu den kindlichen epidemischen Infektionskrankheiten rechnen wir die Masern, den Scharlach, die Windpocken, den
Keuchhusten und den selteneren und weniger bedeutungsvollen Ziegenpeter, vor allem die Diphtherie.

Bei keiner anderen Epidemie treten die meisten für die
Seuchenentstehung wichtigen Erscheinungen so rein und verständlich auf wie bei den *Masern.* Von den Masern wird
heute und in unseren Gegenden nahezu jeder Mensch im
Kindesalter befallen. Das bedeutet, daß für Masern eine allgemeine Empfänglichkeit besteht. Wenn ein Kind, das noch
nicht die Masern überstanden hat, mit dem Ansteckungsstoff
in Berührung kommt, so bleibt es niemals verschont, sondern
erkrankt an den Masern. Eine Entstehung durch andere Ursachen als durch die Berührung mit einem Masernkranken
gibt es nicht. Auch unbelebte Vermittler, Gebrauchsgegenstände, an denen sich der vom erkrankten Menschen ausgeschiedene, ansteckungsfähige Krankheitsstoff übertragungsfähig einige Zeit halten könnte, sind nicht vorhanden. Ebensowenig spielen bei der Verbreitung der Masern Tiere, die
durch den gleichen Ansteckungsstoff etwa in anderer Form
befallen werden und dann Überträger werden könnten, irgendeine Rolle. Der Ansteckungsstoff selbst ist uns trotz zahlreicher auf seine Entdeckung gerichteter Bemühungen und
trotz wiederholt mitgeteilter vermeintlicher Funde noch unbekannt. Wir bezweifeln nicht, daß er zu den Kleinlebewesen
gehört, wahrscheinlich aber zu einer Art, die zu klein ist, um
selbst mit unseren stärksten Hilfsmitteln sichtbar zu werden.
Er muß sehr vergänglich in der Außenwelt sein, denn im
Gegensatz zu anderen Krankheiten werden die Masern durch
gesunde Menschen nicht weiterverbreitet, also auch nicht
durch Erwachsene, die als Ärzte und Pfleger mit Erkrankten

zu tun hatten. Der Ansteckungsstoff haftet nur an den frischen Ausscheidungen Masernkranker, und zwar schon in einem Zeitpunkt, in dem die eigentliche Krankheit noch nicht ausgebrochen ist, sondern erst zu Vorboten geführt hat. Sind die Masern von einem solchen Kranken auf ein gesundes Kind übertragen worden, so vergehen regelmäßig 14 Tage oder höchstens einige Tage länger, in denen das Kind noch ganz gesund erscheint. Dann beginnen die Vorboten mit Unbehagen, leichtem Fieber, Rachenkatarrh und starken Reizerscheinungen der Augenbindehaut. Unter zunehmenden katarrhalischen Erscheinungen und wachsendem Unbehagen während 3 bis 5 Tagen tritt dann unter sehr starkem Fieber mehr oder weniger reichlich der charakteristische Masernausschlag aus. Dann sind die Kinder schwer erkrankt, fiebern hoch und machen auf die Umgebung fast in allen Fällen den Eindruck, daß die Kinder schwer leidend sind. Es wirkt immer wieder wie ein Wunder, daß in allen nicht komplizierten Masernfällen etwa nach 24 bis 36 weiteren Stunden, zuweilen sogar noch früher, der Zustand schwerer Erkrankung plötzlich aufhört. Das Fieber schwindet auf einmal, während der Ausschlag noch nicht völlig den ganzen Körper bedeckt zu haben braucht, das Allgemeinbefinden bessert sich. Nach Überstehen der Krankheit tritt eine für das ganze Leben vorhaltende oder mindestens bis in ein sehr fortgeschrittenes Alter weiterbestehende sehr hohe Unempfänglichkeit, erneut zu erkranken, ein. Man kann ganz sicher sein, daß, wenn in eine Schule Masern eingeschleppt werden, und wenn dann alle noch nicht durchmaserten Kinder zwei Wochen später die ersten Krankheitserscheinungen zu zeigen beginnen, daß dann die schon einmal erkrankt gewesenen Kinder verschont bleiben. Fälle eines zweimaligen Befallenwerdens von den Masern, ja sogar eines noch häufigeren, sind bekanntgeworden, sie gehören aber zu den außerordentlich seltenen Ausnahmen. Ebenso vereinzelt sind aber auch die Fälle, in denen ein Kind trotz der Berührung mit erkrankten anderen verschont bleibt. Es ist selten, daß ein Mensch in der Kindheit masernfrei bleibt; dann hat das der Zufall bewirkt, weil eine Ansteckungsmöglichkeit nicht vor-

handen war. Von solchen Menschen erkrankt der größere
Teil später noch, oft bei der Pflege der eigenen masernkranken Kinder. Die Masern sind also nur deshalb eine
Kinderkrankheit, weil fast jeder schon als Kind in Gefahr
kommt, sich anzustecken, weil er dann unempfänglich wird
und darum als Erwachsener nicht wieder erkranken kann. Die
Erkrankung ist einfach ins Kindesalter verschoben, und zwar
durch die gesellschaftlichen Verhältnisse des Zusammenlebens. Wenn auf sehr einsamen Inseln mit geringem Verkehr lange keine Masern eingeschleppt waren und eine noch
nicht durchmaserte Generation bis in ein höheres Alter gelangt ist, so genügt die Einschleppung durch ein Schiff, um
das nachzuholen. Dann erkranken Erwachsene bis ins Greisenalter mit den Kindern, und zwar unter den gleichen Erscheinungen. Daß die Masern in Epidemien sich häufen und daß
dann einige Jahre der Ruhe auftreten, liegt ebenfalls gar
nicht im Charakter der Krankheit, sondern hat seinen einfachen Grund in dem Zustande des heutigen menschlichen
Verkehrs. Nehmen wir an, in einer Mittelstadt, in der die
Masern seit vier Jahren erloschen waren, werden sie eingeschleppt. Hier lebt eine Kindergeneration von eben Geborenen
bis zu etwa 6 Jahren, die noch masernfrei ist. Ein Schul-
kind hat die Masern während der Ferien in einem anderen
Ort, wo eine Epidemie herrscht, sich zugezogen und steckt
nun seine Mitschüler an. Bei der außerordentlichen Empfänglichkeit erkranken sämtliche nicht Durchmaserten, stecken
aber in der Zeit der Vorboten auch ihre jüngeren Geschwister, Hausgenossen und Spielgefährten an, und zwar sehr
vollständig und sehr schnell. Schon nach 8 bis 10 Wochen
ist die große Mehrzahl erkrankt, und die Genesenen sind geschützt. Eine ganze Generation einer Stadt vom Alter weniger
Monate bis zum 7. Lebensjahre ist in einem Vierteljahr mit
den Masern für ihr Leben fertig. Jetzt mögen in den nächsten Jahren ruhig Masern wieder eingeschleppt werden wie
zündende Funken, aber nunmehr ist kein brennbares Material vorhanden. Es ist daher nur eine Folge, daß die Masern
selbst in Großstädten in Epidemien auftreten. Es kommt
plötzlich, zuweilen in nahem Zusammenhang mit dem Ende

der Ferien, zu einer großen Masernepidemie, sie hält 3 bis
5 Monate an, verschwindet dann, wie sie gekommen ist, und
dann sind 3 bis 4 Jahre Ruhe, denn es muß ja erst eine
neue, nicht durchmaserte Jugend heranwachsen. In kleinen
Städten, in denen die Zahl der Kinder geringer und der Verkehr unter ihnen größer ist, kann bis zum Wiederausbruch
einer Epidemie natürlich ein längerer Zeitraum vergehen; in
Weltstädten, die wie eine Vereinigung mehrerer Großstädte
erscheinen, die oft eine gesellschaftlich sehr verschiedenartige

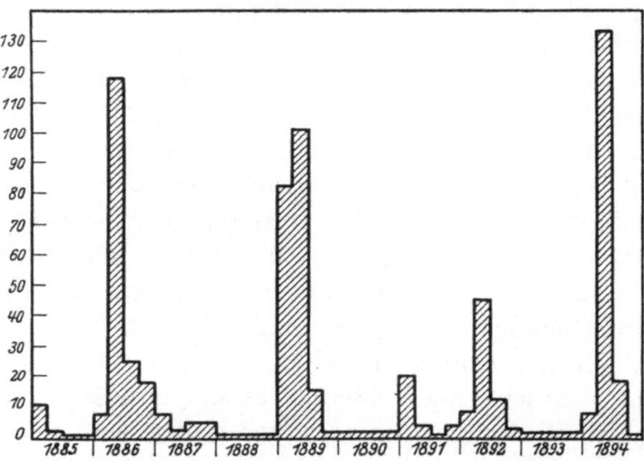

Abb. 5. Sterblichkeit an Masern in Nürnberg (viertelj. absolute Zahlen).

Bevölkerung haben, brauchen die Masern nie vollständig zu
erlöschen. In der Abb. 5 bedeuten die Zahlen auf der wagerechten Linie Kalenderjahre, auf der senkrechten die Zahl
der Todesfälle. Das Bild zeigt das schnelle Ansteigen und
Absinken einer Masernepidemie.

Die Masern sind seit Jahrtausenden anscheinend stets in
derselben Form aufgetreten und haben ihren Charakter in
keiner Erscheinung geändert. Sie sind eine Krankheit, die
an sich das Leben wenig bedroht. Aber es bestehen aus drei
Gründen Ausnahmen von dieser Tatsache, Ausnahmen, die so
wichtig und so häufig sind, daß sie dennoch die Masern zu
einer Geißel der Jugend mit viel zu hohen Verlusten machen.

Der erste Punkt ist der des *Lebensalters*. Merkwürdiger-

54

weise erkranken Säuglinge in den ersten Lebensmonaten trotz
Ansteckungsgefahr nicht an den Masern. Man führt das, wohl
mit Recht, darauf zurück, daß dann noch die im Blutsaft
löslichen Schutzstoffe, die sie aus dem Mutterleibe mitge-
bracht haben, nicht verbraucht sind. Jenseits der ersten
Lebensmonate aber ist die Widerstandskraft gegen die Masern
auch bei gesunden Kindern um so geringer, je jünger sie
sind. Eine mit starker Luftröhrenentzündung verbundene
hochfieberhafte Erkrankung ist natürlich um so verhängnisvoller, je enger die Luftwege, die durch ihre Entzündung zu-
schwellen. Die folgende Tabelle zeigt die außerordentlich
großen Unterschiede nach dem Lebensalter.

Auf 10 000 Lebende derselben Altersklasse starben an Masern:

0—1 Jahr	30
1—5 ,,	22,4
5—15 ,,	0,9
15—50 ,,	0,02

Es wäre ein außerordentlich großer Gewinn an Menschenleben, wenn es gelänge, zu verhindern, daß die Masern die
Kinder schon in den ersten Lebensmonaten befielen, und
man ist sich darüber einig, daß die wirksamste Methode, die
Todesopfer zu vermindern, die der Hinausschiebung des Er-
krankungsalters wäre. Eine Reihe von Vorschlägen sind gemacht, die vor allem dahin zielen, die Ansteckung von der
Schule aus auf die jüngsten Geschwister zu verhüten; in der
Zeit der Wohnungsnot und Schulnot sind sie kaum durchführbar.

Der zweite Einfluß auf den ungünstigeren Verlauf der Masern ist die *wirtschaftliche Lage.* Das ist so aufzufassen,
daß zwar die Empfänglichkeit für die Erkrankung an Masern bei arm und reich genau die gleiche ist. Aber Pflege
und Versorgung rufen wesentliche Unterschiede hervor. Wird
doch in ärmeren Kreisen bei einfachen Masern ein Arzt meist
nicht zugezogen, wird also dadurch die Verhütung eines ern-
steren Verlaufs unterbunden. Außerdem ist die erschwerte
Möglichkeit von Luftzufuhr in engen Wohnungen, in denen
gekocht, gewaschen, gearbeitet wird, bei einer mit Luft-

röhrenerkrankungen verbundenen Krankheit verhängnisvoll. Die Unterschiede ergeben sich aus folgenden Zahlen. In einer Großstadt starben insgesamt von 100 Masernkindern 3,4; in einem vermögenden Stadtteil 0,5, in einem ärmeren dagegen 6,4. Der dritte Grund größerer Sterblichkeit ist das *Bestehen anderer Krankheiten*. Die Wirkung ist eine doppelte. Selbstverständlich sind unterernährte oder mit schwerer englischer Krankheit oder chronischem Luftröhrenkatarrh behaftete Kinder weniger widerstandsfähig; umgekehrt können die entzündlichen Vorgänge in den Luftröhren bei Masern schlummernde Herderkrankungen, namentlich an Tuberkulose, zu schweren, rasch um sich greifenden Erkrankungen auswachsen lassen, und daher führen die Masern recht häufig namentlich durch Lungenentzündungen auf der Unterlage vorangegangener Schwächung der Atmungsorgane so oft zu gefürchteten Nachkrankheiten oder zum Tode. Natürlich kombinieren sich obendrein die drei ungünstigen Umstände. In der ärmeren Bevölkerung folgen sich in kurzen Zwischenräumen viel häufiger die Geburten, das ältere, zuerst erkrankende Masernkind hat viel öfter jüngere und ganz junge Geschwister, und Rachitis wie chronischer Lungenkatarrh sind in diesen gesellschaftlichen Gruppen bei den Kindern viel häufiger. Aus diesen Gründen zeigt sich eine deutliche Abhängigkeit der Masernsterblichkeit in ihrer Höhe erstens von den Jahreszeiten, zweitens von dem Grade der Kultur eines Landes. An sich hängt natürlich der Zeitpunkt des Ausbruchs einer Epidemie von dem Zeitpunkt der Einschleppung ab, und es ist bei der Eigenart der Verbreitung verständlich, daß das sehr häufig gerade mit dem Schulbeginn zusammenfällt. Aber die Ursachen für eine Zunahme der Tödlichkeit bringen es mit sich, daß immer die Wintermonate stärker hervortreten.

Von 1200 Todesfällen an Masern kamen auf die Monate:

Januar	112,9	Juli	14,7
Februar	152,8	August	6,3
März	227,0	September	3,8
April	228,0	Oktober	12,3
Mai	187,5	November	52,8
Juni	67,6	Dezember	133,0

Der Einfluß der geographischen Lage auf die Höhe der
Masernsterblichkeit ergibt sich aus den nachstehenden Zahlen
für die Anzahl der Todesfälle an Kinderkrankheiten auf
10 000 Kinder unter 15 Jahren:

	Masern	Scharlach	Diphtherie	Keuchhusten
England	11,0	4,0	8,1	10,1
Schottland	11,1	3,9	4,6	14,8
Deutschland	6,8	6,0	11,6	8,8
Schweiz	3,3	1,1	7,9	9,9
Westösterreich . . .	7,6	6,0	12,4	6,0
Italien	6,7	2,3	5,5	6,2
Galizien	15,9	30,9	28,1	31,1
Rußland	30,6	36,7	17,8	23,3
Serbien	—	17,3	37,0	50,8

Auch im selben Reich zeigen sich solche Verschiedenheiten.
So hatte in den Jahren um 1900 Ostpreußen eine Masernsterblichkeit von 4,5 auf 10 000 Lebende, Posen und Brom-
berg von 5,5, Holstein und Hannover 1,6, die Rheinprovinz
von 2,5. Im ganzen ist zwar die Masernsterblichkeit im Laufe
der letzten Jahrzehnte in einem recht starken Rückgang, aber
immerhin noch eine bedauerlich hohe. Betrug doch in
Deutschland die absolute Zahl der Todesfälle im Jahre 1913
noch über 11 000, und nach einem Bericht des Völkerbundes
starben von 1900 bis 1910 in Europa ohne Balkan und Rußland über 700 000 Kinder an Masern. Dazu kommt aber die
Zahl der durch Nachkrankheiten für Schulausbildung und
Beruf schwer und dauernd geschädigten Menschen. Ein großer Teil der Erblindungen oder der die Ausbildung erschwe-
renden Hornhauttrübungen, der Erkrankungen durch Mittel-
ohreiterungen mit späterer Schwerhörigkeit kommt auf Rechnung überstandener Masern. Die Hygieniker kämpfen sehr
mit Recht seit Jahren gegen die verbreitete Volksmeinung
an, daß man sie als eine harmlose Volkskrankheit gelten
lassen dürfe.

Ein in sehr vielen Beziehungen abweichendes Bild gibt der
Scharlach. Scharlach ist eine epidemische Kinderkrankheit,
die sich vom Erkrankten auf den Gesunden überträgt. Vom
Zeitpunkt der Ansteckung bis zum Ausbruch der Krank-

heitserscheinungen vergehen 3 bis 5 Tage völlig gesunden Befindens, dann bricht die Krankheit plötzlich und ohne alle Vorboten mit stürmischen Erscheinungen aus, das Fieber steigt steil an, es stellt sich ein von dem Masernausschlag vollständig verschiedener Ausschlag ein, der im Gesicht gewöhnlich die Mundpartien frei läßt und der den Charakter einer aus kleinen Punkten und Flecken zusammengesetzten Röte hat. Mit dem Ausschlag gleichzeitig tritt eine Entzündung beider Mandeln ein, die sich auf eine entzündliche Röte beschränken kann oder mit eitrigen Pusteln verbunden ist und schließlich auch in brandigen Zerfall ausgehen kann. In den Fällen gewöhnlichen Verlaufs hält das Fieber 3 bis 5 Tage auf großer Höhe mit Tagesschwankungen an, fällt dann langsam ab, gelegentlich auch erst am Ende der ersten Woche, dann beginnt eine langsame Erholung, aber um die Mitte der zweiten Woche beginnt eine Schuppung der durch den Ausschlag entzündeten obersten Hautschichten. Die Schwere der Erkrankung schwankt im Einzelfall und bei ganzen Epidemien außerordentlich stark. Neben Erkrankungen, die so leicht auftreten können, daß das Kranksein überhaupt, der Ausschlag und die Mandelentzündung der Entdeckung auch des Arztes entgehen können, finden sich die mittelschweren Fälle, deren Bild soeben gekennzeichnet wurde, und dazwischen gelegentlich so schwere, daß unter allerschwersten Erscheinungen in wenigen Stunden bis Tagen der Tod eintritt. Eine sehr große Rolle spielen auch die Nachkrankheiten bei Scharlach. Abgesehen von den zuweilen sehr ernsten Mandelentzündungen kommt es öfter zu eitrigem Zerfall der Halslymphdrüsen oder zu anderen von dort aus sich ausbreitenden, in die Tiefe gehenden Eiterungen. Es können innere Organe, wie die Gelenke und die Überzüge der Herzklappen, entzündlich ergriffen werden, in etwa 10 bis 20 % aller Fälle finden sich eitrige Entzündungen des Mittelohrs, vor allem sehr häufig und sehr bekannt ist die etwa von Ende der zweiten bis Mitte der dritten Woche sich einstellende Nierenentzündung, die gewöhnlich in 10 % aller mittelschweren bis schweren Fälle auftritt. Die Gesamtheit dieser Erscheinungen erklärt, daß die Scharlacherkrankung

58

als eine tückische, unberechenbare Infektion seit jeher gefürchtet wird. Alle diese Vorgänge beweisen, daß der Ansteckungsstoff des Scharlachs in weit höherem Maße als der der Masern die Neigung hat, sich den Zugang zu den inneren Organen zu eröffnen.

Diese Vorgänge führen zu der Frage nach der *Natur* des Krankheitserregers. Es sind außerordentlich umfassende Untersuchungen angestellt worden, man hat oft genug behauptet, nun endlich den für die Entstehung und Verbreitung der Krankheit verantwortlichen Erreger entdeckt zu haben; aber immer wieder haben sich solche Funde als trügerisch herausgestellt.

Wohl aber ist eine weitere Tatsache, die nur aus den Beobachtungen am Krankenbett gewonnen ist, absolut zuverlässig und von grundlegender Bedeutung. Bei den Masern genügt die Berührung mit einem Erkrankten, um in jedem Falle eines noch nicht durchmaserten Kindes die gleiche Erkrankung nach einem ganz genau feststehenden Zeitpunkt herbeizuführen, und diese Erkrankung vollzieht sich in jedem Falle eines vorher gesunden Kindes annähernd unter den gleichen Erscheinungen. Bei Scharlach dagegen braucht auf die Gelegenheit zur Ansteckung nicht immer die Erkrankung zu folgen. Es gibt zahlreiche Erwachsene, die niemals Scharlach gehabt haben, trotzdem sie als Kinder, oft genug bei ihren eigenen Geschwistern. Gelegenheit hatten, sich anzustecken. Man kennt auch genau das Zahlenverhältnis. Von 100 Kindern, die in Gefahr standen, sich an Scharlachkranken anzustecken, erkranken durchschnittlich nur etwa 40. Man kann auch keineswegs behaupten, daß irgendwelche Nebenumstände, etwa schwächende andersartige Erkrankungen, das Haften der Ansteckung begünstigten, wie das in anderem Zusammenhang so oft vorkommt. In keinem Falle aber ist Scharlach eine Krankheit, die durch wirtschaftliche Not, Entbehrungen usw. in ihrer Häufigkeit beeinflußt wird. Es müssen vielmehr für die Ungleichheiten in der Heftigkeit des Auftretens erworbene oder erblich überkommene Unterschiede der körperlichen Anlage verantwortlich gemacht werden. Daraus ergibt sich ein weiterer grundsätzlicher Unterschied von den Masern.

Bei den Masern erfolgt die Verbreitung auf Gesunde nur durch den Erkrankten, denn nur solche sind Träger des Ansteckungsstoffs. Hier vollzieht sich Übertragung der Krankheitserreger und Erkrankung genau so wie im Tierversuch. Der Scharlach dagegen kann auch durch Gesunde oder durch Leichtkranke, deren Kranksein übersehen worden ist, weiterverbreitet werden, denn sie beherbergen den voll übertragungsfähigen Ansteckungsstoff, nur daß er bei ihnen keine deutliche Erkrankung herbeigeführt hat. Aber nur Angesteckte beherbergen ihn, und auch das nur für einen kurzen Zeitabschnitt, in dem er lebensfähig ist, d. h. gewöhnlich nur einige Wochen. Abgesehen vom Wundscharlach entsteht also kein Scharlachfall ohne Zusammenhang mit anderen gleichartigen Erkrankungsfällen. Es sind zwischen solchen und den Neuerkrankungen aber als Zwischenglieder die nicht oder die leicht Erkrankten eingeschoben; die Kette der Übertragungen wird durch diese Zwischenglieder eine längere. Daraus kann man erwarten, daß eine Scharlachepidemie sich langsamer ausbreitet, länger anhält und später erlischt als eine Masernepidemie, deren Dauer 3 bis 4 Monate beträgt. Und tatsächlich wird dieser Schluß durch die Beobachtungen immer wieder bestätigt. Die Kurve für Alt-Berlin beweist, daß auch der Scharlach in epidemischen Wellenhöhen und Wellentälern auftritt, daß diese aber viel unregelmäßiger und länger hingezogen sind als die Wellen der Masernepidemien (Abb. 6). Auch hier sind auf der wagerechten Linie die Kalenderjahre, nach Vierteljahren untergeteilt, eingetragen, auf der senkrechten Linie die Sterbezahlen. Der Unterschied im Verlauf gegenüber der Massenkurve fällt sofort in die Augen. Der Scharlach ist auch nicht in dem gleichen Sinne wie die Masern eine Kinderkrankheit, weil dort bei der allgemeinen Empfänglichkeit jeder Mensch schon als Kind befallen wird. Bei Masern erkrankt jeder Erwachsene, der in der Kindheit zufällig der Ansteckung entging, bei der ersten Gelegenheit im späteren Alter. Scharlacherkrankungen Erwachsener sind auch bei der Gelegenheit einer Ansteckung selten, und sie kommen meist bei der sogenannten „massigen Infektion" vor, d. h. bei intensiver Berührung mit sehr großen Mengen des Ansteckungsstoffes. Es handelt sich dann meist um Erkrankungen von Müttern und Krankenpflegerinnen, und auch dann nicht in der vollen Form des Krankheitsbildes, sondern es bleibt oft bei einer Mandelentzündung vom Charakter derjenigen des Scharlachs.

Wenn wir für die ungleiche Empfänglichkeit mehr konstitutionelle erworbene oder erblich überkommene Anlagen als

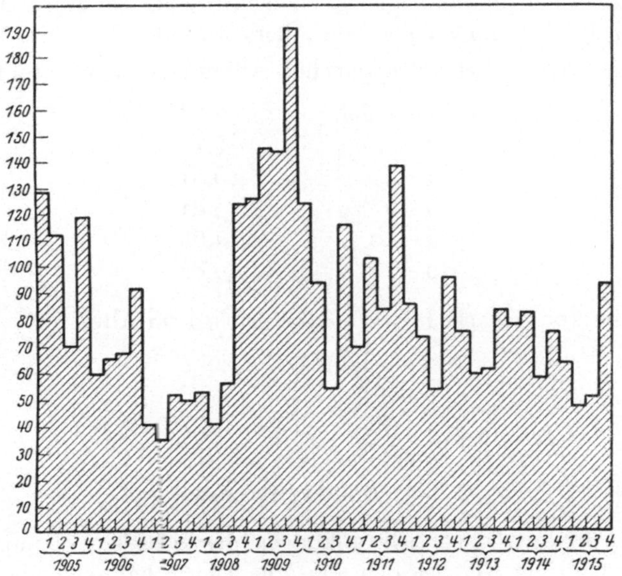

Abb. 3. Scharlachtodesfälle in Alt-Berlin.

Einflüsse der wirtschaftlichen Lage oder vorangegangene andere Erkrankungen verantwortlich machen müssen, so gilt dies weniger für den *Verlauf*. Es ist selbstverständlich, daß mangelnde Pflege, die Not ungünstiger Wohnungsverhältnisse schädlich sein werden, das kommt aber hier mehr bei den Nachkrankheiten zum Ausdruck als bei der kurzen Haupterkrankung. Wohl aber tritt der Einfluß des *Alters* stark hervor. Zunächst zeigt sich, daß das Lebensalter der größten Empfänglichkeit dasjenige des Kleinkindalters ist, während

61

das Säuglingsalter zwar nicht so ausgesprochen wie bei den
Masern, doch auch viel mehr verschont bleibt als die unmittelbar nächsten Lebensjahre. Dann aber sind bei dieser oft so
schweren Krankheit die weniger widerstandsfähigen jüngeren
Lebensalter stärker in ihrem Leben gefährdet, als das gegenüber den meisten Erkrankungen der Fall ist. Dieses Verhältnis ergibt sich klar aus den folgenden Tabellen, welche die
Scharlachsterblichkeit nach Altersklassen, das eine Mal auf
die Zahl der gleichaltrigen Lebenden, das andere Mal auf die
Zahl der Erkrankten gleichen Alters bezieht.

Von 10000 Lebenden gleichen Alters starben in Preußen:

$$
\begin{array}{rll}
0\text{—}1 \text{ Jahr} & \ldots & 2{,}93 \\
1\text{—}2 \ ,, & \ldots & 5{,}15 \\
2\text{—}3 \ ,, & \ldots & 5{,}81 \\
3\text{—}5 \ ,, & \ldots & 4{,}81 \\
5\text{—}10 \ ,, & \ldots & 2{,}65 \\
10\text{—}15 \ ,, & \ldots & 0{,}88 \\
\end{array}
$$

Von 100 Scharlach-Erkrankten starben im Alter von:

$$
\begin{array}{rll}
0\text{—}1 \text{ Jahr} & \ldots & 22{,}4 \\
1\text{—}2 \ ,, & \ldots & 15{,}3 \\
2\text{—}3 \ ,, & \ldots & 13{,}3 \\
4\text{—}8 \ ,, & \ldots & 9{,}0 \\
\end{array}
$$

über 8 Jahre vereinzelt.

Die jahreszeitlichen Schwankungen des Scharlachs sind viel
unerheblicher als bei den Masern. Die Scharlachepidemien
zeigen weiter zwei Besonderheiten, für die eine Erklärung
nicht gegeben werden kann. Die Schwere der Epidemie
schwankt außerordentlich, und zwar fällt dies nicht durchaus mit ihrer Ausdehnung zusammen. Es treten Epidemien
auf, die sich durch besondere Heftigkeit, Häufung lebens-
gefährlicher Fälle und zahlreicher Komplikationen auszeich-
nen, ohne übermäßig ausgedehnt zu sein, und oft brechen
sehr verbreitete Epidemien von ausgesprochen leichtem Charakter aus. Ausdehnung und Gefährlichkeit decken sich also
nicht, schließen sich aber keineswegs aus. Seit der Mitte
des vorigen Jahrhunderts nun zeigt der Scharlach eine ganz

auffallende *Milderung* seines Charakters. Der Scharlach, früher eine höchst gefährliche Seuche, ist in der Gegenwart leichter geworden, aber die Unterschiede sind in einzelnen Ländern auch heute noch außerordentlich beträchtlich, wie die Tabelle S. 57 beweist. Diese Änderung ist nicht durch besondere, gerade auf die Scharlachgefahr gerichtete hygienische Maßnahmen, wie bei Typhus, oder durch Einführung neuer Heilmethoden, wie bei Diphtherie, oder neuer Vorbeugungsmaßnahmen, wie bei der Pockenimpfung, herbeigeführt, sondern ist ohne bekannte besondere Ursachen eingetreten. Und die Abnahme ist nicht geringer als das Absinken bei einigen der obigen Epidemieformen, bei denen wir dieses Absinken auf besondere Maßnahmen zurückführen. Wir kennen aus der Geschichte ein solches langes Zurücktreten einer bestimmten Seuchenform ohne Mitwirken besonders erkenntlicher Ursachen und ihr heftiges Wiederaufflammen nach längeren, die Lebenszeit einer oder zwei Menschengenerationen überdauernden Zeitabschnitten. Es ist daher verständlich, daß von Seuchenforschern gegenüber der tückischen Scharlachseuche immer wieder vor einer trügerischen Sicherheit gewarnt wird. Es kann sehr unverhofft auch einmal anders kommen.

Eine andere Erscheinung berechtigt uns dagegen zu einem gewissen, wenn auch aus gebotener Vorsicht eingeschränkten Optimismus. In der Gegenwart tritt der Scharlach in Ausbreitung und Gefährlichkeit in den verschiedenen Ländern ganz außerordentlich ungleich auf. Und es besteht hier im großen ganzen ein sehr deutlicher Parallelismus mit der Höhe der hygienischen Kultur. Derselbe Parallelismus besteht in annähernd gleicher Höhe auch für andere infektiöse Krankheiten, wie z. B. für die Lungenentzündungen des kindlichen und des Greisenalters. Deshalb haben namhafte Hygieniker die Gefährlichkeit und Verbreitung der Scharlachepidemien mit dem Grade dieser Kultur in Verbindung gebracht.

Von anderen epidemisch auftretenden infektiösen Kinderkrankheiten können drei weitere kurz abgefertigt werden. Die *Röteln* ähneln in ihren meisten Erscheinungen sehr den

Masern, in der Art ihres Ausschlags zuweilen dem Scharlach; sie sind keine Mischkrankheit, sondern eine selbständige Infektionskrankheit, denn aus der Übertragung entstehen stets nur wieder Röteln, nie Masern oder Scharlach. Aber die Epidemien sind, trotzdem bei ihnen die persönliche Empfänglichkeit groß ist, so selten und harmlos, daß ihnen keine größere Bedeutung zukommt. Die *Windpocken* sind eine den echten Pocken in der Erscheinung recht ähnliche infektiöse Erkrankung von sehr hoher Ansteckungskraft und großer allgemeiner Empfänglichkeit der Kinder, nicht der Erwachsenen. Zudem hinterlassen auch sie eine durch Überstehen der Krankheit erworbene Immunität gegen Wiedererkrankung. Sie brechen nach einem sehr langen Zeitraum zwischen Ansteckung und Erkrankung von mindestens 14 Tagen plötzlich aus, und zwar treten unter sehr leichtem Fieber und sehr harmlosen Allgemeinerscheinungen kleine pockenähnliche Gebilde auf Rumpf und Gliedern, stets auch im Rachen und auf dem behaarten Kopf auf, die rasch eitern, abtrocknen und kleine Narben hinterlassen. Zuweilen ist der Pustelausschlag so ausgedehnt, daß Verwechslungen mit milden Pocken dann nichts Ungewöhnliches sind. Auch der *Ziegenpeter* oder *Mumps*, eine rein örtliche infektiöse Entzündung der großen Kieferspeicheldrüse, die sehr viel Schmerzen macht, aber fast stets als gutartige Krankheit in kurzer Zeit verschwindet und nur vereinzelt auch einmal ernster werden kann, tritt in Epidemien gehäuft auf. Der Ziegenpeter stört allenfalls den Schulbetrieb, besondere Bedeutung für die Seuchenlehre besitzt er nicht.

Dagegen verdient der *Keuchhusten* eine nachdrückliche Erwähnung, weniger, weil er besondere neue Gesichtspunkte für das Verständnis der Seuchenfrage ergibt, als wegen der nicht genügend beachteten Lebensgefährlichkeit. Die Erscheinungen des Einzelfalles sind ja bekannt genug. Es besteht eine allgemeine Empfänglichkeit der Jugend, zu erkranken, wenn sie in Berührung mit gleichartig erkrankten Kindern kommt. Eine Entstehung ohne solche Ansteckung gibt es nicht, sie wird dadurch vorgetäuscht, daß eine Reihe ähnlicher Krankheitsbilder zu Verwechslungen führen können.

Auch Erwachsene können durch Ansteckung an krampfhaftem Husten erkranken. Bekanntlich sind die ersten Erscheinungen die eines einfachen katarrhalischen Hustens ohne charakteristische Erscheinungen, der dadurch so bedenklich wird, daß er noch nicht als ansteckend erkannt wird, aber schon das Leiden weiter überträgt. Dann beginnt das Krampfstadium, das so charakteristisch ist, daß niemand, der es gesehen, es je wieder vergißt. Nach Wochen werden die Anfälle allmählich leichter, der Schleim lockerer, der Charakter eines einfachen in Lösung begriffenen Katarrhs beginnt wieder, und allmählich schwindet die Krankheit, die oft, falls neue Katarrhe einsetzen, rückfällig wird. Nachkrankheiten, von denen die wichtigsten Lungenkatarrhe und Lungenentzündungen sind, sowie das Umsichgreifen ruhender tuberkulöser kleiner Herderkrankungen erhöhen die Gefährlichkeit der Krankheit, die im Anfall nur selten einmal durch Hirnblutungen oder Krämpfe lebensgefährlich wird. Im Winter ist der Verlauf durch die ungünstigen Einflüsse des Wohnklimas schwerer. Das Leiden ist durch medikamentöse und andere Behandlungsverfahren einer Linderung, Abkürzung und sogar einer Heilung zugänglich. Auch der Keuchhusten verleiht im allgemeinen, obgleich auch hier Fälle von wiederholten Erkrankungen vereinzelt beschrieben worden sind, eine lang anhaltende und starke Immunität gegen die Wiedererkrankung, daher führt bei der großen allgemeinen Empfänglichkeit die Krankheit zu sehr hohen kurzen Epidemiewellensteigerungen, denen dann genau wie bei den Masern ein längerer Rückgang folgt. Auch hier tragen die Schulen und Spielplätze viel zur Verbreitung und zur Ansteckung der jüngsten Jahrgänge bei. Auch für den Keuchhusten gilt, wie Tabelle S. 57 beweist, die Erklärung, daß die kulturell tiefer stehenden Länder viel stärker leiden. Hier ist die Erklärung leichter; der Grund ist der, daß der Tod durch Keuchhusten ein Tod durch Erkrankung der Atmungsorgane ist, der in seiner Abhängigkeit von hygienischen Mißständen, wie der Wohnweise, ohne weiteres verständlich wird.

Die Tödlichkeit der Erkrankungen ist namentlich in den ersten Lebensjahren erschreckend hoch, mehr als 30 % bei

Säuglingen und nur wenig geringer im zweiten Lebensjahr.
Da die Krankheit zudem sehr verbreitet ist, so fordert sie
Opfer, die nicht geringer sind als die der Masern. Die folgende Tabelle erleichtert den Vergleich mit den anderen
opferreichen Kinderkrankheiten, einschließlich der noch zu
besprechenden Diphtherie.

Es starben in Preußen auf 10 000 Kinder gleichen Lebensalters von 1900 bis 1902:

	In den Jahren					
	0—1	1—2	2—3	3—5	5—10	10—15
Diphtherie . . .	8,0	53,7	11,2	157,0	140,1	54,1
Scharlach	3,5	26,6	77,0	123,1	133,0	52,4
Masern	11,7	69,4	66,2	47,1	27,4	6,3
Keuchhusten . .	32,5	61,2	46,0	28,6	10,6	2,0

Die Tabelle ergibt, daß die Gefährlichkeit bei Keuchhusten
noch viel stärker als bei Masern für die jüngsten Altersklassen zutrifft. Obgleich der Keuchhusten ansteckend ist,
kennen wir nicht mit Sicherheit die Eigenschaften des Kleinlebewesens, das ihn hervorruft.

Eine der allerwichtigsten Kinderseuchen ist die *Diphtherie*.
Es handelt sich hier um eine ansteckende Krankheit, die in
zeitweisen Epidemien ausbricht und von der es mit Sicherheit feststeht, daß sie in wesentlich derselben Erscheinungsform schon im Altertum auftrat. Sie herrschte aber nie
dauernd und in gleicher Stärke. Vielmehr brachen nach großen Pausen bis zum fast völligen Verschwinden immer wieder
verheerende Seuchenzüge der Diphtherie aus. Hierbei war
deutlich eine Weiterverbreitung von Land zu Land, von
Landstrich zu Landstrich nachweisbar. Und weiter ist es von
jeher aufgefallen, daß sie dann an einem Orte höchst gefährlich hausen und viele Kinder hinraffen konnte, während sie gleichzeitig an einem anderen nahen Orte sehr milde
verlief.

Die Diphtherie beginnt mit örtlichen Erscheinungen im
Halse, sie ist im Gegensatz zu Scharlach und Masern zunächst eine rein örtliche Erkrankung, genau so wie die so
häufige eitrige Mandelentzündung. Im Gegensatz zu dieser

Mandelentzündung, mit der sie im Anfang leicht verwechselt werden kann und oft verwechselt wird, bildet sie nach ihrem Beginn mit einer einfachen Rötung der Schleimhaut der Mandeln später feste, hautartige Überzüge von flächenhafter Ausdehnung. Im Gegensatz zur einfachen Mandelentzündung, bei der zahlreiche, auf die Mandeln beschränkte kleine Eiterpustelchen auftreten, können diese Häute bei der Diphtherie bald auf die Mandeln beschränkt bleiben, bald sich auf die Schlundorgane ausdehnen, auf das Zäpfchen übergreifen, bald den harten Gaumen überziehen, bald nach hinten und unten übergreifen und von hinten her die Nase mit Diphtheriehäuten austapezieren. Vor allem aber kann der bei Kindern so enge Kehlkopf ergriffen, sein Kaliber durch Membranen verstopft werden, und es werden dadurch Erstickungserscheinungen hervorgerufen. Die echte Rachendiphtherie und ihre gefürchtete Ansiedlung im Kehlkopf, die sogenannte häutige Bräune oder der Krupp, sind mit Recht viel gefürchteter als die örtlichen Erkrankungen auf anderen Stellen. Meist heilen diejenigen Fälle, bei denen nur eine oberflächliche, auf die Mandeln sich beschränkende Ausdehnung der Häute eingetreten war, nach 3 bis 5 Tagen durch Abstoßung der Beläge ohne erhebliche Störungen des Allgemeinbefindens ab; bei den schweren Formen kann die Ausdehnung der Beläge durch blutvergiftungsartige Nachwirkungen das Leben bedrohen; solche Fälle können, wenn sie in Genesung enden, sich bis in die zweite Woche ausdehnen. Schwerste Fälle bewirken fäulnisartigen Zerfall der Beläge, und die Erkrankungen mit Ausdehnung der Häutebildung auf die Luftröhren führen sehr häufig zur Erstickung, und das um so öfter, je jünger die Kinder. Ist somit die Diphtherie schon als rein örtliche Infektionskrankheit in ihrer schweren Form höchst lebensgefährlich, so wird sie dem Körper auch dadurch verhängnisvoll, daß sich in den Häuten ein *Gift* bildet, das von dort in den Körper aufgenommen wird.

Der Erreger der Diphtherie, ein feines Stäbchen, findet sich immer in den Krankheitsprodukten der echten Diphtherie (Abb. 7). Es wurde aber schon sehr früh nachgewiesen und immer wieder bestätigt, daß der Diphtheriebazillus auch in seiner vollgiftigen Form sich zwar regelmäßig bei allen Diphtherieerkrankten fand, aber auch sehr häufig während herrschender Epidemien bei Kindern und Erwachsenen auf der Rachenschleimhaut oder der Haut sich findet, ohne daß diese Träger irgendwie erkranken; ja, Menschen mit Diphtheriebazillen werden auch gefunden, wenn sonstige Diphtherieerkrankungen gar nicht vorkommen. Besonders groß ist die Zahl solcher Keimträger in der nicht erkrankenden Umgebung von Diphtheriekranken und unter denjenigen Menschen, welche die Diphtherie mit Genesung überstanden haben. Das letztere bedeutet, daß die Krankheit schon heilen kann, ehe der Körper sich seiner Keime entledigt hat, er hat die von ihnen gebildeten Häute abgestoßen, noch nicht aber die Erzeuger. Immerhin ist die Dauer dieses Fortwachsens

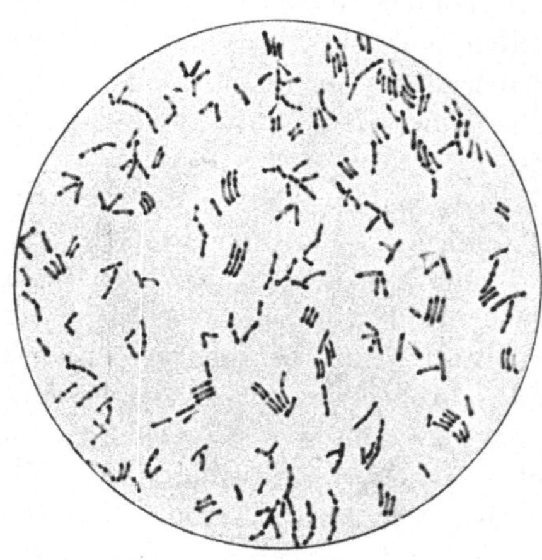

Abb. 7. Diphtheriebazillen.

keine allzu lange; 95 % Genesene verlieren innerhalb von 4 bis 5 Wochen ihre Bazillen, Bazillenträger nach längerem Zeitraum als 8 Wochen sind äußerst selten. Die Zahl der gesunden Keimträger in einer epidemiefreien Bevölkerung beträgt zwischen 1 und 2 %, in Epidemiezeiten bis 7 %, in der unmittelbaren Umgebung Erkrankter sogar 20 bis 40 %. Das Gift kann einmal durch seine Einwirkung auf den Herzmuskel eine plötzliche oder allmähliche Lähmung hervorrufen, bei unglücklichen Fällen zuweilen schon in den ersten Tagen. Dann hat das Diphtheriegift eine besondere Anziehung zum zentralen Nervensystem, zu Gehirn und Rückenmark, von dem es aus dem Blut aufgespeichert wird. Infolgedessen treten, und zwar wegen der sehr langsamen Steigerung

der aufgespeicherten Giftmengen meist erst in der 4. Woche
nach Beginn der Krankheit, in etwa 10 % aller Diphtherieerkrankungen charakteristische Lähmungen auf, am häufigsten in den Gaumenbögen, dann dazu noch an den Augen-
muskeln, schließlich in besonders schweren Fällen in den
großen Muskeln der Extremitäten. Dann sind die Befallenen
fast bewegungslos und hilflos. Trotzdem endet das Läh-
mungsstadium nach längerer Zeit fast stets allmählich in Genesung, nur die Lähmung des Zwerchfells, dieses unentbehr-
lichen Atemmuskels, pflegt zum Tode zu führen.

Diese Schilderung zeigt, daß und warum gerade die Diphtherie eine so sehr gefürchtete Krankheit ist. Nun knüpfen
sich gerade an das Diphtheriegift merkwürdige Entdeckungen, die von Behring ausgingen und die hier schon geschildert wurden. Das Diphtheriegift erzeugt beim Menschen
oder bei geeigneten Tieren, von denen das Pferd sich am
besten bewährt hat, in die Blutbahn eingespritzt, ein Gegengift, dessen Stärke ansteigt, wenn das Gift allmählich in
immer höheren Dosen eingespritzt wird. Das Gegengift befindet sich in dem Blutserum des Tieres und kann mit diesem
aus dem Tierkörper durch Aderlaß gewonnen und unverändert aufbewahrt werden. Spritzt man das Serum eines
Tieres ein, das eine bestimmte Menge Gegengift enthält, so
wird die gleiche Menge von Krankheitsgift auch bei einem
Erkrankten unschädlich gemacht, solange es noch in der
Blutbahn kreist. Ist es dagegen schon an die Organe, besonders Herz und Nervensystem, fester gebunden, so bedarf es
erheblich größerer Mengen Gegengiftes. Solange das Gegengift im Körper umläuft, gewährt es einen Schutz gegen die
entsprechenden Mengen von Diphtheriegift. Aber das künstlich einverleibte, nicht selber im Körper gebildete Gegengift
wird nach etwa 3 Wochen allmählich ausgeschieden. Wie
beim Pferd bewirkt auch beim gesunden Menschen die Einspritzung von Diphtheriegift, ja selbst nur die Einverleibung
in die Haut, ebenfalls die Bildung von Gegengift, und zwar
diesmal von eigens entstehendem, also einen nachhaltigen
Giftschutz. Man kann sich daher nach einem späteren Vorschlag von Behring, der in Nordamerika in größtem Um-

fang in den letzten Jahren durchgeführt wurde, damit helfen, daß man schon vor der Einspritzung beim Menschen
kleine Mengen Diphtheriegiftes mit den entsprechenden Mengen Gegengiftes zusammenmischt. Dann treten keine Krankheitserscheinungen mehr auf, trotzdem aber wird die Bildung von Gegengift in einem so behandelten Körper angeregt.
Man benutzt jetzt dieses Verfahren, das sich als unschädlich
erwiesen hat, auch bei uns nach dem Vorbild von Amerika zu
Vorbeugungsbehandlungen.

Die Diphtherie als Seuche wurde schon im Altertum in
ihren schweren Erscheinungen genau so geschildert, wie wir
sie heute kennen. Dann aber kam durch die Jahrhunderte
diejenige Merkwürdigkeit, die wir an ihr noch jetzt feststellen. Sie entwickelt sich, nachweislich in sehr kleinen Anfängen beginnend, innerhalb eines längeren Zeitabschnitts
unter allmählicher Zunahme zu einer außerordentlich mörderischen und verbreiteten Geißel des Kindesalters, welche,
sobald ein solcher Höhepunkt erreicht war, geradezu den
Seuchencharakter des jugendlichen Lebensalters eines solchen
Zeitabschnitts beherrscht. Mit der Ausdehnung wuchs stets
auch die Schwere der Erkrankungen. Dann aber, wieder ganz
allmählich und in längeren Zeiträumen, nahm die Krankheit ab und wurde damit zugleich auch harmloser. Ja, sie
konnte so sehr zurücktreten, daß immer wieder, sogar aus
nicht lange zurückliegender Zeit, berichtet wurde, daß man
sogar die Nachrichten von dem Wiederauftreten schwerer
Formen in benachbarten Ländern nicht recht glauben wollte.
Als vor etwa jetzt 70 Jahren die Diphtherie in Deutschland
sich wieder zeigte, wurden die ersten Fälle in wissenschaftlichen Vereinen als eine Merkwürdigkeit erörtert. Ja, augenblicklich, als im Winter 1927 die Krankheit wieder etwas
häufiger und bösartiger auftrat, gestanden jüngere Ärzte, daß
ihnen von derartigen schweren Fällen noch keine Erfahrungen zu Gebote standen. Die nebenstehende Kurve zeigt den
Verlauf der Sterblichkeit in Hamburg an Diphtherie durch
90 Jahre, den Beginn aus kleinen Anfängen und den heutigen
Tiefstand (Abb. 8). Wie die Epidemie in langsamem Aufund Abschwellen Jahrzehnte brauchte, so umfaßte ihr gänz

liches oder fast gänzliches Zurücktreten einen Zeitraum von mehr als einem halben Jahrhundert, in dem die Epidemie eine sehr untergeordnete Rolle spielte. Der An- und Abstieg einer bestehenden Epidemie vollzieht sich, wenigstens bei derjenigen der zweiten Hälfte des 19. Jahrhunderts, durchaus nicht ganz gleichmäßig; neben der großen säkularen Seuchenerhebung zeigten sich sekundäre und tertiäre Schwankungen. Die letzteren sind charakteristisch für die Abhängigkeit der Krankheit von den Jahreszeiten, die in den Wintermonaten häufiger auftritt. Die sekundären Wellen sind Schwankungen und Ungleichheiten in der Erkrankungszahl von kürzerer Dauer. Auch der viel beachtete Anstieg der Jahre 1927/28,

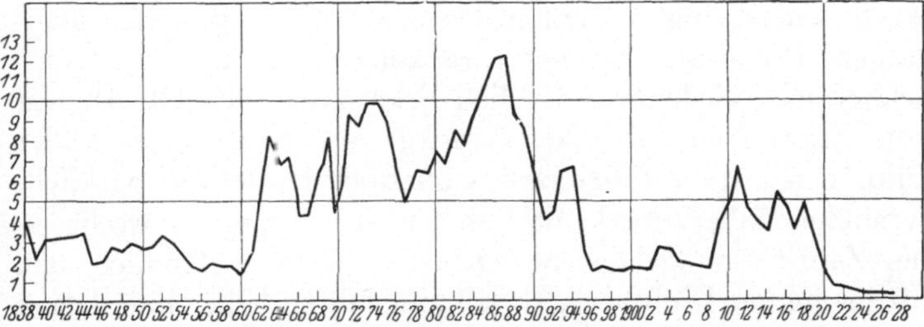

Abb. 8. Todesfälle an Diphtherie in Hamburg 1838—1927
auf 10 000 Lebende.

der nicht nur in Deutschland und Osteuropa, sondern auch in Nordamerika bemerkbar war, ist vorläufig nur als eine solche zeitweise Erhebung nach einem ungewöhnlichen Tiefstand zu deuten. Freilich darf auch die mit dem Anwachsen der Erkrankungen verbundene Zunahme schwerer Fälle den vorsichtigen Gedanken nicht ausschließen, daß es sich um Vorboten einer neuen größeren Epidemie handeln könnte.

Eine weitere bemerkenswerte Eigentümlichkeit der Diphtherie ist die gerade heute so viel erörterte Tatsache der verhältnismäßig geringen Neigung, trotz erfolgter Ansteckung zu erkranken. Wir haben für Masern und einige andere Krankheiten festgestellt, daß jedesmal, wenn ein noch nicht durchseuchtes Kind mit dem Ansteckungsstoff eines Erkrankten auch nur in lockere Berührung kommt, es nach einer genau bemessenen Zeit an ausgebildeten Masern auch erkrankt. Für Scharlach konnte gezeigt werden, daß von 100 der Berührung mit Erkrankten ausgesetzten Personen im Kindesalter etwa 40 ergriffen werden. Bei der Diphtherie ist der Anteil noch geringer, er beträgt vielleicht 15 %. Daher treten die Diphtherieerkrankungen auch viel häufiger nur als Einzelerkrankungen in derselben Familie oder demselben Hause auf. Weiter aber ist es infolgedessen auch bei Diphtherie gar nicht so selten, daß es für die Entstehung der Krankheit nicht der Berührung mit einem tatsächlich Erkrankten bedarf. Wie die Untersuchungen an Schulklassen zeigen, kann eine solche Neuerkrankung auch durch Vollgenesene erfolgen; aber auch Bazillenträger, die selbst niemals erkrankt waren, können die Ansteckungskeime sowohl mit wie ohne Erfolg weiter übertragen. Die Kette der Neuerkrankungen hat also nicht ausschließlich Glieder von wirklich Erkrankten oder Glieder, die vom Erkrankten durch Nichtkrankgewordene zu neuen Fällen führen. Die Kette führt zwar schließlich immer auf wirkliche Krankheitsfälle zurück, dazwischen aber liegen in wechselnder Zahl Gesundgebliebene. Da ist es denn verständlich, daß oft genug ein Diphtherieerkrankungsfall eintritt, ohne daß es auch bei sorgfältigster Nachforschung gelingen will, Zusammenhänge mit Erkrankten nachzuweisen, z. B. gerade in der Schule. Früher hat man versucht, dies durch ein selbständiges Entstehen der Krankheit ohne Ansteckung zu erklären; allein der Diphtheriebazillus vermag zwar bei dem Haften auf leblosen Gegenständen, wenn sie mit Krankheitsprodukten verunreinigt werden, eine kürzere Zeit lebensfähig zu bleiben. Meist geht er aber dort schnell zugrunde oder wird wirkungslos. Weit leichter und hier wirklich ohne ernstere Bedenken erklärt sich diese Eigenschaft aus der weiten Verbreitung des voll lebensfähigen Erregers bei zahlreichen ganz gesunden Menschen.

Eine andere das Verständnis für die Verbreitungsart erleichternde Erscheinung ist die des Fehlens einer charakteristischen Inkubationszeit, d. h. eines genauen Zeitraums zwischen Ansteckung und Erkrankung. Wir kennen ihre Dauer bei Masern, Scharlach, Windpocken, Keuchhusten und einigen später zu besprechenden Epidemien, wie denen von Typhus oder Pocken. Bei Diphtherie wissen wir, daß, falls die Krankheit nach erfolgter Ansteckung tatsächlich ausbricht, dann nur eine sehr kurze Zeit weniger Tage vergeht. Wir wissen aber weiter, daß eben in zahlreichen Fällen eine solche erfolgreiche Übertragung ausbleiben kann. Wohl aber kann der Keimträger nach verschieden langen Zeiträumen dennoch auf einmal diphtheriekrank werden, wenn die Widerstandskraft seines Organismus durch irgendein zufälliges Ereignis geschwächt wird. Dazu gehören z. B. starke Durchnässungen, leichte Erkrankungen des Verdauungskanals, der Ausbruch anderer Erkrankungen, wie Masern. Eine Ausnahme macht eine besonders massige Ansteckung, etwa das Eindringen großer Mengen des Ansteckungsstoffes zugleich mit den Krankheitsprodukten, wie das Ärzten und Wärterinnen beim Luftröhrenschnitt kruppkranker Kinder widerfahren kann, wenn der Schnitt zur Beseitigung der Atemnot ausgeführt wird.

Die Diphtherie gehört also zu denjenigen epidemischen Infektionskrankheiten, bei denen im allgemeinen der charakteristische Erreger nicht stark genug ist, um allein krankhafte Folgen hervorzurufen. Es muß noch ein anderer Umstand mitwirken, der gleichzeitig die Widerstandskraft herabsetzt. Es ist dabei natürlich vollkommen gleichgültig, ob dieser Umstand schon vorhanden war, als die Gelegenheit zur Ansteckung sich bot, oder ob er nachfolgte und damit die Empfänglichkeit des schon vorher zum Keimträger gewordenen Kindes steigerte. Es ist auch ziemlich gleichgültig, ob man diese Zusammenhänge so bezeichnet wie früher, indem man sagt, zum Ausbruch der Krankheit gehört außer der Aufnahme des Ansteckungsstoffes noch eine besondere Empfänglichkeit, oder ob man in der Auffassung der neueren Zeit sagt, daß außer der Ansteckung eine Herabsetzung der angeborenen Immunität erforderlich wird.

Bei der Diphtherie hat man weiter beobachtet, daß namentlich auf der Höhe einer Epidemie die besonders schweren, sehr schnell zu tödlichem Verlauf führenden Fälle, die auch bewährten Behandlungsmethoden unzugänglich sind, an Zahl

zunehmen. Erforscht man diese Fälle näher, so zeigen sich
sehr häufig zwei Besonderheiten. Während sonst in der überwiegenden Zahl aller Diphtherieerkrankungen ein Fall trotz
Ansteckung von anderer Seite vereinzelt in Familie und Haus
bleibt, haben diese schweren Fälle eine größere Neigung,
mehrere Kinder einer Familie zu ergreifen und wegzuraffen.
Dabei stellt sich dann sehr häufig weiter heraus, daß im
Laufe von zurückliegenden Jahren oder Jahrzehnten das
gleiche überaus traurige Ereignis auch in anderen Familien
desselben Stammes eingetreten war. Ja, die überlebenden Geschwister wuchsen heran, wurden über das Land verstreut,
gründeten Familien, und bei der nächsten Diphtherieepidemie nach Jahrzehnten wiederholte sich das Geschick an
ihren Kindern. Und umgekehrt gibt es noch zahlreichere
Familien, in denen in den Familien der Kinder und Geschwister durch lange Zeiten, auch bei herrschenden schweren
Diphtherieepidemien, niemals oder selten ein Fall ernsterer
Erkrankung zu verzeichnen gewesen wäre. Es besteht also
für die Diphtherieerkrankungen eine *erblich überkommene*
und *erblich übertragbare Empfänglichkeit* verschiedenen Gra-
des. Diese Tatsache ist lange bekannt und durch genaue Aufzeichnungen von Stammbäumen bestätigt. Wir können aber
schon auf Grund einer einfachen Überlegung den Schluß
ziehen, daß eine vererbbare verminderte oder gesteigerte
Empfänglichkeit immer nur für wenige Generationen in gleicher Stärke fortbestehen kann, daß sie sich schon nach wenigen Familienfolgen ändern muß. Denn es wird nur in
einem kleinen Bruchteil der Familiengründungen zufällig der
Fall gleich starker Empfänglichkeit beider Eheschließenden
vorkommen, der nach den Vererbungsgesetzen das gleiche
Verhalten der Kinder erwarten ließe. In der überwiegenden
Zahl aller Fälle werden die Eltern ungleiche Empfänglichkeit
besitzen, und dann ist nach den Vererbungsregeln zu erwarten, daß bestimmte Bruchteile der Nachkommen immer dem
einen Erzeuger sich gleich verhalten werden und etwa die
Hälfte einen mittleren Grad aufweisen werden. In der nächsten Generation muß dann die Änderung in der Empfänglichkeit entsprechend weitergehen. In der Tat hat diese Über-

74

legung ihre Bestätigung durch serologische Untersuchungen gefunden. Die Zahl der schweren Erkrankungen während einer Diphtherieepidemie wird also durch die Zahl der in der kindlichen Bevölkerung vorhandenen Kinder mit erblich überkommener verminderter Widerstandskraft bestimmt, wobei nicht übersehen werden darf, daß daneben auch sämtliche anderen früher genannten Einflüsse der Umwelt und der erst im Leben erworbenen, die Widerstandskraft schwächenden Einflüsse wie bei den anderen Epidemien an einem ungünstigen Verlauf ihren Anteil haben.

Die sonstigen an sich beachtenswerten Erscheinungen einer Diphtherie, die fehlenden Zusammenhänge der Entstehung mit der wirtschaftlichen Lage, die aber selbstverständlich auch hier den *Verlauf* einer einmal eingetretenen Erkrankung stark beeinflussen können, der ungünstige Ausgang bei jüngeren Kindern und die Steigerung der Genesungsaussichten mit zunehmendem Alter, die Abhängigkeit des Erfolgs vom frühen Zeitpunkt des Einsetzens zweckmäßiger Behandlung und Pflege sind alles Tatsachen, welche die Diphtherie mit anderen epidemischen Krankheiten gemeinsam hat. Günstig unterscheidet sie sich von Masern und auch von Scharlach dadurch, daß nach eingetretener Genesung die Zahl und Bedeutung der Nachkrankheiten, besonders solcher der Sinnesorgane, Augen und Ohren, erheblich geringer ist. Die Schädigungen der Diphtherie für die spätere Schul- und Berufsausbildung sind also weniger erheblich.

7. Typhus, Ruhr und verwandte Krankheiten.

Wiederum ganz neue Gesichtspunkte können wir aus dem epidemischen Verhalten derjenigen Krankheiten entnehmen, die man als diejenigen der *Typhusgruppe* zusammenfaßt. Aus praktischen Gründen sei hier noch eine weitere mitbesprochen, die zwar nicht zu den typhösen Erkrankungen gehört, die aber ihrer epidemischen Entstehung und Verbreitung nach manches mit ihnen gemein hat, nämlich die *Ruhr*. Der Hauptvertreter ist der *Unterleibstyphus*, eine Krankheit,

deren Geschichte nur wenig älter als 100 Jahre ist, nicht,
weil er erst seit dieser Zeit bei uns auftrat, sondern weil er
vorher mit anderen „Pestilenzen" zusammengeworfen wurde.
Selbst als die genauere klinische Beobachtung einsetzte, wurde
er noch sehr lange mit dem Fleckfieber als die gleiche Krankheit behandelt. Die Trennung beider Erkrankungen erhielt
ihre Besiegelung dann in dem bakteriologischen Zeitabschnitt,
in dem zuerst die Entstehungsgeschichte des Unterleibstyphus und erst Jahrzehnte später die des Fleckfiebers festgestellt wurde. Seither wird, wenigstens in Deutschland, nicht
aber in anderen Ländern, die Bezeichnung Typhus nur auf
den eigentlichen Unterleibstyphus angewendet, während er in
den westlichen Ländern Typhoid genannt wird.

Der Unterleibstyphus ist eine mehrere Wochen dauernde
akute Erkrankung, die durch Ansteckung sich weiterverbreitet.
Nach langen, unbestimmten und zunehmenden allgemeinen
Krankheitszeichen von der Dauer von etwas mehr als zwei
Wochen beginnt die eigentliche Erkrankung mit allmählich
steigendem, mehrere Wochen anhaltendem Fieber und Schwel-
lung der Milz. Etwa in der zweiten Woche tritt, am stärksten
am Rumpf, ein mehr oder weniger ausgedehnter, aus kleinen
hellroten Flecken bestehender Ausschlag auf, und es setzen
häufig, nicht immer, Durchfälle ein. Allmählich tritt bei
hohem Fieber eine starke, mit Delirien verbundene Bewußtlosigkeit auf, während der die Kranken sorgfältig ernährt
werden müssen, um nicht zu verfallen, und sorgfältig nach
bestimmten Regeln gepflegt werden müssen, um nicht an den
Lagerungsstellen brandige Druckentzündungen davonzutragen.
In dieser Zeit bilden sich auch in den im Dünndarm auf-
getretenen Entzündungen der Drüsen große Geschwüre, die
seltener manchmal durchbrechen, häufiger zu Darmblutungen
führen, und auch in den Lungen kann es zu ausgedehnten
Entzündungen kommen. Allmählich sinkt das Fieber, das Bewußtsein kehrt langsam wieder, die örtlichen Krankheitserscheinungen bilden sich zurück, und etwa zu Ende der vierten Woche beginnt langsam die Genesung, in sehr vielen
Fällen unterbrochen durch kürzere Rückfälle, häufiger durch
Nachkrankheiten, wie Furunkel, Venenentzündungen, Störun-

gen im Muskel- und Nervensystem. Nach Beendigung der sich meist lange hinziehenden Zeit tritt volle Genesung und Wiedergewinnung der Vollkraft ein. Der Typhus kann aber auch so leicht verlaufen, daß er kaum mehr als eine leichte Gesundheitsstörung hervortritt und Erkrankte während längerer Abschnitte der Erkrankung dauernd umhergehen. Besonders häufig ist das überaus viel mildere und kürzere Auftreten bei Kindern, und zwar um so mehr, je jünger die Kinder sind. Es besteht also ein sehr starker Gegensatz zu den früher gekennzeichneten Krankheiten, die um so verhängnisvoller werden, je jünger die Befallenen sind. Bei geschwächten Greisen kann wieder die Erkrankung mit viel geringerem Fieber auftreten, weil sie diese Abwehrform des eigenen Körpers gegen eingedrungene belebte Schädigungen nicht mehr aufbringen, gerade darum ist der Typhus der Greise besonders lebensgefährlich. Da beim Typhus die ganz leicht auftretenden Formen häufig gar nicht zur Feststellung gelangen, ist es nicht gerade leicht, eine Aufstellung der Tödlichkeit nach Altersklassen aufzustellen. Immerhin gewährt die folgende Tabelle für Preußen ein ungefähres Bild der Altersbeteiligung.

Es starben in Preußen 1911 auf 10000 Lebende der gleichen Altersklassen im Alter von:

0—1 Jahr	. . . 0,1	30—40 Jahr	. . . 0,88
1—2 ,,	. . . 0,15	40—50 ,,	. . . 0,65
2—3 ,,	. . . 0,22	50—60 ,,	. . . 0,62
3—5 ,,	. . . 0,18	60—70 ,,	. . . 0,44
5—10 ,,	. . . 0,26	über 70 ,,	. . . 0,41

Die folgende Kurve vergleicht die Typhussterblichkeit nach Altersklassen mit der Gesamtsterblichkeit (Abb. 9). Hier sind auf der wagerechten Linie die Altersklassen, auf der senkrechten die Sterbezahlen eingezeichnet.

Die Altersverteilung ist also eine durchaus *abweichende* von der Gesamtsterblichkeit und von der der meisten anderen Krankheiten. Ergriffen wird besonders das Alter von 15 bis 40 Jahren, die jüngeren Alter um so seltener und leichter, je jünger sie sind, und dann wieder umgekehrt die höheren Alter. Die Tödlichkeit der Erkrankten ist um so geringer, je niedriger das Lebensalter; sie liegt bei Kindern bei 5 bis 6 %, steigt im ersten Mannesalter auf etwas über das Doppelte, jenseits des 45. Jahres sogar auf 15 % und kann im Greisenalter 25 bis 30 % betragen, trotzdem ist die Sterblichkeit der Greise niedriger, weil die Erkrankungszahl stark abgenommen hat. Die Sterblichkeit aller Altersklassen liegt heute unter 10 % der Erkrankten, sie war früher höher und hatte noch zu Beginn des Jahrhunderts um 15 % gelegen.

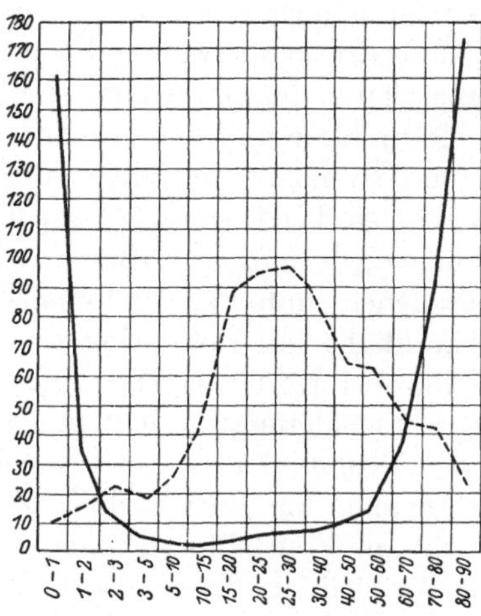

Abb. 9. Sterblichkeit nach Altersklassen in Preußen (1911—1922).

—————— Alle Krankheiten.
- - - - Unterleibstyphus.

Der Typhus hat als Epidemie noch eine andere, sehr charakteristische Eigenschaft. Es kommen zwar selbst größere Epidemien zu allen Jahreszeiten vor, immerhin zeigt sich, an sehr großen Zahlen gemessen, eine ausgesprochene Bevorzugung der Spätsommermonate. Ein Beispiel aus Zeiten, wo der Typhus noch häufiger war als heute, gibt die Hamburger Tabelle für 1872 bis 1900.

	Erkrankt	Gestorben		Erkrankt	Gestorben
Januar	10,8	11,6	Juli	5,9	5,5
Februar	8,5	9,9	August	8,9	7,4
März	5,4	8,5	September . . .	12,3	6,4
April	3,99	6,5	Oktober.	12,1	9,4
Mai	3,14	5,9	November . . .	12,1	9,8
Juni	4,3	5,3	Dezember . . .	12,14	11,6

Mit dem Rückgang des epidemischen Auftretens des Typhus zeigt sich die Bindung an die Monate des Spätsommers mit zunehmender Deutlichkeit.

Während der Typhus, seitdem man ihn genauer kennt, stets eine dauernd sehr verbreitete Krankheit namentlich in Großstädten war, trat seit einigen Jahrzehnten ein sehr starkes Absinken ein, das sich bis in die neueste Zeit fortgesetzt hat. Die folgende Kurve gibt ein charakteristisches Bild für den steilen Abfall (Abb. 10). Die Kurve zeigt diesen Abfall

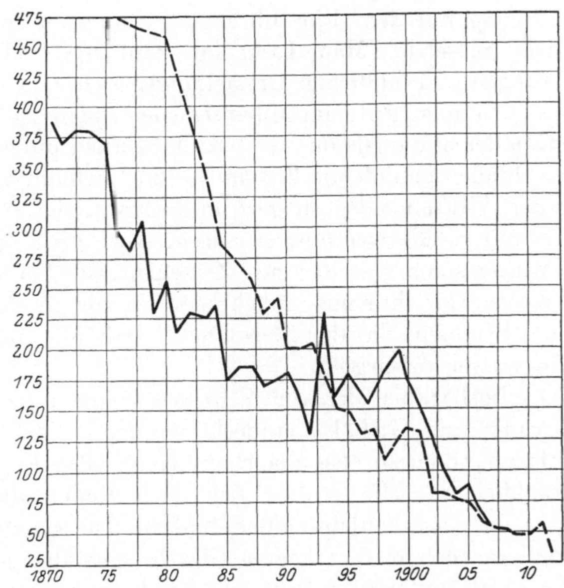

Abb. 10. Sterblichkeit des Unterleibstyphus auf 1 Million.
——— England. - - - Deutschland.

für Deutschland und England. Die wagerechte Linie gibt die Kalenderjahre, die senkrechte die Zahl der Sterbefälle auf 1 Million Lebender an.

Der Beginn des Abfalls trifft zeitlich zusammen mit den Maßnahmen der Städte und kleineren Siedlungen zur Verhütung der Verunreinigung ihres Bodens durch zersetzte Abfälle, mit der Erhöhung der Sauberkeit beim Nahrungsmittelverkehr und mit der Versorgung der Wohnstätten durch einwandfreies Trinkwasser. Alle diese außerordentlich bedeu-

tungsvollen Einrichtungen der sogenannten Städtereinigung
wurden nach dem mörderischen Einbrechen der Cholera eingeführt. Es war eine nicht erwartete Errungenschaft, daß damit auch die Typhusgefahr in Städten wie z. B. Berlin, Hamburg, München, Breslau, Danzig, Zürich und Bern, in denen
die ständige Verheerung durch diese Seuche als ein unver-
meidliches Schicksal galt, sich verminderte, und daß diese
Verminderung mit dem Fortführen der Sanierungsmaßnah-
men sich fortsetzte. Man kann aus kulturgeschichtlichen
Schilderungen und bildlichen Darstellungen sich eine Vorstellung von den uns heute unfaßbar erscheinenden Zuständen
machen, in denen damals der Großstädter mitten unter seinen
eigenen Abfällen dahinlebte, Zuständen, die noch unverändert,
aber in der Wirksamkeit gesteigert, in die Hälfte des 19. Jahrhunderts mit hinübergenommen waren. Aber nicht nur der
Boden wurde ständig weiter mit Zersetzungsstoffen gefüllt,
sie gelangten von ihm aus ungehindert in die in dem Ort
gelegenen Brunnen, die den Bewohner von Stadt und Land
mit Trinkwasser versorgten.

Der Typhusbazillus, der vor mehreren Jahrzehnten schon
von Eberth und Gaffky entdeckt wurde, ist ein kleines,
nicht sehr charakteristisches Stäbchen, das in allen Produkten
der Krankheit in sehr großer Zahl sich findet, das dort
nicht nur auf den Schleimhäuten und in den Geschwüren
sitzt, sondern auch in die inneren Gewebe einzudringen vermag. Er ähnelt außerordentlich einem anderen Stäbchen, das
regelmäßig in ungeheuren Mengen in dem Dickdarm eines
jeden Menschen wohnt und sich vermehrt, das schon beim
Säugling kurz nach der Geburt den bis dahin keimfreien
Darm besiedelt und das im allgemeinen durchaus unschädlich ist und nur nach gewebsschwächenden vorangehenden
Erkrankungen die Fähigkeit erlangt, auf den Schleimhäuten
und selbst im Gewebe sich zu vermehren und dann natürlich
dort entzündliche Veränderungen hervorzurufen. Der Typhusbazillus gleicht diesem Dickdarmbewohner nicht nur im
Aussehen und in der Kultur, er hat auch viele Lebenseigenschaften mit ihm gemeinsam. Aber in der Fähigkeit, ganz
bestimmte Gärungen einzuleiten, unterscheiden sich beide

Arten so scharf und regelmäßig, daß es gelingt, in der Kultur beide ohne weiteres auseinanderzuhalten. Am Typhusbazillus wurde dann zuerst eine Eigenschaft durch G r u b e r und W i d a l entdeckt, die dann allgemeine weittragende Bedeutung gewonnen hat. Schwemmt man ein Flöckchen aus einer Reinkultur, das natürlich viele Millionen Bakterien enthält, in einer kleinen Menge einer keimfreien Flüssigkeit auf, so verteilen sich die Keime schwimmend in der ganzen Flüssigkeit, die dadurch ihre Klarheit verliert und durchscheinend bis trübe wird. Setzt man zu ihr unverdünnten Blutsaft, Blutserum, zu, so werden die aufgeschwemmten Keime in ihrem Schwebevermögen beeinträchtigt, sie werden zusammengeballt und sinken zu Boden, die Aufschwemmungsflüssigkeit wird wieder klar. Es besteht aber ein großer Unterschied nach der Konzentration des Zusatzes. Setzt man sehr große Mengen Blutserum zu, so ballen sich die Keime aller Arten zusammen, die Reaktion ist eine allgemeine. Je stärker man die Verdünnung wählt, desto durchgreifendere Änderungen der Auswahl zeigen sich. Bei einer Verdünnung von etwa 1 : 50 an wirkt nicht jedes beliebige Serum mehr auf jede beliebige Bakterienart, sondern nur solche Bakterien ballen sich noch zusammen, bei denen der Serumzusatz vom Blut eines Menschen oder Tieres stammt, welches eine Infektion genau durch die gleichartige Bakterienart durchgemacht hat. Das Serum eines Typhuskranken oder Typhusgenesenen ballt also Aufschwemmungen von Typhusbazillen in außerordentlich starken Verdünnungen von 1 : 100 und mehr sicher zusammen, während das Serum eines mit Dickdarmbazillen infizierten Tieres oder eines gesunden Menschen in solchen und geringeren Verdünnungen natürlich wirkungslos bleibt; und andererseits beeinflußt das Serum aus dem Blut eines Typhösen in den gleichen und geringeren Verdünnungen die Aufschwemmungen anderer Bakterien nicht (Abb. 11). Man kann die Veränderungen schon mit bloßem Auge, sehr schnell und sicher aber im Apparat mit bestimmten Vergrößerungslinsen beobachten, und man kann genau die Höhe der Verdünnung im Einzelfall schnell feststellen, von der ab die Zusammenballung eintritt. Die Methode ist für zwei wichtige Aufgaben brauchbar. Das eine Mal kann man dadurch, daß man eine genau bekannte Bakterienart aufschwemmt, durch Zusatz von Serum eines kranken Menschen mit zweifelhafter Krankheit feststellen, ob die vermutete Erkrankung vorliegt, oder, da die Fähigkeit zusammenzuballen dem Blut noch lange nach der Genesung erhalten bleibt, ob die Erkrankung in der Vergangenheit bestanden hatte. Das zweitemal kann man durch Zusatz des Serums aus bekannten und genau festgestellten Erkrankungen mit Hilfe des Tierversuches die Zugehörigkeit eines Krankheitserregers im Zweifelfall erkennen. Beide Verfahren kommen für die Feststellung einer Typhuserkrankung zur Anwendung. Es ist außerordentlich wichtig, die ersten Fälle einer Epidemie so früh wie möglich zu erkennen. Deshalb wird das Verfahren in allen staatlichen bakteriologischen Untersuchungsanstalten durchgeführt. Der Nachweis der Typhusbazillen als Erreger der

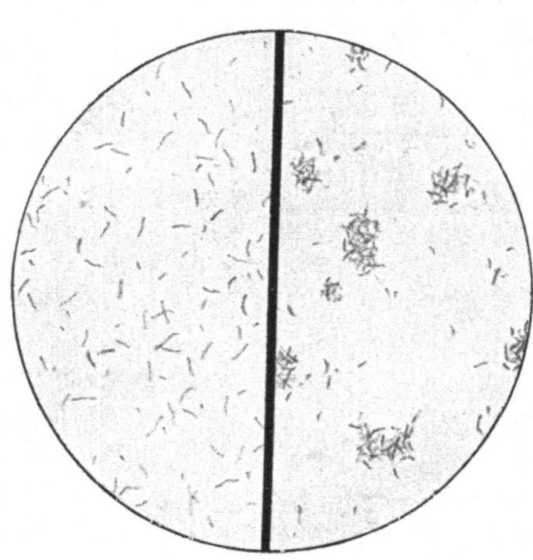

Abb. 11. Typhusbazillen im hängenden Tropfen, links nicht zusammengeballt, rechts zusammengeballt.

Krankheit ermöglicht noch eine weitere Bereicherung unseres Wissens, die nicht nur für die epidemiologischen Verhältnisse dieser Erkrankung, sondern auch für unsere Auffassung bei anderen epidemischen Erkrankungen von grundlegender Bedeutung werden sollte, und die bei der Schilderung der Diphtherie auch bereits eingehend berücksichtigt wurde, die Feststellung der *Typhusbazillenträger*. Wie bei der Diphtherie beherbergt ein Bruchteil derjenigen Menschen, welche einen Typhus durchgemacht haben, die Typhusbazillen auch längst nach Abheilen aller Krankheitserscheinungen in den Geweben weiter, und hierbei ist recht oft die Gallenblase der Sitz ihrer Ansiedlung in großen Massen, von wo sie mit der Galle durch den Darm nach außen abgeschieden werden, und wie das nun einmal bei der Haftbarkeit dieser Keime ist, kommen sie dabei leicht an Hände und Finger und sind von dort durch die gewöhnlichen Reinigungsverfahren schwer zu entfernen. Auch Menschen, die einen ganz leichten Typhus durchgemacht haben oder nach einer Infektion überhaupt nicht erkrankten, können zu Keimträgern werden. Während aber bei Diphtherie solche Menschen schon nach wenigen Wochen wieder keimfrei werden und ihre Zahl nach 8 Wochen ganz außerordentlich gering ist, bleiben nach einem Typhus bei etwa 5 % der Genesenen die Keime länger als 10 Wochen haften, ein Bruchteil aber, den man auf 1,5 bis 4 % der Genesenen schätzt, verliert sie nie und wird zu Dauerausscheidern. Merkwürdigerweise finden sich darunter überwiegend Frauen mittleren Alters. Nun ist durch zahlreiche Beobachtungen festgestellt, daß gerade solche Personen durch unmittelbare Übertragung auf ihre Umgebung, und das besonders dann, wenn sie mit der Vorbereitung von Mahlzeiten beschäftigt waren, die Ursache des Ausbruchs kleinerer Typhusepidemien wurden, und daß ihnen bei Orts- oder Stellungswechsel neue kleine Krankheitsausbrüche immer wieder folgten, z. B. wenn sie in geschlossenen Anstalten sich betätigten, in denen sich dann nach entsprechender Frist die Erkrankungen häuften.

Typhusepidemien haben oft die Eigenheit des sogenannten explosionsartigen Ausbruchs. Die ersten Fälle sind vereinzelt, werden meist in ihrem Charakter verkannt; bei rückschauender Nachforschung stellt sich vielleicht heraus, daß seit Monaten schon immer wieder typhusverdächtige Erkrankungen vorkamen. Dann aber steigert sich auf einmal die Zahl der gleichzeitig innerhalb weniger Tage ausbrechenden Erkrankungen außerordentlich hoch, und der Verdacht ist gar nicht abzuweisen, daß diese Erkrankungen aus einer gemeinsamen Ursache im selben Zeitpunkt entstanden sein müssen. Und die große Zahl der gleichzeitig Erkrankenden weist immer wieder darauf hin, daß der Vermittler der Ansteckung ein Stoff gewesen sein muß, auf den immer auch ein großer Teil der

Bevölkerung angewiesen war. Wir erleben beim Typhus, daß
solche plötzlichen Ausbrüche kleinerer Epidemien sehr häufig
sich auf eine Gruppe beschränkt hatten, die ein bestimmtes
Gericht verzehrt hatten, so bei Epidemien in Kasernen, Pensionaten und Irrenanstalten, und es konnte durch Vernehmungen immer leicht erwiesen werden, welches Gericht es war,
weil nur diejenigen erkrankten, die von ihm genossen hatten.
Bei einigem Scharfsinn ließ sich auch für große Ausbrüche
erweisen, daß z. B. nur die Bezieher der Milch aus einer bestimmten Molkerei befallen wurden. Die Erfahrungen an kleinen Epidemien, die auf Dauerausscheider zurückführten, bestätigten wie in einem Versuch diese Deutung, wenn solche
Dauerausscheider sonst mit den später Erkrankten keine weiteren Beziehungen hatten, als daß sie z. B. in der Küche das
Gemüse vorbereiteten. Somit steht man heute auf dem Standpunkt, daß für den explosionsartigen Ausbruch einer Typhusepidemie Verunreinigung des Wassers mit Abfällen Typhuskranker und solche der Milch oder anderer Nahrungsmittel
in vorderster Reihe in Betracht kommen. Wenn aber erst
eine Epidemie ausgebrochen ist und dann den Ursachen nachgeforscht wird, so ergeben die Untersuchungen dieser Flüssigkeiten so gut wie niemals mehr das Vorhandensein von
Typhusbazillen, denn der Zeitpunkt eines erfolgreichen Nachweises war meist längst überschritten. Wir müssen uns also
darauf beschränken, festzustellen, daß sicher Typhusausbrüche durch gemeinsamen Genuß typhuskeimhaltiger Getränke und Speisen vorgekommen sind, daß aber die Zusammenhänge mit vorausgegangenen anderen Typhuserkrankungen nicht immer genügend aufgeklärt sind; daß zwar eine
Anzahl von Epidemien mit einer an Gewißheit grenzenden
Wahrscheinlichkeit sich so aufklären lassen, daß aber bei
anderen nicht feststeht, ob die ermittelten Verunreinigungen
ausreichten oder ob noch andere Umstände im Spiel waren.
Bei der großen Epidemie in Hannover ging z. B. eine sehr
ausgedehnte, bestimmt nicht typhöse akute Magendarmerkrankung voraus, die auf eine chemische Wasserverunreinigung
zurückgeführt wurde, und das gleiche ist für eine große Epidemie in Kanada gemeldet worden.

84

Wird eine Wasserleitung durch ein chemisches Gift, z. B. Bleisalze, verunreinigt, wie das öfters vorgekommen ist, so werden mit dem Augenblick, wo der Bleisalzgehalt eine bestimmte, krankmachende Höhe erreicht, alle Menschen, die das Wasser genießen, an akuter Bleivergiftung erkranken, und zwar je nach der Menge des Wassergenusses und der persönlichen Empfindlichkeit in ungleicher Stärke. Sobald man aber die Ursache erkannt und die Leitung ausgebessert hat, werden die Neuerkrankungen sofort aufhören. Beim Typhus ist das anders, denn er ist außerdem *ansteckend* von Person zu Person. Er ist es zwar nicht in besonders hohem Grade, aber doch für die Weiterverbreitung ausreichend. Das wissen wir seit langen Jahrzehnten aus der unmittelbaren Beobachtung. Wir wissen aus dieser auch weiter, daß besonders die Ausscheidungen die Ansteckung vermitteln, vor allem die Entleerungen des Darms, dann die der Nieren und selbst der Mundhöhle. Daher erkranken auch besonders leicht Ärzte, Pfleger, vor allem Wäscherinnen, daher werden in Krankenhäusern die Wäschestücke auch erst desinfiziert, ehe sie in die Wäscherei kommen. Deshalb hören nach Ausschaltung einer typhusgefährlichen Wasserleitung oder nach Schluß der verdächtigen Molkerei die Typhuserkrankungen *nicht* auf, sondern gehen infolge Ansteckung von Person zu Person, wenn auch verlangsamt, weiter.

Die Möglichkeiten der Übertragung von Mensch zu Mensch sind im Gesellschaftsleben außerordentlich häufig, natürlich auch mittelbar durch Verunreinigung der Nahrungsmittel, vielleicht auch unter Mitbeteiligung der Fliegen. Daß die Typhusbazillen allein ausreichen, um die Krankheit zu vermitteln, beweisen die Beobachtungen von technischen Laboratoriumsassistentinnen, die durch Ansaugen von Kulturen bei diagnostischen Untersuchungen erkrankten. Die Verbreitung des Typhus durch Ansteckung ist in der Tat die überwiegend häufigste Ursache der Einzelerkrankungen wie vieler Epidemien; hinter dieser Ursache stehen die schweren explosionsartigen Epidemien, die wegen ihrer Ausdehnung besonders eindrucksvoll werden, an Zahl weit zurück; ganz abgesehen von ihrer Verlängerung durch Weiterübertragung von Mensch zu Mensch. Bei solchen Epidemien spielen außer Dauerausscheidern als Verbreiter eine besondere Rolle die nur leicht und vielleicht sogar unerkannt Erkrankten und vor allem die Kinder, deren Typhus oft so milde verläuft, daß er für einen einfachen, leicht fieberhaften Darmkatarrh selbst während einer Epidemie gehalten wird. Sehr zu beachten ist aber hier wie bei der Explosionsepidemie durch gleichzeitige Ansteckung zahlreicher Menschen die verschiedene Empfänglichkeit. An der Wasserepidemie, die in Hannover dem Typhus um einige Wochen vorausging, erkrankten schätzungsweise sehr große Teile der Bevölkerung, die von der infizierten Wasserleitung gespeist wurden; dagegen an dem später ausgebrochenen Typhus überhaupt, gleichgültig, ob durch den Wassergenuß oder durch spätere Ansteckung infiziert, unter deutlichen Krankheitserscheinungen nur 0,5 % der Bevölkerung. Diese Vorgänge gestatten uns, hier auf einen Gesichtspunkt einzugehen, der beim Typhus besonders lehrreich hervortritt, der aber seit Jahrhunderten in der Lehre der Epidemien eine sehr wichtige und bedeutungsvolle Rolle gespielt hat, auf die *Steigerung der Ansteckungsgefahr* im Verlauf des Herrschens einer Epidemie. Wir beobachten während des Ansteigens einer Epidemie oft, daß die Erkrankungen nicht nur häufiger werden, sondern auch ernster verlaufen können, und das Umgekehrte zeigt sich oft, wenn die Epidemie abnimmt, das heißt, wenn die Zahl der täglichen oder wöchentlichen Erkrankungen geringer wird, werden oft auch die Erkrankungen leichter. Die Überlegung sagt uns, daß das drei Ursachen haben kann. Erstens kann die Angriffskraft des Krankheitserregers mit der Zunahme der Epidemie stärker werden, zweitens kann die Menge der Keime, die für eine Ansteckung in Betracht kommt, sich vermehrt haben. Drittens kann im Verlauf der ansteigenden Epidemie die Widerstandskraft der Bedrohten geringer geworden sein. Die erste Möglichkeit besteht, denn wir wissen aus Tierversuchen, daß bei der Übertragung eines bestimmten Krankheitserregers auf Tiere, die für ihn wenig empfänglich sind, wenn immer wieder von einem Tier auf ein anderes die Krankheit künstlich übertragen wird, die Stärke der Krankheitserscheinungen zunehmen kann, aber auch das

Umgekehrte wird vielfach beobachtet. Bei vielen menschlichen Infektionskrankheiten sieht man Ähnliches. Wenn man z. B. bei Masern eine Kette zusammengehöriger aus einem ersten Fall entstandener Masernerkrankungen beobachtet, so können die späteren Fälle allmählich immer schwerer werden. Viel häufiger ist allerdings gerade das Umgekehrte der Fall, daß bei solchen Ketten die Schwere der Fälle allmählich abnimmt. Viel bedeutungsvoller ist die Erwägung, ob die Zahl der eingedrungenen Erreger eine Rolle spielt. *Das ist in der Tat in ausgesprochenem Grade der Fall.* Die Tierversuche zeigen an vielen Infektionskrankheiten, die sowohl bei Tieren wie bei Menschen vorkommen, daß man durch gleichzeitige Einimpfung größerer Mengen von Krankheitskeimen sicherer und stärker Krankheitsvorgänge hervorrufen kann, und daß man selbst in zahlreichen Fällen, in denen die Tierarten fast unempfänglich für einen bestimmten Erreger sind, doch Erkrankungen durch Impfung mit ungewöhnlich großen Mengen hervorrufen kann. Beim Menschen liegen nun die Verhältnisse so, daß, wenn eine Epidemie ansteigt, nicht nur die Möglichkeiten, sich anzustecken, überall und unter allen Verhältnissen wachsen, sondern daß auf der Höhe der Erkrankung der Ansteckungsstoff sich stark vermehrt und aus den Krankheitsprodukten in ungeheuren Mengen nach außen entfernt wird. Von dem Diphtherieerreger und, wie sich später zeigen wird, von den Tuberkelbazillen wissen wir, daß sie praktisch überall in unserer Umgebung vorhanden sind. Aber am massigsten sind sie doch unmittelbar in der Umgebung der Kranken vorhanden. In einer solchen Lage besteht wie durch Kurzschluß die Gefahr, die Keime in außerordentlich viel größeren Mengen aufzunehmen. Und diese Gefahr wächst, je schwerer die Fälle, je weniger der Kranke in der Lage ist, die Vorsichtsmaßnahmen bei der Ausscheidung zu beobachten. Man nennt solche Übertragungen, wie wiederholt erwähnt, *massige Infektionen.* Auch die Typhuserkrankungen der technischen Laboratoriumsassistentinnen beim Ansaugen von Typhusbakterien waren massige Infektionen. Und auch die Zunahme der Typhuserkrankungen steigert die Gefahr der Masseninfektion der Umgebung. Sehr deutlich kommt dieser

Zusammenhang auch bei der Diphtherie dadurch zum Ausdruck, daß sehr häufig gerade die von Anfang an schweren Fälle mehr schwere neue Fälle erzeugen als leichte Diphtherieerkrankungen. Wenn im Laufe des Herrschens der Epidemie in wenigen Wochen die besonders Widerstandslosen nahezu vollständig von Krankheitserregern ergriffen worden sind und nunmehr weitere Ansteckungen nur noch weniger empfängliche Personen treffen, bildet sich allmählich gerade das umgekehrte Verhältnis heraus. Aber auch die dritte Möglichkeit, die Abnahme der Widerstandsfähigkeit einer Bevölkerung beim Anstieg einer Epidemie, trifft oft genug zu. Schon das seelische Gleichgewicht wird durch Angst vor Ansteckung gestört; dann wird die Lebensweise und die Ernährungsform aus Vorsicht geändert, und solche Veränderungen der Lebensbedingungen sind häufig von starkem Einfluß auf die Empfänglichkeit. Diese Verhältnisse werden leicht verständlich durch den Vergleich mit einem Brande. Wenn eine Feuersbrunst ausbricht, so steigert sich mit ihrer Ausdehnung von Augenblick zu Augenblick die Ausbreitungsgefahr durch das Anwachsen des brennenden Herdes. Mit zunehmender Glut aber werden auch die bisher verschont gebliebenen Teile entflammbarer. Und erst wenn alles Brennbare dem Feuer verfallen war, nimmt die Feuersbrunst aus Mangel an Zündstoff ab. Wir lernen also aus dem Beispiel des Typhus, daß mit dem Ansteigen einer Epidemie auch die Bedingungen für ihre Zunahme und ihr Schwererwerden allein infolge der Ausdehnung einer solchen Epidemie sich steigern, und daß beim Absinken das Umgekehrte eintreten kann. Diese wichtigen Zusammenhänge gelten für die Mehrzahl aller schnell aufflammenden und schnell absinkenden Seuchenausbrüche.

Eine dem Unterleibstyphus sehr verwandte und bis vor wenigen Jahrzehnten mit ihm zuweilen zusammengeworfene Erkrankung ist der vielgenannte *Paratyphus*, seinen Ursachen nach eigentlich eine Gruppe von Erkrankungen, die durch mehrere verschiedene Erreger hervorgerufen werden und infolgedessen auch in verschiedenen Krankheitsformen auftreten können, darunter auch solchen, die der Typhuserkrankung außerordentlich ähnlich sind, aber meist milder verlaufen. Der Begleiter der einen Form des Paratyphus ist nun identisch mit dem Erreger einer Reihe von weitverbreiteten Infektionskrankheiten solcher Tiere, die zu unserer Nahrung dienen. Die häufigste Form des Paratyphus ist daher diejenige, die man früher als *Fleischvergiftung* bezeichnete, eine Erkrankung, die zahlreiche Menschen ergreift, wenn sie von einer bestimmten Speise, besonders rohem Fleisch, genossen haben. Solche Fleischvergiftungen haben sich in der Nachkriegszeit stark vermehrt und konnten häufig auf den Genuß des Fleisches notgeschlachteter Kühe oder besonders oft von Pferdefleisch zurückgeführt werden. Gelegentlich können auch Mehlspeisen oder Gemüse durch Verunreinigung mit Paratyphuskeimen und bei ihrer Vermehrung in einer solchen Speise die Massenerkrankung herbeiführen. Es brauchen nicht immer kranke Tiere zu sein, denn man hat häufig die Paratyphusbazillen auch in den Darmausscheidungen gesunder Schlachttiere gefunden. Es scheint aber nötig zu sein, daß der Erreger Gelegenheit hat, sich auf den Speisen zu vermehren, denen man übrigens äußerlich nach Geschmack, Geruch und Aussehen nichts anmerkt. Nur die bakteriologische Prüfung gibt Aufschluß. Kommen in den menschlichen Körper lebende Keime, wie beim Genuß von Hackfleisch, so kann natürlich auch einmal eine Übertragung auf Gesunde stattfinden, namentlich auf Kinder. Sind durch Kochzubereitung die Keime abgetötet oder abgeschwächt, so wirken nur ihre Gifte. Der Paratyphus, der auch einmal zum Tode führen kann, ist tückisch genug, um seitens der Gesundheitspolizei weitgehende Beachtung zu finden. Seine Entstehung ist aber so klar und sein Verhalten als Epidemie, die immer nur eine bestimmte Gruppe, die Verzehrer der verunreinigten Speise und die von ihnen Angesteckten trifft, so einleuchtend, daß neue Gesichtspunkte sich nicht ergeben.

Ebenso braucht eine andere und bis vor einem Jahrhundert überaus weitverbreitete und als Einzelerkrankung wie als Epidemie recht gefährliche Krankheit hier nur kurz erwähnt zu werden, die echte *Ruhr*. Sie war in den letzten Jahrhunderten eine mörderische Epidemie. Sie ist die einzige Seuche, die in der letzten Kriegs- und Nachkriegszeit im Heere und in der Bevölkerung eine nennenswerte Rolle gespielt hat, und ist nur ganz langsam wieder auf den niedrigen Stand der Vorkriegszeit zurückgegangen. Den meisten von uns ist noch ihre Ausdehnung in den ersten Kriegsmonaten 1914 erinnerlich, als unsere schnell vorgehenden Heere ihren Hunger mit rohen Feldfrüchten stillten und in Massen von schweren oder leichten Ruhrerkrankungen ergriffen wurden. Früher wurden oft Kriegszüge und Belagerungen durch Ruhrepidemien überhaupt zum Stillstand gebracht, aber auch in Friedenszeiten hatten die alljährlichen Ausbrüche ernste Folgen und wurden namentlich Kleinkindern gefährlich. Während bei uns die Krankheit eine örtliche leichtere oder schwerere Erkrankung des Dickdarms ist, die dort zu tiefen brandigen Geschwüren und im Genesungsfall zu dauernden narbigen Darmverengerungen führen kann, greift die Ruhr als häufige Erkrankung der Tropen oft auf die großen Drüsen, namentlich die Leber, über und kann dort gefährliche Abszesse hervorrufen. Die Höhe der Gefahr und die Häufigkeit der Erkrankungen haben den Ehrgeiz der Ärzte, hier Erfolge zu erzielen, gesteigert, und wir verfügen jetzt bei frühzeitiger Behandlung über recht wirkungsvolle Heilmittel.

Als Erreger der Ruhr kennen wir mehrere Arten von Krankheitserregern, die teils zu den Spaltpilzen, teils zu einer Gruppe mikroskopisch kleiner Urtiere, den Amöben, gehören. Die Krankheit befällt alle Lebensalter und ist natürlich für Kinder und Greise besonders lebensgefährlich. Sie ist ganz ausgesprochen an die Sommermonate gebunden und spielt fast ohne Ausnahme ihre Hauptrolle von Juli bis Oktober mit dem Höhepunkt im August und September. Sie ist außerordentlich ansteckend, und zwar genau wie der Unterleibstyphus unmittelbar oder mittelbar durch Gegenstände, an denen die Krankheitskeime haften. Zu diesen gehören besonders rohe Nahrungsmittel, wie Obst, Gemüse, Wurzelfrüchte. Wahrscheinlich tragen Fliegen, die sich um Ruhrerkrankte oft in ungeheuren Massen sammeln, stark zur Ausdehnung bei. Die Verbreitung der Ruhr geht in sehr auffallender Weise parallel mit dem Grade der persönlichen Sauberkeit, und da solche in engen Wohnungen, bei wirt-

schaftlicher Not, in Betrieben mit der Gefahr stärkerer Verunreinigung schwerer zu erreichen ist, wählt die Ruhr sehr
genau unter den Schichten der Bevölkerung und ist schon
bei Beachtung einfacher Reinlichkeitsvorschriften im Verkehr mit der Umgebung und bei Sauberkeit in der Auf-
bewahrung und Aufnahme der Nahrungsmittel verhältnismäßig leicht zu vermeiden. Die Ruhr bietet also ein charakteristisches Beispiel für eine Infektionskrankheit, gegen deren
Erreger eine allgemeine gleichmäßige Empfänglichkeit ohne
Unterschied von Alter, Konstitution und wirtschaftlicher Lage
besteht, die aber durch verhältnismäßig einfache persönliche
Maßnahmen des Schutzes gegen die Berührung mit dem
Ansteckungsstoff vermieden werden kann und deren Ausbrei-
tung zur Epidemie in ihrer Höhe ausschließlich abhängig ist
von der Verbreitung der gesundheitsgemäßen persönlichen Rein-
lichkeit unter der Bevölkerung. Dem berühmten Chemiker
Justus von Liebig wird die Äußerung zugeschrieben, daß die
Höhe der Kultur eines Volkes sich nach dem Verbrauch an
Seife messen lasse; für die Ausdehnung der Ruhr gilt dieser
Satz buchstäblich.

Wegen der mehrfach ähnlich liegenden Verhältnisse im
Verhalten der Infektionskrankheiten muß bei dieser Gruppe
von Erkrankungen auch die *asiatische Cholera* behandelt
werden, bei unseren Erörterungen das erste Beispiel einer in
heißem Klima einheimischen Seuche, die nur gelegentlich
und nur durch zeitweise Einschleppung über diesen Herd
hinübergreift. Bei diesem Überschreiten ihres einheimischen
Herdes bevorzugt sie Länder mit heißem Klima und wird
dort nach Einschleppung epidemisch. Aber in Mittel- und
Westeuropa wurde sie nicht seßhaft, sie brach nur zeitweilig
aus, um dann aber furchtbare Verheerungen anzurichten. Ihre
eigentliche Heimat ist Südasien, besonders Britisch-Indien,
wo sie alljährlich regelmäßige schwere Epidemien hervorruft. Wäre die Cholera hier nur als indische Tropenepidemie
zu besprechen, so würde vom epidemiologischen Standpunkt
grundsätzlich nicht allzuviel anderes zu berichten sein als von
der Ruhr. Der Erreger der asiatischen Cholera ist ein zuerst
von R o b e r t K o c h entdecktes leicht gekrümmtes Stäbchen,

das sich im Darm Erkrankter in ungeheuren Mengen findet
(Abb. 12). Er bildet ein sehr lebensgefährliches Gift, und
auch seine Substanz ist, wenn er zerfällt und in den Körper
aufgenommen wird, für diesen giftig. Er ist in seinen Kör-
performen und seinen Wirkungen außerordentlich wandel-
bar, und es gibt, namentlich im Gebrauchswasser von Flüssen
und Seen, recht zahlreiche Bakterienarten, die ihm in Form
und einzelnen Eigenschaften sehr nahe verwandt sind. Der
Nachweis in benachbartem Gebrauchswasser nach Ausbruch
einer Epidemie gelingt nicht stets, aber doch vielleicht öfter
und sicherer als bei Typhus. Auch die einheimische Cholera
überträgt sich als ansteckende Krankheit sehr leicht vom Er-

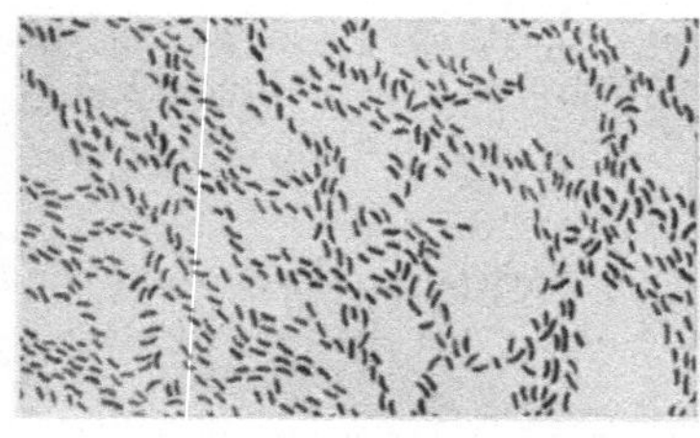

Abb. 12.   Cholerabazillen aus einer
Reinkultur.

krankten auf den Gesun-
den, wie Typhus und Ruhr,
besonders in der Form der
massigen Infektion; es besteht wie bei Ruhr eine allgemeine Empfänglichkeit
ohne Unterschied von Alter
und Körperbeschaffenheit.
Die Verbreitung erfolgt im
heißen Klima durch den Verkehr. Daher geschieht die
Einschleppung häufig durch Wanderzüge; für solche ist bei
Hungersnöten und bei den regelmäßigen religiösen Pilgerzügen der Mohammedaner ausreichende Gelegenheit vorhanden. Die Cholera ist, wie bei uns die Ruhr, an bestimmte
Jahreszeiten gebunden und zeigt in Indien regelmäßige mo-
natliche Schwankungen und außerdem im Verlauf der Jahre
unregelmäßige Anschwellungen und Abnahmeperioden. Diese
Schwankungen nach Jahren werden von Kennern damit erklärt, daß sie nicht auf Besonderheiten des Krankheitscharakters beruhen, sondern ausschließlich durch jene Wanderungen
begünstigt werden. Das Überstehen der Cholera verleiht
keinen Schutz gegen die Wiedererkrankung. Die Hauptzeit
ist die der Monate April bis Juli und dann wieder die Monate
Dezember und Januar.

Sobald wir aber die Tatsache ins Auge fassen, daß diese

selbe in ganz bestimmten heißen Gegenden heimische Seuche
vor genau 100 Jahren auf einmal die Fähigkeit erlangte, die
ihr anscheinend gezogenen klimatischen Grenzen zu überschreiten und in wiederholten Seuchenzügen, ähnlich wie die
Influenza, nahezu die gesamte Welt zu überziehen, da stehen
wir vor Eigentümlichkeiten, die lediglich aufgezählt werden
müssen, ohne selbst heute in ihren Gründen aufgeklärt werden zu können. Vorweg sei genommen, daß der Cholerabazil-
lus, der Erreger der Krankheit, auch im gemäßigten Klima
genau dieselben Eigenschaften aufwies, wie die in Indien bei
Erkrankten und in den Gewässern in deren Umgebung auf-
gefundenen, und daß auch die Krankheit genau so verlief wie
dort, daß ferner auch die Verbreitung der Erkrankung von
Ort zu Ort, von Land zu Land streng dem Verkehr, besonders demjenigen zu Wasser, folgte. Die Rätsel, deren Lösung
wir schuldig bleiben müssen, sind die folgenden. Wir wissen
aus der Geschichte über Choleraepidemien früherer Zeiten
in Europa nichts sicher Beweisendes, und sogar für Indien
wird behauptet, daß die Cholera etwa um das Jahr 1820
dort als eine durchaus neue Krankheit zuerst erschienen sei.
So verwunderlich das klingt, so wird man sich mit dieser
Annahme, die neuerdings wieder von Forschern vertreten
wird, abzufinden haben, bis diese Frage eingehend geklärt
ist. Wir haben gegenüber einer so bekannten Krankheit wie
unsere einheimische Diphtherie die ähnliche Feststellung
machen müssen, daß diese verheerende Seuche regelmäßig
für viele Jahrzehnte fast völlig verschwand, sie wurde von
den Ärzten in den Zeiten solcher Ruhe vergessen, die vereinzelten leichten Erkrankungen wurden verkannt, und erst ein
neuer Seuchenzug gab Anlaß, die Erfahrungen der Geschichte wieder vorzuholen. Der erste Seuchenzug der Cholera im Jahre 1823 nach Westen machte noch an den Grenzen Europas halt. Aber schon seit 1829 begann ein neuer
Zug, der ganz Europa überzog, fürchterliche Verheerungen
anrichtete und noch innerhalb dreier Jahre bis Nordamerika
sich ausdehnte. Die Seuche folgte allen Verkehrsmitteln,
meist den Flußläufen, spätere Epidemien auch dem Seeverkehr. Die Furcht und der Schrecken, die von dem ersten

Seuchenzug ausgingen, führten zu energischen Abwehrmaßnahmen, die durch Jahrzehnte fortgingen und die Grundlage unserer modernen Gesundheitstechnik und staatlichen
Seuchenabwehrgesetzgebung bildeten. Solche Seuchenzüge wiederholten sich noch siebenmal, sie waren oft an Kriegszüge angeschlossen; bekannt sind die Verheerungen der Cholera im Krieg 1866 und daran anschließend im folgenden
Jahr, der plötzliche Ausbruch in den ersten Tagen der Wiener
Weltausstellung 1873, und vielen Lebenden wird noch der
Seuchenausbruch 1892 in Hamburg in der Erinnerung sein,
bei dem in wenigen Wochen im Spätsommer 3 % der Bevölkerung erkrankten und davon die Hälfte in wenigen Tagen
bis Stunden starb. Nun ist aber die zweite umgekehrte Merkwürdigkeit, daß sehr häufig eine Einschleppung, und zwar
meist von Osten her, erfolgte, daß sie sich durch den Ausbruch ganz kleiner Seuchenherde mit demselben verhängnisvollen Verlauf verriet, und daß es trotzdem nicht zu größerer
Verbreitung kam, obgleich anscheinend besondere Gründe
nicht bestanden. Es liegen zahlreiche Beispiele vor, daß plötzlich an irgendeinem stillen, vom Weltverkehr abliegenden
Orte eine Anzahl Cholerafälle vorkamen, während das Nachbardorf verschont blieb; man wußte nicht, woher die Krankheit kam und warum sie örtlich beschränkt blieb. Ja, es
klingt wie ein Märchen, daß noch 1918 durch Genuß von
Fleisch eines von Osten eingeschmuggelten Schlachttieres
eine kleine Choleraepidemie in Berlin ausbrach, die sich auf
die Genießer dieses Fleisches beschränkte und die erst nachträglich durch die bakteriologische Untersuchung als echte
Cholera aufgedeckt wurde. Wie oft mag Ähnliches vorgekommen, aber wegen mangelnder Untersuchung nicht aufgeklärt
worden sein. Es wäre, wenn man die Seuchenzüge der Cholera während fast des ganzen vorigen Jahrhunderts seit 1829
auf zeitweilige Verunreinigung von Flußläufen durch Cholerakeime oder auf nicht entdeckte Keimträger zurückführen
will, wunderbar, daß solche Ereignisse gerade nur in den
wenigen Jahren eines Seuchenzuges eingetreten wären. Man
muß mit aller Bestimmtheit annehmen, daß genau das gleiche
sich auch in anderen Jahren vielfach wiederholt haben wird,

94

nur daß diesmal die Verbreitung ausblieb. Und von diesem Schluß ausgehend, kommen wir auf die dritte Eigentümlichkeit der Seuchenzüge der Cholera in unseren Gegenden. Die Cholera *wählte*; sie bevorzugte manche Orte, in denen sie verheerend hauste, und sie verschonte, bald während einzelner Seuchenzüge, bald dauernd, andere Orte vollkommen. Nachweisbare massige Einschleppungen hafteten in solchen choleraimmunen Ortschaften nicht, ja, es konnte in Städten, wie Nürnberg oder Hamburg-Altona der eine Stadtteil verheerend ergriffen, der andere vollkommen verschont bleiben. Hier stehen sich zwei Ansichten gegenüber, die zu einem scharfsinnigen Kampf zweier hygienischer Schulen, der von Pettenkofer und der von Koch, führten. Pettenkofer und seine Schüler schlossen zutreffend, daß außer dem Krankheitserreger und dem Grade der persönlichen Empfänglichkeit noch ein dritter unbekannter Faktor für das Zustandekommen einer Choleraepidemie im Spiele sein müsse, den sie in der geologischen Beschaffenheit des Bodens suchten; je nach dieser Beschaffenheit nahmen sie an, daß der Krankheitserreger in diesem zum vollen Schädling ausreifen könne oder verkümmern müsse; Schwankungen des Grundwasserstandes wurden bei der Übertragung dieser Lehre auch für den Typhus mit herangezogen. Die Kochsche Schule dagegen machte für das Entstehen oder Ausbleiben einer Epidemie lediglich die Verunreinigung des Brauchwassers verantwortlich. Orte, deren gute Wasserversorgung eine solche Verunreinigung ausschlössen, blieben choleraverschont, andere Orte, bei denen, wie 1892 in Hamburg, schwere Mängel der Wasserversorgung vorlägen, hätten das mit Epidemien zu bezahlen. Die Frage ist noch heute nicht endgültig entschieden, es wird noch heute über sie gekämpft. Gegen die Lehre von Pettenkofer läßt sich gewiß viel sagen; aber auch gegen diejenige von Koch spricht vor allem, daß solche Wasserverunreinigungen oft und stark vorgekommen sind, ohne daß Choleraepidemien oder solche von Typhus folgten. In jedem Falle tun wir gut, den Boden von Verunreinigungen frei zu machen, die Abfälle des Menschen und seiner Nahrung sorgfältig von ihm fern und das Trinkwasser rein zu halten.

Mindestens ist ihre Verunreinigung das Zeichen auch sonstiger ernster Mängel der hygienischen Notwendigkeiten. Nun zeigten die Choleraepidemien unserer Gegenden zwei Eigenschaften in einer Reinheit, die bei Typhus oder Ruhr nur mehr oder minder stark angedeutet war. Die Zahl der Keimträger war außerordentlich groß, die Zahl der Erkrankten beschränkte sich auf wenige Prozente der Bevölkerung. Bei der Cholera müssen wir annehmen, daß dem Einfluß des Ansteckungsstoffes der überwiegende Teil der Bevölkerung ausgesetzt war, von dem der größere Bruchteil überhaupt nicht, ein kleinerer nur leicht erkrankte. Die Erklärung ist einfach und deckt sich mit der für die Ruhr. Persönliche hygienische Kultur und einfache Schutzmaßnahmen der Ernährung verhinderten die Aufnahme des vollgefährlichen Ansteckungsstoffes von außen und durch unmittelbare Ansteckung von Erkrankten. Aber selbst bei der Gefahr der Aufnahme geringer und verdünnter Mengen der Krankheitskeime gewährten mäßige Lebensweise und gesunde Verdauungsorgane einen Schutz vor der Vollerkrankung. Daher war die Cholera genau wie die Ruhr bei uns eine überwiegende Krankheit der aus Not, Unwissenheit oder Leichtsinn hygienisch Sorglosen und verlor an Gefahr mit der Steigerung unseres Verständnisses für die persönliche Hygiene des Alltags. Wir sind gerade über diesen Punkt durch die sorgfältige Statistik der Hamburger Epidemie 1892 recht genau unterrichtet, und deshalb mögen die Zahlen hier wiedergegeben werden.

Auf je 1000 Steuerzahler der gleichen Vermögensklasse an Cholera in Hamburg kamen 1892:

Einkommen in Mk.	Erkrankte	Gestorbene
800— 1000	114	62
1000— 2000	110	55
2000— 3500	47	27
3500— 5000	40	22
5000—10000	31	16
10000—25000	18	10
25000—50000	17	11
über 50000	6	5

Neben dem Typhus liefert keine Seuche so klare Beweise für die durch einen Seuchenausbruch hervorgerufenen *wirtschaftlichen Schädigungen* der Gesamtbevölkerung, die sich in Zahlen berechnen lassen. Und kaum eine andere Krankheit der Neuzeit hat die der unseren unmittelbar vorangegangene Generation so sehr mit dem seelischen Schrecken eines ernsten Seuchenausbruchs bekanntgemacht.

8. Die seuchenhaften Erkrankungen des zentralen Nervensystems.

Eine andere Gruppe von seuchenartigen Erkrankungen, die einander durch ihre Krankheitsbilder sehr nahestehen, stellt uns vor ganz neue Erscheinungen. Es sind das die *epidemische Genickstarre*, die *spinale Kinderlähmung* und die *infektiöse Gehirnentzündung*, die bei ihrem Auftreten seit 1916 bis 1918 zuerst unter dem Namen der *Schlafkrankheit* Volkstümlichkeit erlangte, obgleich sie mit der tropischen Schlafkrankheit auch nicht das geringste zu tun hat. Die epidemische Genickstarre soll angeblich erst seit Beginn des vorigen Jahrhunderts als Seuche neu aufgetreten sein. Das ist so gut wie sicher irrtümlich. Sie tritt mit Zuständen schwerer Bewußtlosigkeit auf, und sehr viele ihrer Seuchenzüge, namentlich diejenigen der letzten Jahre, verbanden sich mit Ausschlägen, die denen des Fleckfiebers und anderer typhöser Erkrankungen sehr ähnlich sind. Deshalb wurde diese Krankheit so lange einfach unter den mit Bewußtlosigkeit einhergehenden Ausschlagskrankheiten mitgerechnet, bis sie eine sorgfältigere klinische Beobachtung abtrennte. Wenn sie zuweilen zum Beweis dafür angeführt wird, daß auch heute noch epidemische Krankheiten ganz neu ausbrechen können, so ist dies jedenfalls für diesen Fall irrtümlich. Sie ist eine außerordentlich schwere Erkrankung, deren körperliche Unterlage eine eitrige Entzündung der weichen Hirnhäute ist. Sie ist an die kältere Jahreszeit gebunden, befällt fast ausschließlich das jugendliche Alter, darunter zu 75 bis

80 % dasjenige unter 15 Jahren. Ihre Gefährlichkeit ist so groß, daß nach einem kurzen Krankenlager weit mehr als die Hälfte stirbt; die Überlebenden siechen lange dahin, von ihnen erblindet, ertaubt oder verblödet die Mehrzahl, und nur wenige Prozente genesen voll. Diese Krankheit tritt gehäuft, namentlich in Kasernen, Internaten, Herbergen, auf, und man hat hier sehr interessante Beobachtungen über das allmähliche Anwachsen der Verbreitungsgefahr durch Zunahme der Keimträger gemacht, es handelt sich also auch hier wieder einmal um die Steigerung der Ansteckungsgefahr durch die massiger werdende Infektion. Sie wächst sich manchmal zeitlich und örtlich zu schweren und großen Epidemien von mehreren Tausenden von Erkrankungen aus; eine solche Epidemie hält dann meist mehrere Jahre an. Daneben tritt dieselbe Krankheit stets und überall vereinzelt auf. Die zweite Krankheit ist die *spinale Kinderlähmung*, die ebenfalls fast nur die Jugend befällt und die erst seit 1840 eingehender gewürdigt wird. Wie die vorige hat sie die Eigenschaft, daß stets und überall vereinzelte Fälle vorkommen, und daß dann plötzlich und in einzelnen Ländern eine Häufung von außerordentlich zahlreichen Fällen sich bemerkbar macht. Im Gegensatz zu der erstgenannten bevorzugt sie die warmen Monate, kommt etwas häufiger auf dem Lande als in den Städten vor und verbreitet sich in langsamem deutlich erkennbarem Weiterwandern von Land zu Land. Sie befällt die Kinder plötzlich aus voller Gesundheit mit hohem Fieber und schweren Krankheitserscheinungen allgemeiner Art. Schon nach verhältnismäßig kurzer Zeit von Tagen treten plötzliche Lähmungen der Glieder ein, deren Verteilung auf die Gliedmaßen bei den einzelnen Epidemien genau aufgezeichnet und jedenfalls sehr wechselnd ist; etwa ein Drittel erliegt der Krankheit, nur etwa die gleiche Zahl verliert ihre Lähmungen allmählich, der Rest bleibt dauernd gelähmt. Die Schäden der Krankheit, die in wenigen Tagen ein vielversprechendes Kind entweder dahinrafft oder für Lebenszeit zum mehr oder weniger hilflosen Krüppel macht, ist fürchterlich. Auch die dritte dieser Krankheiten, die *epidemische Hirnentzündung*, ist sehr mörderisch und hat lange nachwirkende ernste Ge-

sundheitsstörungen. Auch hier besteht der Streit, ob diese Epidemie, die um 1917 bis 1918 im deutlichen Wanderzuge außerordentlich zahlreiche Erkrankungen hervorrief, um dann langsam abzunehmen, etwas Neues sei oder ob Ähnliches schon früher vorkam. Aus der Zeit um 1890 sind ganz ähnliche seltene Erkrankungen im Anschluß an die damalige Influenzaepidemie beschrieben worden, auch sind gelegentlich aus noch älterer Zeit gehäufte Erkrankungen beschrieben worden, die man ähnlich wie die heutigen deuten könnte. Es ist daher auch jetzt wieder ein Zusammenhang mit der Influenzaepidemie von 1918 vermutet worden, doch ist es durchaus strittig, ob das zutrifft oder ob es sich um eine selbständige Krankheit handelt, die zufällig zur selben Zeit mit einer neuen Influenzaepidemie ausbrach. Die Krankheit trat in durchaus verschiedener Heftigkeit auf, in ihrem vollen Bilde als sehr schwere Hirnentzündung bald mit Überwiegen von Lähmungserscheinungen, deren äußerer Ausdruck die anhaltende Schlafsucht war, bald wieder umgekehrt mit starken Reizerscheinungen. Auch sie führte in etwa 30 % zu raschem Tode, die Überlebenden zeigten oft schwere überbleibende Nervenkrankheiten. Doch hat erst eine spätere Zeit gelehrt, wie ernst diese Nachwirkungen sind. Ein sehr großer Teil der Davongekommenen bekam erst sehr langsam und allmählich in steter Zunahme allgemeine Nervenerkrankungen, vor allem schwere, unheilbare Seelenstörungen, die zahlreiche der Genesenen aus dem Lebenskampf ausschalteten und namentlich bei den häufig erkrankten Kindern auch die Ausbildung unmöglich machten.

Die genannten drei Epidemien haben zwei Besonderheiten gemeinsam; die eine gehört zu ihrem Krankheitsbild, die andere zu ihrem epidemischen Verhalten. Die *klinische* Besonderheit besteht in folgendem: Bei allen drei Erkrankungen geht der Lokalisation im Hirn oder Rückenmark eine andere Erkrankung von meist harmlosem Charakter voraus, die sich von anderen Erkrankungen an den gleichen Organen kaum unterscheidet und daher jedenfalls als Vorläufer des ernsten Nervenleidens gar nicht zu erkennen ist, wenn man nicht eben schon durch das Herrschen einer Epidemie darauf auf-

merksam wird. Bei der epidemischen Hirnhautentzündung
sind es einfache Katarrhe des Nasenrachenraums, bei der spinalen Kinderlähmung uncharakteristische Reizerscheinungen
meist im Verdauungskanal und bei der epidemischen Hirnentzündung sehr häufig grippeartige Erkrankungen. Bei der
eitrigen Hirnhautentzündung kennen wir den Erreger, einen
Spaltpilz von der Form einer Doppelkugel, hier kann man
also durch bakteriologische Untersuchung auch im Rachen
den Charakter der Erkrankung bestimmen; bei der Kinderlähmung ist der Erreger so klein, daß er durch die Filter
hindurchgeht, also für uns unsichtbar ist; wir können sein
Vorkommen nur durch Übertragung auf Affen nachweisen.
Für die epidemische Hirnentzündung sind bisher nur zweifel-
hafte Funde gemacht worden. Der Krankheitserreger siedelt
sich also bei allen diesen drei Krankheiten zuerst an der
Eingangspforte an, ohne dort einen nennenswerten Schaden
anzurichten. Von da erst tritt er ins Zentralnervensystem
über, er oder vielleicht auch nur die von ihm erzeugten Gifte.
Das ist immerhin sehr auffällig, denn gerade die nervösen
Zentralorgane sind durch ihre Knochenhüllen, durch harte
Hautüberzüge gegen das Eindringen von Keimen, wenn sie
nicht auf dem Blutwege in großen Massen durch den ganzen
Körper verschleppt werden, sehr stark geschützt. Die *epide-
miologische* Besonderheit ist die Häufigkeit der Keimträger
in der Umgebung Erkrankter. Man schätzt sie für die beiden
erstgenannten Krankheiten niedrig auf das Fünf- bis Zwanzig-
fache der Erkrankten, bei der dritten, wo man den Erreger
gar nicht kennt, muß man ähnliche Beziehungen annehmen.
Wenn also die Epidemie sich ausbreitet, so erkranken außerordentlich viel zahlreichere Menschen nur an den Schleimhäuten des Schlundes und des Verdauungskanals und nur ein
ganz geringer Bruchteil von diesen später am Zentralnervensystem. Die letzteren werden also von einer *zweiten* Erkrankung befallen, die das Ergebnis einer „Durchsiebung“, einer
Auslese aus der weit größeren Gruppe der Ersterkrankungen
ist. Wir haben etwas Ähnliches schon bei den Lähmungen
der Diphtherie erlebt. Von den einer Ansteckung mit Diphtherie ausgesetzten Kindern erkranken etwa 15 bis 20 %

an den charakteristischen Veränderungen im Hals, während
eine möglicherweise vielfache Zahl nur Keimträger werden,
ohne sichtbar befallen zu werden. Und von diesen von Schleim-
hautdiphtherie Befallenen erkranken nachträglich durch Vergiftung des Zentralnervensystems an Lähmungen höchstens
bis zu 10 %. Wir werden bei Syphilis später noch ein ähnliches Verhalten kennenlernen. Da es sich bei diesen Epidemien also um eine zweite Krankheit handelt, ist es nicht
wunderbar, daß sie an sich nicht anstecken, wohl aber ihre
ersten Ansiedlungen an der Eingangspforte. Aus welchen
Gründen aber diese Aussiebung eines Bruchteils zur zweiten
Erkrankung erfolgt, darüber kann nichts gesagt werden;
jedenfalls müssen außer dem Krankheitserreger hierfür besondere Gründe, vielleicht ausschließlich eine persönliche
Empfänglichkeit verantwortlich gemacht werden. Jedenfalls
ist es jetzt verständlich, daß selbst bei epidemischen Seuchenzügen die Erkrankungen in den einzelnen Ortschaften sehr
verstreut vorkommen, und daß auch in der epidemiefreien
Zeit immer wieder vereinzelte Fälle sich zeigen, bei denen
es nicht möglich ist, die Ursache festzustellen.

9. Erzeugung von Epidemien durch Zwischenwirte aus der Klasse der Insekten.

Die Mannigfaltigkeit der Möglichkeiten für die Entstehung
von Infektionskrankheiten und für ihre Steigerungen zur Epidemie zeigt eine andere Gruppe, für die in der Neuzeit festgestellt wurde, daß ihre Übertragung niemals von Mensch zu
Mensch erfolgt, auch nicht mittelbar dadurch, daß der vom
Kranken ausgeschiedene Krankheitsstoff in der unbelebten
Außenwelt, wie in Wasser und Boden oder an Gebrauchsgegenständen, lebensfähig und vermehrungsfähig bleibt. Bei
diesen Krankheiten liegt vielmehr das ganz besondere Verhältnis vor, daß ihre charakteristischen Krankheitserreger ge-
wissermaßen eine *Doppelexistenz* führen. Sie leben einmal
in ganz bestimmten Insekten, sie werden von diesen durch

den Stich oder Biß beim Blutsaugen auf Menschen und Tiere übertragen; dort aber machen sie meist in dem Blut einen ganz anderen Entwicklungsgang durch, nehmen auch andere Formen an und erzeugen dann erst charakteristische Krankheiten. Umgekehrt findet sich für die betreffenden Insekten trotz ihrer kurzen Lebensdauer immer reichlich Gelegenheit, sich mit solchen Keimen zu beladen, wenn unter den Opfern ihrer Stiche sich Erkrankte finden. Der Kreislauf kann noch dadurch komplizierter werden, daß bei solchen Krankheiten nicht nur Menschen, sondern einzelne Tierarten von den gleichen Insekten gesucht werden, und wenn dann diese Tierarten ebenfalls wie die Menschen durch den Stich oder Biß infiziert werden und den eingedrungenen Keimen die Möglichkeit der Vermehrung im Blut geben. So können z. B. Rattenflöhe die Pest unter den Ratten verbreiten und dann von der Ratte auf den Menschen weiter übertragen. Die Parasiten, die auf diesem Wege durch Vermittlung blutsaugender Tiere übertragen werden, gehören mit Ausnahme des Erregers der Beulenpest und des Rückfallfiebers sowie einiger sehr seltener anderer Erkrankungen, die zu den Bakterien rechnen, meist dem Gegenstück der krankheitserregenden Kleinpilze, den mikroskopisch kleinen Urtieren, der Gruppe der *Protozoen* an. Auch harmlose Blutparasiten dieser Art sind außerordentlich verbreitet bei Tieren, wie namentlich Vögeln und Nagetieren, und von ihnen sind eine Reihe verschiedener Formen genau bekannt. Diese Tiere haben sich an ihre Parasiten so angepaßt, daß sie meist recht unschädlich bleiben und daher kaum Krankheiten zu erzeugen imstande sind.

Die hauptsächlichsten zu jener Gruppe gehörenden Krankheiten sind die *Malaria* oder das *Wechselfieber*, das *Fleckfieber*, das *Rückfallfieber*, das *gelbe Fieber*, dann die *afrikanische Schlafkrankheit*, die bei Menschen, aber auch bei Tieren, dort aber unter anderen Erscheinungen, vorkommt. Zu ihnen gehört das in Europa nur in den Gegenden des Mittelmeers, in anderen Erdteilen in Gegenden ähnlichen Klimas vorkommende *Denguéfieber* und einige andere seltenere Infektionskrankheiten. Die *Beulenpest* gehört nicht ganz hierher, denn sie kann im Gegensatz zu den anderen Epidemien außer durch Stich auch unmittelbar von Mensch zu Mensch, gelegentlich auch auf dem Umwege über ansteckungsfähiges lebloses Gebrauchsmaterial weiterverbreitet werden. Für jede dieser Krankheiten kommt als Überträger ein ganz bestimmtes Insekt und ein bestimmtes Urtierchen in Betracht. Der spezifische Charakter von Krankheitsform und Krankheitsursache ist also auch hier streng eingehalten.

Die *Malaria* oder das *Wechselfieber* ist eine Krankheit, die früher als weitverbreitete endemische und überaus häufige Krankheit die Bevölkerung dezimierte, Ackerbau und Verkehr unmöglich machen konnte und Millionen von Menschen tötete oder schwächte. Noch heute erzeugt sie in Indien Dutzende von Millionen, in Rußland Millionen und in Italien und Bulgarien Hunderttausende von Erkrankungen jährlich. Die zum Stillstand gekommene Krankheit des einzelnen hinterläßt durch die große Milzschwellung, die nur langsam schwindende Blutarmut schwere Nachwirkungen und kann durch Ausbruch anderer Organerkrankungen, aber auch von selbst wieder aufflammen. Sie ist gekennzeichnet durch Anfälle von Fieber, die je nach der Krankheitsform in regelmäßiger Tagesfolge als Zwei-, Drei- oder Viertagefieber unter Beginn mit Schüttelfrost einander folgen und von einer Reihe folgenschwerer anderer Krankheitserscheinungen, vor allem einer fortschreitenden Blutarmut, gefolgt sind. Die Ursache ist ein Urtierchen, das sogenannte Plasmodium der Malaria, das im Leibe einer Mücke, der weitverbreiteten, auch bei uns da und dort vorhandenen *Anophelesmücke* (Abb. 13), seine geschlechtliche Vermehrung durchmacht und von dort durch Stich mit dem Speichel auf den Menschen übertragen wird. In seinem Blut dringen die Keime in die roten Blutkörperchen ein, vermehren sich dort durch Teilung ungeschlechtlich, bis sie in Rosettenform das ganze Blutkörperchen ausfüllen und zerstören. Nach Sprengung der Blutkörperchen gelangen die einzelnen Keime in die Blutflüssigkeit (Abb. 14). Dieser Vorgang löst den Schüttelfrost und Fieberausbruch aus, es beginnt das Eindringen der Keime in andere Blutkörperchen und damit das Spiel von neuem. Die protozoen-

freie Anophelesmücke ist auch in Ländern harmlos, wo keine
Malariakranken sind, und der malariakranke Mensch unschädlich für andere in Ländern, wo diese Mücke nicht vorkommt. Beide müssen aufeinander eingespielt sein. Sumpfige
Gegenden, welche die Mückenbrut fördern, vermehren die

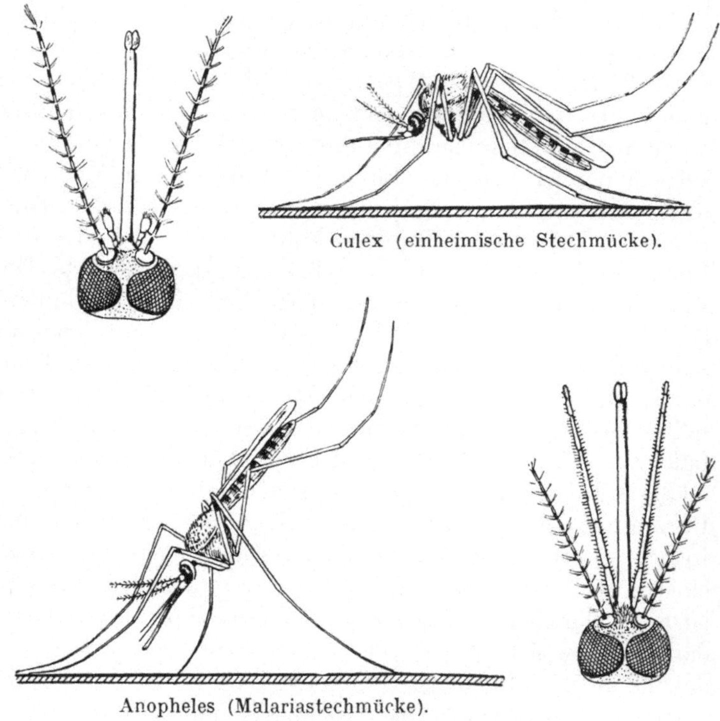

Abb. 13.   Darstellung der Unterschiede zwischen der Gattung
Anopheles und der Gattung Culex.

Übertragungsgefahr, und umgekehrt wirkt die planmäßige
Trockenlegung und Mückenbekämpfung. Aber ebenso geschieht der Malaria Abbruch, wenn die Menschen durch regelmäßige Behandlung mit Chinin, das die Plasmodien tötet,
geheilt und ansteckungsfrei gemacht werden. Die Schwankungen im Auftreten der Malaria sind an die Lebensgewohn-

heiten der Mücken gebunden, die in warmen Gegenden besser
fortkommen und in gemäßigtem Klima wieder nur einige
Monate stechen. Also auch hier ist der Mechanismus der Infektionskrankheit aufgeklärt, und das besser und klarer als
bei der Mehrzahl der anderen Infektionen. Für das Verständnis der Malaria als Seuche bleibt trotzdem eine Lücke. Die
verschiedenen Rassen der Menschen verhalten sich nämlich
sehr verschieden. Zwar besteht eine allgemeine Empfänglichkeit aller Rassen und Lebensalter, nach einem unreinen
Mückenstich zu erkranken. Aber die Hinfälligkeit ist durchaus abweichend, je nachdem sie eine Bevölkerung trifft,
in der Malaria dauernd herrscht, oder Angehörige von Völkern, die aus nachweisbar freien Ländern dorthin zuwandern.

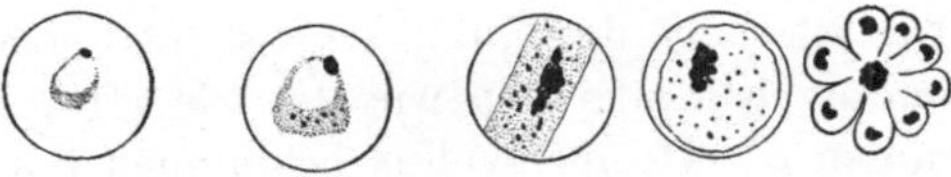

Malariaerreger.   Entwicklung in roten Blutkörperchen.

Abb. 14.   Quartana simplex.

Die Bevölkerung in Ländern endemischer Malaria ist, wie
man sich ausdrückt, *durchseucht.* Man kann das durch die
mikroskopische Blutuntersuchung auf Plasmodien und durch
den Nachweis der Milzschwellung ja sehr leicht feststellen.
Und zwar beginnt die Durchseuchung schon im Kindesalter.
In manchen Gegenden Afrikas fand man infizierte Kinder

$$
\begin{aligned}
&\text{über 1 Jahr} \ldots 48\,\% \\
&\text{1—3 ,,} \quad \ldots 87\,\% \\
&\text{4—7 ,,} \quad \ldots 65\,\%.
\end{aligned}
$$

Diese älteren Kinder und noch mehr die Erwachsenen sind
die Überlebenden von Jahrgängen, unter denen die Malaria
furchtbar aufgeräumt hat. Die Erwachsenen sind Träger der
Keime, verlieren sie allmählich auch, denn unter den Erwachsenen dieser selben Gegend finden sich nur noch 15 %
mit Parasiten. Man läuft Gefahr zu folgern, daß das gleiche
vorliegt wie bei Masern, daß das Überstehen im Kindesalter

gegen das Wiedererkranken im späteren Leben schützt. Das stimmt aber nicht. Denn wenigstens bei den Zugewanderten besteht keine erworbene Immunität nach Überstehen der Krankheit selbst in ihren schweren Formen. Die einheimische Bevölkerung muß also aus anderen Gründen gefeit worden sein, so daß zwar die Kinder noch heftig erkranken und in beträchtlichem Bruchteil auch zugrunde gehen, die Erwachsenen aber der Infektion widerstandsfähig gegenüberstehen. Die Gründe sollen später erörtert werden.

In diesem Punkt besteht eine gewisse Ähnlichkeit bei *Fleckfieber.* Auch diese Seuche hat eine Geschichte von Jahrtausenden und trat wohl zu allen Zeiten in annähernd der gleichen Form mit furchtbaren Verheerungen auf, die sich bei Hungersnöten und Kriegen steigern. Wohl keine andere Seuche, außer allenfalls der Ruhr, zeigt sich so eng gebunden an die genannten Katastrophen wie das Fleckfieber, das deshalb den Namen des Hungertyphus bekommen hat. Eine der furchtbarsten Epidemien von Fleckfieber brach nach dem Rückzug Napoleons aus Rußland in Europa, besonders aber unter der Bevölkerung Deutschlands aus; der Charakter des Hungertyphus zeigte sich wieder um 1848 in Oberschlesien, im Spessart und vor allem in Irland und 1868 bei der finnischen Hungersnot. Und 1920 und 1921 bei der entsetzlichen Hungersnot in Rußland stieg die Zahl der Fleckfiebererkrankungen auf viele Millionen. Die Krankheit selbst beginnt, nachdem zwischen Ansteckung und Krankheitsanfang 10 bis 12 Tage vergangen sind, mit hohem Fieber, einem fleckenförmigen Ausschlag am Rumpf, der meist leicht von dem des Unterleibstyphus zu unterscheiden ist, Bewußtlosigkeit und sehr häufig Lungenentzündung. In der zweiten Woche tritt als seltener Ausgang der Tod ein oder es beginnt in den meisten Fällen die langsame Genesung, häufig von Nachkrankheiten verschiedener Art gefolgt. Die Empfänglichkeit ist allgemein. Die Tödlichkeit bei den Erkrankten ist wie bei kaum einer anderen Krankheit an das Lebensalter gebunden. Im Kindesalter ist sie außerordentlich niedrig, steigt langsam bis etwa 10 bis 30 % in der ersten Lebenshälfte und wird um so größer, je älter der Erkrankte. Aber auch hier besteht ein Gegensatz zwischen der Bevölkerung im einheimischen Krankheitsgebiet und den dorthin Zugewanderten, zahlenmäßig viel ausgesprochener noch als bei der Malaria. Im einheimischen Gebiet steigt die Sterblichkeit der Erkrankten kaum über 10 %, bleibt selbst in Hungerzeiten oft darunter und wird allenfalls nur durch andere Schwächezustände gesteigert. Bei Zugewanderten liegt sie bei 30 %, und die Krankheit ist hier bei Menschen über 50 Jahren fast stets tödlich. Die Unterschiede traten besonders schroff im Kriege hervor, wo die deutschen Heere in Rußland der Ansteckung stark ausgesetzt waren und viel leichter erlagen als die einheimische Bevölkerung. Verschieden ist das Verhalten der Kinder, für die die Malaria eine mörderische Seuche, das Fleckfieber eine fast harmlose Erkrankung ist. Ob eine erworbene Immunität für Fleckfieber besteht, ist mindestens sehr zweifelhaft. Denn obgleich sie behauptet wird, sind doch gar nicht so spärlich Fälle mitgeteilt worden, in denen derselbe Mensch zweimal erkrankte. Wir kennen den Erreger des Fleckfiebers nicht mit absoluter Sicherheit, man hat eigentümliche Parasiten im Darm der Kleiderlaus gefunden, möglicherweise gibt es aber andere Entwicklungsformen bei Menschen. Jedenfalls kann die Krankheit durch Übertragung des Bluts Erkrankter auf empfängliche Tiere hervorgerufen werden. Sicher aber ist die Kleiderlaus die Verbreiterin, die den Infektionsstoff aus dem Blute des erkrankten Menschen entnimmt und, nachdem er in ihrem Körper ausgereift ist, nach 10 bis 12 Tagen weiterverbreiten kann. Der kranke Mensch selbst ist nicht ansteckend. Die jahreszeitlichen Schwankungen der Epidemie, die Beschränkung auf Länder, in denen die Kleiderläuse als fast selbstverständliche Notwendigkeit weit verbreitet sind, erklären sich leicht aus den Lebenseigentümlichkeiten der Läuse. Daß die Verhältnisse während eines Krieges die Verbreitung der Läuse begünstigen, hat uns der letzte Feldzug deutlich genug gelehrt. Die Häufung der Krankheit bei Hungersnöten erklärt sich wohl dadurch, daß dann die Bevölkerung ihre Wohnsitze stark wechselt und auch sonst Zustände eintreten, wie der Kampf um die kargen Nahrungsmittel, der die Übertragung der Läuse begünstigt, ähnlich wie das Anstehen im Krieg. Das Fleckfieber war bis in die allerneueste Zeit ständig sehr verbreitet in Rußland, Polen, Galizien und Sibirien. Daß Gegenden mit kalten Wintern gefährdeter waren, erklärt sich leicht aus dem Bedarf nach wärmerer Kleidung und Pelzen. Mitteleuropa und Westeuropa waren schon seit Jahrzehnten so gut wie frei. Auch dort, wo das Fleckfieber durch Jahrhunderte einheimisch war, zeigt sich seit Überstehen der russischen Hungersnot überall ein starker Rückgang, wohl auf dem Boden der neuen Erkenntnisse über den Zusammenhang.

Ganz kurz möge hier das *Rückfallfieber* erwähnt werden, eine ebenfalls in Rußland und osteuropäischen Ländern sehr weitverbreitete Erkrankung von fieberhaftem Verlauf mit typhösen Erscheinungen und der Neigung zu Nachkrankheiten des Nervensystems; sie hat die Eigentümlichkeit, daß nach dem ersten Fieberanfall von etwa 1 bis 1½ Wochen die Genesung durch einen zweiten kürzeren und meist schwächeren Rückfall und vielleicht noch durch einen dritten unterbrochen wird. Das Rückfallfieber ist dadurch gekennzeichnet, daß während des Anfalls und der Rückfälle in der freien Blutflüssigkeit zahlreiche, ziemlich große, in lebhafter Bewegung befindliche, spiralig gewundene Stäbchen sich finden (Abb. 15), die während des Fieberabfalls verschwinden, d. h. im Blut absterben; aus den wenigen übriggebliebenen Keimen sproßt einige Tage später eine zweite und vielleicht noch eine dritte Brut auf, bis der Körper ganz der Infektion Herr geworden ist. Es ist von Interesse, daß diese Spirochäten schon 1868 von dem Berliner Arzt O b e r m e i e r entdeckt und als Ursache der Erkrankung erkannt wurden. In verschiedenen Gegenden Afrikas finden sich ebenfalls endemische Herde eines Rückfallfiebers, dessen Erreger den europäischen ähnlich sind, auch der Verlauf gleicht ziemlich genau demjenigen der europäischen Länder. Von dem

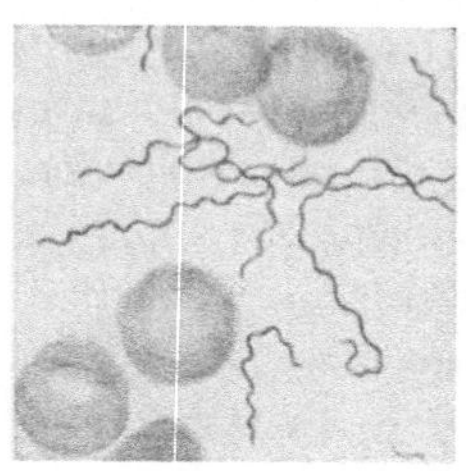

Abb. 15. Spiroch. febris recurrentis Obermeieri. Krankenblut. 700 : 1.

afrikanischen Rückfallfieber wird angegeben, daß sein Überstehen eine Immunität hinterläßt, bei der europäischen Krankheit ist das jedenfalls nicht der Fall. Die Krankheit überschreitet selten das Gebiet, in dem die Epidemie heimisch ist, sie hat in den letzten Jahren dort ebenfalls abgenommen, im letzten Drittel des vorigen Jahrhunderts wurde sie wiederholt nach Deutschland eingeschleppt, trat aber hier meist nur in Herbergen oder bei fahrenden Leuten auf. Als Überträger kommt bei uns wohl auch die Kleiderlaus, vielleicht auch Flöhe oder Wanzen in Betracht, an der afrikanischen Krankheit wirken Zecken als Verbreiter mit. Auch diese Infektionskrankheit kann durch Blutüberimpfung auf manche Tierarten übertragen werden.

Die wesentlichen Kennzeichen der *Beulenpest* mögen hier nur kurz hervorgehoben werden, weil diese furchtbare Krankheit, allerdings erst seit etwa 2 Jahrhunderten, in unseren Gegenden kaum mehr irgendeine Rolle spielt. Das war nicht immer so. In Südeuropa und um die Gegenden des östlichen Mittelmeers wütete die Pest um das 5. Jahrhundert nach Christi in furchtbaren Epidemien, über die so getreue Schilderungen der Einzelheiten dieser Seuche uns überliefert sind, daß wir bestimmt sagen können, diese Seuche hat als Krankheit ihre Erscheinungsform bis in die heutige Zeit nicht geändert. Dann aber, nach den Kreuzzügen, durchwanderte sie im 14. Jahrhundert, als schwarzer Tod Schrecken und Not verbreitend, ganz Europa, und selbst wenn die Sterbezahlen, die aus der damaligen Zeit angegeben werden, arg übertrieben gewesen sein mögen, so überstiegen sie anscheinend doch die Zahlen, die selbst bei den fürchterlichsten anderen Seuchen sonst vorkamen. Vor allem vollzog sich die Katastrophe nach Auftreten der ersten Fälle in stürmischem Verlauf einer sehr schnell tödlich endenden und höchst ansteckenden Erkrankung, und binnen wenigen Wochen wurden blühende Ortschaften entvölkert. Die Nachwirkungen waren so bedeutend, daß in der Kulturgeschichte, Literatur und Kunst die Pest und ihre Folgen einen wichtigen Raum einnehmen. Seither hatte die Beulenpest durch die folgenden Jahrhunderte nie aufgehört, gelegentlich in stärkeren oder schwächeren Seuchenzügen viele Gegenden zu überfallen, bis an die Grenzen Westeuropas, die heute gänzlich und dauernd von ihr frei geworden sind, bis sie seit etwa höchstens zwei Jahrhunderten in Europa verschwand. In diesem Zeitraum bevorzugte sie gewisse Länder, wie die östlichen Donaugegenden, die Länder um das Mittelmeer und gelegentlich, namentlich schubweise, große Fluß- und Meereshäfen. Heute hat sie ihren dauernden Herd in Indien, wo sie alljährlich mit jahreszeitlichen Schwankungen ungeheure Opfer dahinrafft, sowie in einigen benachbarten asiatischen Ländern, namentlich im asiatischen Rußland. Endemische Herde finden sich auch an einigen Stellen Südafrikas, von denen aus sie gelegentlich auch nach Ägypten in spärlichen kleinen Epidemien und nach anderen Ländern Nordafrikas sich verbreitet. Auch da und dort in Südamerika finden sich heute noch Pestherde. Die Seuchenchronik des Völkerbundes weiß alljährlich von kleinen eingeschleppten Epidemien zu berichten, die durch den Seeverkehr in Hafenstädten zum Ausbruch kamen, aber rasch erlöschten. Es ist interessant, daß noch vor wenigen Jahren selbst Paris der Sitz einer solchen kleinen und tödlichen Epidemie geworden war. Es besteht an sich durchaus die Möglichkeit, daß auch in unseren Zeiten noch die Pest die Neigung bekommen könnte, sich in größeren Seuchenzügen wieder auszubreiten, denn die allgemeine Empfänglichkeit und Hinfälligkeit des Menschengeschlechtes, unabhängig von Klima und anderen, sonst für ein Vorkommen von Seuchen etwa in Betracht kommenden Ursachen, besteht unverändert fort. Aber diese Möglichkeit ist mindestens sehr gering anzuschlagen, denn die Kenntnisse über die Verbreitungsweise gerade dieser Seuche berechtigen zu optimistischen Erwartungen. Schon in den ersten Zeiten der bakteriologischen Ära 1894 gelang es bald, als den Erreger der Pest einen ganz bestimmten charakteristischen Spaltpilz aufzufinden, der nicht einmal besonders auffällige Eigenschaften besitzt außer derjenigen einer außerordentlich starken Vermehrungsfähigkeit in der Blutbahn empfänglicher Tiere. Eine von keinem Geringeren als Robert Koch im Jahre 1898 auf Veranlassung der deutschen Regierung nach Birma gesandte Forschungsexpedition machte wertvolle Feststellungen über die Entstehung, Verbreitungsweise und die Erscheinungen der Krankheit, die seither vielseitig vervollständigt wurden. Danach ist die Pest eine unter bestimmten Nagern, besonders den Ratten, außerordentlich verbreitete Krankheit, die auch bei diesen in Epidemien auftritt und unter ihnen aufräumt. Auch andere Nager, wie in Afrika namentlich Eichhörnchen, leiden oft an pestartigen Erkrankungen. Von den erkrankten Nagern verbreiten ihre Flöhe die Krankheit auf gesunde Tiere gleicher Art, aber auch auf Menschen und natürlich dann auch durch Kurzschluß vom Menschen zum Menschen. An sich ist der kranke Mensch wenig ansteckend, aber selbstverständlich kann und muß die Übertragung der Ausscheidungsprodukte Erkrankter, auch wenn sie nur in kleine Wunden gelangen, unmittelbar wie irgendeine andere Wundinfektion zur Erkrankung führen. Beim Menschen tritt das Leiden meist als örtliche Drüsenvereiterung mit sehr ausgedehntem Zerfall der Gewebe auf. Die eingedrungenen Keime, charakteristisch genug bei den barfuß gehenden Indern besonders von Fußwunden aus, werden in die nächstgelegenen Lymphdrüsen transportiert und erzeugen dort eine schnell um sich greifende Eiterung, gelegentlich auch die bei fortschreitenden Eiterungen auch anderer Art so häufigen Eiterfieber mit den Folgen der sogenannten Blutvergiftung. Schon in dieser Form ist die Pest als sehr rasch verlaufende Krankheit äußerst lebensgefährlich. Gelegentlich tritt sie aber bei Menschen epidemisch in der Form einer allgemeinen Erkrankung auf, die dann hauptsächlich durch die Entzündung der Lungen gekennzeichnet ist. Diese Pestlungenentzündung, von der wegen der Farbe des Auswurfs im Mittelalter die Bezeichnung des Schwarzen Todes entstand, verläuft überaus schnell und so gut wie immer schnell tödlich.

Aus der Tatsache, daß die Ratten, neben ihnen viel seltener andere Nager, die Krankheit weiterverbreiten, hat man die nötigen Folgerungen gezogen. Bekanntlich sind Ratten die ständige Plage der Frachtschiffahrt, und es ist natürlich, daß Schiffe aus pestverseuchten Gegenden gelegentlich auch pestkranke Ratten beherbergen, deren größerer Teil dann nach der Ankunft im Laderaum tot gefunden wird. Daher werden solche Ratten auf das sorgsamste untersucht und, falls nötig, der Schiffsraum mit besonderen, gasentwickelnden Desinfektionsapparaten vor der Entladung ungefährlich gemacht. Seit Anwendung dieses Verfahrens sind immer wieder Pestratten auch in unseren Seehäfen nachgewiesen worden, ganz vereinzelt auch auf Binnenschiffen mitten im Inland, wenn bei der Entladung doch ein Versehen geschah. Menschenpesterkrankungen sind aber stets vermieden worden.

Interessanterweise kennen wir eine einheimische Krankheit, den *Milzbrand*, bei dem die Zusammenhänge in manchen Punkten ähnlich liegen wie bei der Pest. Der Erreger des Milzbrandes, das größte uns bekannte krankheitserregende Stäbchen, das eben wegen dieser Größe und wegen der ungeheuren Vermehrungsfähigkeit in den Geweben erkrankter Tiere schon seit fast der Mitte des vorigen Jahrhunderts bekannt ist, kommt sowohl im Tierkörper vor wie in der Außenwelt, nämlich im Feldboden, wohin er durch verscharrte gefallene Tiere gelangt; dort erhält er sich in einer Dauerform sehr lange übertragungsfähig, um, sobald er beim Weidegang wieder in den Tierkörper gelangt, erneut zu Stäbchen auszukeimen und sich in den Organen, besonders in der Blutbahn, bis ins unendliche zu vermehren. Auf dem mikroskopischen Schnitt aus den Organen milzbrandkranker Tiere sieht man dann die kleinen und kleinsten Adern vollständig erfüllt von unzähligen, in der Längsachse aneinanderreichenden Ketten des Milzbranderregers. Viele Wildarten, vor allem aber von Haustieren die Rinder, sind überaus empfänglich für Milzbrand, daneben läßt er sich leicht auf andere Tiere übertragen. Gefürchtet sind bestimmte Milzbrandweiden, auf denen immer erneut Erkrankungen auftreten. Der Milzbrand ist auch auf den Menschen übertragbar, möglicherweise gelegentlich durch Insektenstich, jedenfalls leicht auf solche Menschen, die Gefahr laufen, mit milzbrandhaltigen Tierteilen in Berührung zu kommen, also Hirten, Fleischer, besonders häufig durch notgeschlachtete Tiere, Tierärzte, aber auch Gerber, Pinselbearbeiter, Kürschner, da eben die Dauerformen an den Häuten und Haaren sehr lange und nach weiter Verschleppung anhaften können. Der Milzbrand des Menschen ist meist eine örtliche Erkrankung; da er in der überwiegenden Zahl durch Verunreinigung kleiner Hautwunden entsteht, so ist seine häufigste Form die des sogenannten Hautkarbunkels am Ort des Eintritts. Bei zweckmäßiger Behandlung kommt sie recht häufig zur Ausheilung trotz der Schwere der Erkrankung, in einem Bruchteil treten, wie bei anderen Karbunkeln, d. h. großen entzündlichen, tiefgehenden Eiterherden in einer größeren Anzahl von Haarbalgdrüsen, schwere Allgemeinfolgen auf. Außerdem kann auch der Milzbrand sofort als Allgemeinerkrankung mit besonderer Beteiligung einzelner Organe, als Lungenmilzbrand oder Darmmilzbrand auftreten und ist dann meist tödlich. In Deutschland kommen alljährlich kaum mehr als 100 Milzbranderkrankungen vor.

10. Pocken und Influenza.

In der weiteren Betrachtung muß zweier epidemischer akuter Erkrankungen gedacht werden, die miteinander nicht das mindeste zu tun und nur das eine gemeinsam haben, daß für sie eine allgemeine Empfänglichkeit besteht. Die erste dieser Erkrankungen sind die *Pocken*, eine verheerende, in Seuchenzügen auftretende Erkrankung, die ebenfalls seit Jahrtausenden bekannt ist und in diesen Jahrtausenden, soweit nicht ernstliche Abwehrmaßnahmen ihren Charakter änderten, bis in die heutige Zeit in stets der gleichen Form auftrat. Bis zum Ende des 18. Jahrhunderts waren die Pocken so verbreitet und auch die Empfänglichkeit für sie eine so ungehindert allgemeine, daß man sich mit dem Schicksal, von ihnen befallen zu werden, um so mehr abfand, als sie weder Bettler noch König verschonten. Die Hinfälligkeit allerdings änderte sich mit dem Grade der Widerstandskraft der einzelnen Lebensalter, die bekanntlich im frühen Kindesalter und im Greisenalter die geringste ist. Die Berührung mit einem Erkrankten oder mit den an Gebrauchsgegenständen haftenden noch übertragungsfähigen Ausscheidungsprodukten Erkrankter genügt mit der Sicherheit eines Versuches, um nach einem genau bestimmten Zeitpunkt die Krankheit auch zum Entstehen zu bringen, die nach schweren Allgemeinerscheinungen zum Ausbruch eines pustelförmigen Ausschlags über die Haut des ganzen Körpers führt; auch die Rachenschleimhaut, höchstwahrscheinlich die Darmschleimhaut, vor allem die Augenbindehaut werden beteiligt. Der ursprünglich wässerige Inhalt der Pusteln trübt sich bald, vereitert, so daß, wenn die Pusteln sehr dicht sind, große Hauteiterungsflächen entstehen. Das hat in zahlreichen Fällen allgemeine Blutvergiftung zur Folge. Nur allmählich vertrocknen die Geschwüre unter Borkenbildung, aber es bleiben dann tiefe entstellende Hautnarben zurück, recht häufig auch Erblindung. Wer die Krankheit einmal durchgemacht hatte, war auch bei der Gefahr erneuter Ansteckung gegen das Wiedererkranken im allgemeinen geschützt, wenngleich gelegentlich in unerheblicher Zahl auch Wiedererkrankungen beobachtet werden. Bei der Häufigkeit der Pocken konnte diese Tatsache schon vor Jahrtausenden festgestellt werden. Diese Verbreitung der Krankheit führte auch dazu, daß die meisten Menschen schon als Kinder in die Gefahr der Ansteckung kamen, und so wurden die Pocken ebenso wie die Masern eine Kinderkrankheit, trotzdem die Empfänglichkeit an sich für alle Altersklassen bis ins höchste Alter besteht. Auch für die Pocken gilt die Erscheinung, die man bei den meisten Krankheiten, infektiösen wie nichtinfektiösen, trifft, daß sie bald in milderen, bald in schweren oder schwersten Formen auftreten. Bei den Pocken finden sich sogar oft außerordentlich leichte Erkrankungen neben den mittelschweren und der überaus gefürchteten Abart der schwarzen Pocken, einer Erkrankung, bei der die einzelnen Pusteln so dicht aneinanderstehen und so tief greifen, daß schon in der entzündlichen Ausbruchsperiode sich der Pustelflüssigkeit Blut beimengt und in der Eiterungsperiode brandige Hautveränderungen sich hinzugesellen. Diese Mischung aller Formen von den leichtesten bis zu den schwersten findet sich in jeder Epidemie. Es folgten sich aber auch leichte und schwerere Epidemien. Die Menschheit zog aus diesen Beobachtungen in begreiflicher Selbsthilfe die Folgerung, daß sie durch Ansteckung an leichten Fällen die ja für unvermeidlich gehaltene Krankheit bei den Kindern absichtlich herbeiführte, um sie vor der Ansteckung in ernsterer Form zu bewahren. Ja man erzeugte sogar absichtlich die Krankheit, indem man die Kruste abgeschälter Pockenpusteln in kleine Hautwunden brachte. Dieses im Orient lange geübte Verfahren wurde um 1720 nach Europa verpflanzt und dort viel geübt und von den Behörden gefördert. Es wird einleuchten, daß es in seiner Roheit immerhin eine Reihe Gefahren barg, zu denen schon die einfache der Wundinfektion gehörte. Es ist schon auf S. 37 die große Errungenschaft von Jenner eingehend geschildert worden, der in der Übertragung der Kuhpocken ein Verfahren fand, um in unschädlicher Form durch Übertragung eines Schutzstoffes aus den Kuhpocken die Gefahr der Pocken dauernd zu beseitigen. Diese durch den Versuch in allergrößtem Umfang immer wieder bestätigte Erfahrungstatsache führte zu einer feineren Ausbildung der Methode, vor allem, um die Gefahr der Mitübertragung anderer menschlicher Krankheitsgifte zu verhüten, zu ausschließlicher Anwendung von Kälberlymphe unter Verzicht auf die ursprünglich geübte Übertragung vom geimpften Menschen. Seither sind in Ländern mit sorgfältig durchgeführtem Impfschutz, wie in Deutschland und seit dem Kriege auf einmal in bisher stark befallenen Ländern Mitteleuropas, die einen konsequenten Impfschutz durchgeführt haben, die Pocken so gut wie verschwunden. Und wenn sie einmal in ganz vereinzelten Fällen eingeschleppt werden, bricht keine Epidemie aus. Aber umgekehrt haben die Pocken in Ländern, die wie England durch die sogenannte Gewissensklausel den Impfschutz verfallen lassen, die Pocken wieder erheblich an Ausdehnung zugenommen. Seit in England die Zahl der geimpften Kinder auf 35 % gesunken ist, betragen die alljährlichen Pockenerkrankungen an 10 000, und damit steht England an der Spitze aller europäischen Länder, trotz seiner durch die Lage als Insel geringen Gefährdung durch Einschleppung. Allerdings treten die Pocken in England in den letzten Jahren in einer sehr milden Krankheit mit nur wenigen Todesfällen auf, und Ähnliches zeigt sich auch in einigen anderen Ländern.

Die zweite hier zu erwähnende Krankheit ist die heute allgemein bekannte *Influenza*. Sie zeichnet sich wie kaum eine andere Seuche dadurch aus, daß für sie eine besonders große Empfänglichkeit besteht. Sobald die Influenza ins Land kommt, verbreitet sie sich mit erstaunlicher Schnelligkeit. Sie befällt alt und jung, arm und reich. Trotz der großen Lästigkeit der allgemeinen Krankheitserscheinungen und trotz der noch größeren Unbequemlichkeit der oft sehr verzögerten Genesung und der Häufigkeit und Hartnäckigkeit nachfolgender Beschwerden erledigt sich die Mehrzahl aller Erkrankungen nach einigen Tagen mit leichtem Fieber und Katarrhen an verschiedenen Schleimhäuten. Nur etwa bis zu 10 % erkranken ernster und gefährlicher, und von diesen kann ein Bruchteil sogar der Krankheit erliegen; und zwar geschieht dies entweder dadurch, daß die Befallenen durch ihr sehr niedriges oder sehr hohes Lebensalter wenig widerstandsfähig sind, oder häufiger dadurch, daß unmittelbar mit der Influenza eine Anzahl schwerer Organerkrankungen, besonders der Lungen und des Brustfells, sich verbinden, die an sich zum Tode führen. Trotzdem also nur ein geringer Bruchteil der Erkrankten ernstlich erkrankt und von diesen wieder nur ein geringer Bruchteil der Erkrankung erliegt, ist die Zahl der Befallenen so ungeheuer groß, daß damit die Influenza zu einer unserer mörderischsten Seuchen wird. Der Seuchenzug im Winter 1918/19 hat allein in Deutschland durch Influenza und die von ihr unmittelbar verursachten akuten Lungenentzündungen an 180 000 Menschen das Leben gekostet, oft im blühendsten Alter, und in anderen Ländern entsprechend ebensoviel. Dazu kommt noch, daß sie andere bestehende Krankheiten verschlimmert, und daß sie sogar durch Schwächung der Gewebe dem Ausbruch neuer Infektionen den Zugang eröffnet. Jedesmal nach einer Influenzaepidemie tritt unter den Tuberkulösen ein beschleunigtes Sterben ein.

Die Influenza als Seuche hat die sehr bemerkenswerte

Eigenschaft, daß sie für längere Zeit, meist für etwa 2 bis
3 Jahrzehnte, in ihrer gefährlichen Form stark zurücktritt.
Dann bricht sie plötzlich aus ganz unbekannten Ursachen
irgendwo in ungeheurer Ausdehnung aus, verbreitet sich mit
erstaunlicher Geschwindigkeit über zahlreiche Länder und
verschont hierbei nicht die entlegensten Gegenden. Es besteht
aber nicht der mindeste Zweifel, daß sie sich nicht durch
die Luft, die Winde oder sonstwie durch geheimnisvolle Ursachen ausdehnt; sie folgt ausschließlich dem menschlichen
Verkehr und ist ganz streng an diesen gebunden, sie kommt
auch nur durch diesen in die einsamsten Hütten des Hoch-
gebirges. Es interessiert darum an dieser Stelle, einige Bemer-
kungen über unser Wissen von der Ausdehnung solcher Ansteckungen zu machen. Denn das, was hier an der Influenza
festgestellt wird, gilt mit entsprechenden Änderungen auch
für andere Erkrankungen, die sich ähnlich übertragen können, für Masern, Tuberkulose, Lungenentzündung. Als den
Erreger der Influenza sieht man ein bestimmtes, gut gekenn-
zeichnetes Stäbchen an, das schon sehr früh der bekannte
Bakteriologe R. Pfeiffer auffand, das seitdem bei In-
fluenzakranken, oft unter schwierigen Verhältnissen, immer
wieder entdeckt wurde, das sich aber auch ohne Krankheitserscheinungen und sogar zu Zeiten, wo gar keine Influenza
herrscht, sehr häufig findet. Die Frage des Erregers ist also
noch einigermaßen strittig, das ist hier aber auch gleichgültig. Wie er auch immer beschaffen ist, er findet sich in
den Krankheitsprodukten bei einer jeden Epidemie, bei der
die Befallenen stets stark von katarrhalischen Erscheinungen
der Nase, des Rachens und der Bronchien befallen sind. Sie
husten und niesen, sie speien Auswurf aus und mit diesem
die Krankheitserreger. Beim Husten und Niesen streuen wir
zahlreiche feinste Tröpfchen aus, die oft so klein sind, daß
man sie nicht sieht, die aber leicht auf Glasplatten abgefangen
werden können. Sie sind mit den Krankheitserregern beladen,
wie immer er beschaffen sein mag. Diese Tröpfchen schweben
wegen ihrer Leichtigkeit lange in der Luft, senken sich allmählich und fallen auf den Boden oder auf Gegenstände. Sie
können durch den Niesenden und Hustenden etwa bis 1 Meter

weit geschleudert werden, weiter nicht. Sie können vom Gegenüber eingeatmet werden, können auf seine Hände kommen und von da in den Mund oder auf Gegenstände geraten, deren man sich bedient. Diese *Tröpfcheninfektion* verbreitet alle Krankheiten, deren Erreger durch Husten oder Niesen in die Außenwelt befördert wird, und ist die Hauptursache für eine solche Übertragung, zumal bei der Influenza. Bei der Dichtigkeit des Verkehrs ist es wahrlich kein Wunder, daß nach der Einschleppung in sehr kurzer Zeit nahezu alle auf den Verkehr mit Mitmenschen Angewiesenen in kurzer Zeit mit dem Influenzaerreger in Berührung kommen.

Die Epidemie der Influenza in ihrer schweren und ausgedehnten Form erlischt gewöhnlich nach einigen Wochen, aber Nachepidemien treten während der ganzen nächsten Jahre immer wieder auf, besonders in den lichtlosen Jahreszeiten und den zu Katarrhen empfänglich machenden Wintermonaten. Man spricht dann immer noch von Influenzaausbrüchen, rechnet gelegentlich auch die gewöhnliche, in jedem Winter häufige katarrhalische Grippe mit dazu. Aber ein richtiger Influenzaausbruch selbst ist so charakteristisch, daß er keinem verhohlen bleiben kann, wenn die echte Seuche nach Jahrzehnten wieder einmal alle Länder überzieht. Weitere Eigentümlichkeiten sind die, daß die Epidemie bald das eine, bald das andere Lebensalter bevorzugt; im Jahre 1889/90 waren es die Greise, im Jahre 1918/19 besonders Jugendliche, Vollkräftige. Den Grund wissen wir nicht. Dann treten bei der einen Epidemie mehr Erkrankungen der Atmungsorgane, ein andermal solche des Verdauungskanals oder des zentralen Nervensystems in den Vordergrund, auch die Nachkrankheiten wechseln. Immer aber besteht eine Neigung zu Blutungen, wenn auch in verschiedenen Organen. Die Influenza gibt uns wie kaum eine andere infektiöse Epidemie eine ganze Anzahl Rätsel auf, von denen wohl dasjenige der Seuchenzüge, von denen man nicht weiß, weshalb sie ausbrechen und wieder aufhören, das größte und gesundheitlich wichtigste ist. Natürlich sind viele Lösungen versucht worden, aber keine kann befriedigen. Deshalb ist es besser, auch hier wieder das Versagen unseres Wissens offen einzugestehen.

11. Die chronischen Epidemien.

Zu den Seuchen hat man von jeher eine kleine Anzahl *chronischer* Infektionskrankheiten gerechnet, trotzdem sie zu allen Zeiten und in der Mehrzahl in allen Ländern dauernd herrschten, die *Tuberkulose*, die Geschlechtskrankheiten, mit ihrem Hauptvertreter die *Syphilis*, und die *Lepra* oder den *Aussatz*. Alle diese drei Krankheiten haben, jede für sich verschieden, sehr bemerkenswerte Eigenschaften nach Entstehung, Verlauf und Nachwirkungen; im Vordergrund stehen aber doch ihre Einwirkungen nicht auf den einzelnen, sondern auf die gesamte Gesellschaft und die gesundheitlichen, beruflichen und wirtschaftlichen Schädigungen durch ihre lange Dauer.

Die *Tuberkulose* in ihrer häufigsten Form als Lungenschwindsucht scheint ihren Krankheitscharakter im Laufe der Jahrtausende, in denen sie als eine ständige Vertilgerin zahlreicher blühender Menschenleben auftrat, kaum geändert zu haben. Über ihre Häufigkeit in früheren Jahrhunderten läßt sich natürlich mit zuverlässigen Zahlen nichts Sicheres sagen. Denn man rechnete früher zur Lungenschwindsucht so manche langdauernde Zehrkrankheit der Lungen, die man heute abtrennt, und man kannte nicht die überaus zahlreichen leichteren und von selbst der Abheilung zugänglichen Fälle, die der Lungentuberkulose zuzurechnen sind. Darum galt die Lungenschwindsucht bis vor knapp einem Jahrhundert als eine unheilbare und tödliche Krankheit. Wenn auch die verschiedenen Menschenrassen sich verschieden verhalten, und wenn sich weiter Unterschiede der Häufigkeit nach der geographischen Lage, d. h. nach Klima und Höhenlage, zeigen, so ist keine Rasse unempfänglich, und die Unterschiede in der Verbreitungsweise kommen stärker auf Rechnung von gesellschaftlichen oder kulturellen oder beruflichen Verschiedenheiten der Lebensweise als auf Rassen- und Klimaunterschiede. In den Kulturländern jedenfalls ist noch heute die Tuberkulose die häufigste Seuche und diejenige, welche die meisten Opfer von allen Infektionskrankheiten dahin-

rafft, weil sie ständig auftritt und weil sie zugleich durch
ihre lange Dauer die Gesundheit des Volkes am schwersten
schädigt. Früher nahm man an, daß für die Ausdehnung der
Krankheit entweder besondere Anlagen des Körperbaus oder
die erbliche Übertragung einer solchen Anlage eine große
Rolle spielen. Dann trat in den Vordergrund die Ansicht, daß
in erster Linie wirtschaftliche und berufliche Einwirkungen
beteiligt sind. Man nannte die Krankheit eine Proletarier-
krankheit, eine Wohnungskrankheit, eine Berufskrankheit.
Schon seit mehreren Jahrhunderten wußte man auch etwas
von ihrer Häufung durch unmit-
telbare Ansteckung. Seit 1882
wurde von Robert Koch durch
glänzende Methodik und stau-
nenswerte Forscherleistung festgestellt, daß ein Spaltpilz mit
ganz bestimmten, sehr charakteristischen Eigenschaften sich
stets in den Produkten der
Krankheit findet (Abb. 16), daß
dieser Pilz aus ihnen jedesmal
gezüchtet und auf besonderen
anspruchsvollen Nährböden auch
außerhalb des Körpers weiter-
kultiviert werden kann, und daß

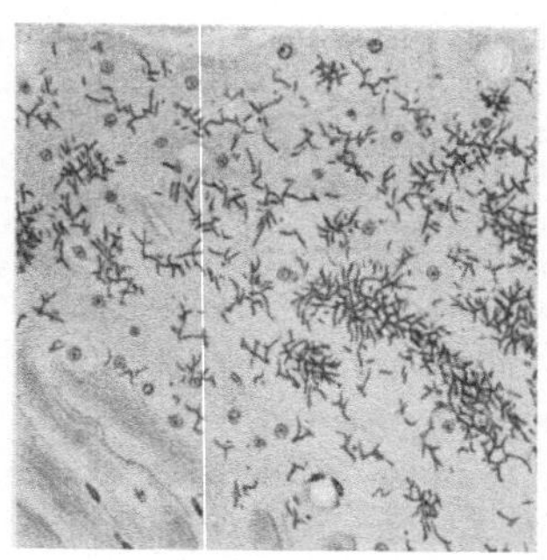

Abb. 16. Tuberkelbazillen in
einem Tuberkelknoten der
Haut.

es durch Einimpfung mit diesem Bazillus absolut sicher gelingt,
bei empfänglichen Tieren die fortschreitende Tuberkuloserkran-
kung hervorzurufen und von Tier zu Tier weiter zu übertragen.
Daraus gewann für lange Zeit die Auffassung die Überhand,
daß die Tuberkulose nicht anders zu erklären sei wie jede
andere Wundinfektionskrankheit, und daß die sonstigen Einflüsse, die man früher verantwortlich gemacht hatte, nur insoweit Bedeutung hätten, als sie die Anhäufung und Übertragung des besonderen Ansteckungsstoffes eher möglich
machten. Der Satz gilt noch heute, daß es keine Tuberkuloseerkrankung gibt, bei der sich nicht der Tuberkelbazillus fände.
Aber nicht mehr gilt heute der Satz, daß die Aufnahme des
Tuberkelbazillus in unsere Gewebe, die durch Einatmung,

Aufnahme mit der Nahrung oder Eindringen in Haut- oder
Schleimhautverletzungen erfolgt, notwendigerweise auch in
unmittelbar zeitlicher Folge die fortschreitende Erkrankung
herbeiführen muß. Alle Ursachen, die man früher in den
Vordergrund stellte, sind an der Verbreitung der Tuberkulose
mitbeteiligt und selbstverständlich in verschiedener Stärke.
Jedenfalls aber wurde es mit Hilfe der K o c h schen Entdeckung möglich, da der Bazillus sehr leicht erkennbar war,
und da es sehr leicht war, seine Wirkung bei Menschen und
im Versuch bei empfänglichen Tieren zu studieren, die eigenartigen krankhaften Vorgänge nach dem Eindringen genau
bis in das feinste zu erforschen. So ergab sich bald, daß
auch eine Reihe von Tieren an echter Tuberkulose erkranken
konnte, und daß eine Reihe von menschlichen Erkrankungen in
inneren Organen, Knochen, Gelenken, Haut, von denen man
bisher schon lange nur erst vermutet hatte, daß sie tuberkulösen Charakters sein könnten, wirklich vom Tuberkelbazillus
erzeugt werden. Man konnte aber weiter mit Sicherheit feststellen, daß die tuberkulöse Infektion, d. h. die Aufnahme
von Tuberkelbazillen in die Gewebe des menschlichen Körpers
mit der Folge geringer örtlicher Veränderungen, ein außerordentlich häufiges Vorkommen ist, während im Verhältnis
dazu die Fälle, in denen die Krankheit von solchen Herden
aus weitergeht und unaufhaltsam fortschreitet, die selteneren
bleiben. Wohl aber ist es jederzeit möglich, daß zu irgendeinem Zeitpunkt und aus irgendwelchen Ursachen solche örtlichen schlummernden Herde plötzlich anfangen um sich zu
greifen. Ein Weiterumsichgreifen der Tuberkulose der Lungen oder anderer Organe kann also durch zwei Möglichkeiten entstehen; im Anschluß an eine frische Ansteckung
von außen oder durch Wiederaufleben eines alten inneren
Herdes. Es gibt dann noch eine dritte Möglichkeit, diejenige,
daß eine frische äußere Infektion einen Menschen trifft, der
alte ganz oder fast ganz schlummernde Tuberkelherde in
seinem Innern hat. Merkwürdigerweise verläuft in solchen
Fällen, die natürlich mit steigendem Lebensalter immer häufiger werden, die Krankheit ganz anders, nämlich langsamer
und mit anderen Krankheitsveränderungen als in einem bis-

her verschont gebliebenen Organismus, also vornehmlich beim
Kinde. Weiter wurde als eine wichtige Tatsache festgestellt,
daß die Schwere der Erkrankung auch davon abhängt, ob die
Ansteckung durch spärliche Tuberkelbazillen oder durch die
gleichzeitige Aufnahme in größeren Massen erfolgt.

Aus dem Gesagten muß man schließen, daß der Verlauf
der Tuberkulose nach Alter, nach äußeren Verhältnissen und
innerer Anlage verschieden sein muß, und das trifft in der Tat
zu und ist bei der Häufigkeit und Verbreitung dieser Krankheit nicht nur für das Schicksal des einzelnen Angesteckten
von Bedeutung, sondern für die gesamte Einstellung der öffentlichen Gesundheitspflege im Kampf gegen die Tuberkulose.

Das Auftreten der Tuberkulose ist zunächst nach den
Lebensaltern ein durchaus ungleiches; man könnte beinahe
denken, daß es sich um ganz verschiedene Krankheiten handelt. Das gilt nicht nur für die Schilderung der Tuberkulose
als Krankheit des Einzelfalles, sondern für die Betrachtung
der Tuberkulose als epidemische Krankheit. Die Tuberkulose
befällt auch Säuglinge, und zwar ist sie im ersten Lebensjahr
in unseren Gegenden und Zeiten außerordentlich viel häufiger eine Todesursache als in den späteren Jugendjahren bis
zu Beginn des Berufsalters. Das ist wenig bekannt; wenn
diese Tatsache so geringe Beachtung gefunden hat, so liegt
das einfach daran, daß die Sterblichkeit der Kinder unter
1 Jahr im allgemeinen gerechnet überaus hoch ist, und daß
wegen dieser Höhe unter den gestorbenen Säuglingen andere
Todesursachen so außerordentlich viel öfter vorkommen, so
daß hier die Tuberkulosesterblichkeit zurücktritt. Im Klein-
kindalter sind die Entstehungsursachen gesteigert durch die
Möglichkeiten der Ansteckung beim Spielen in verunreinig-
tem Boden. Im Schulkindalter ändert sich das Verhalten beträchtlich. Ein sehr großer Teil der Kinder dieses Lebensalters ist durch die Verhältnisse des menschlichen Zusammenlebens nachweislich mit Tuberkelbazillen infiziert worden,
und zwar steigt ihr Verhältnis mit der Enge der Lebens-
gemeinschaft und der Erschwerung im Fernhalten der Übertragungsgefahr. Je ungünstiger die Wohnzustände, je schlechter die wirtschaftliche Lage, desto größer ist der Bruchteil

der angesteckten Kinder und kann hier die Zahl von 80 % erreichen und übersteigen. Aber die Tuberkuloseinfektion der Kinder dieses Alters ist so überwiegend wie in keinem Lebensalter eine ruhende, ohne Neigung zur Ausbreitung. Sie beschränkt sich ausnahmsweise auf geringe Veränderungen am Ort des Eindringens, meist auf Drüsenschwellungen und gelegentlich auf eitrigen Zerfall solcher Drüsen, die dem Ort der Aufnahme der Erreger am nächsten liegen und diese aus den Saftbahnen, in die sie gelangt sind, abfangen und abkapseln. Nur in einem kleinen Bruchteil greift von den Drüsen aus die Krankheit auf benachbarte Gewebe über, besonders auf die Lunge. Daher ist in keinem Lebensalter die Infektion so häufig, die Sterblichkeit aber so niedrig wie im Schulkindalter.

Sofort mit Eintritt ins Berufsalter beginnt die Tuberkulosesterblichkeit steil anzusteigen. Und diese Steigerung nimmt ständig zu bis weit in die Jahrzehnte des Erwerbsalters. Jetzt aber tritt die Tuberkulose fast ausschließlich in der Form

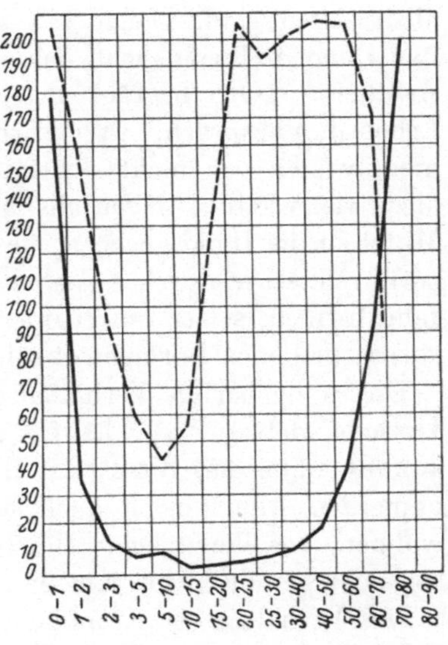

Abb. 17. Von 1000 Lebenden starben 1910 in Preußen an allen Krankheiten: ———. Von 10 000 Lebenden starben an Tuberkulose: - - -.

der Lungenschwindsucht auf (Abb. 17). Kein Fall von Lungenschwindsucht gleicht dem anderen, es sind alle denkbaren Verlaufsmöglichkeiten vorhanden. Der erste Krankheitsherd kann jahre- oder jahrzehntelang ruhen und unverändert bleiben, und damit ist die Krankheit für absehbare Zeit überwunden, er kann aber hier gelegentlich um sich greifen und dann entweder nach einiger Zeit wieder zur Ruhe kommen, oder er kann dann unaufhaltsam fortschreiten. Das letztere ist häufig der Fall nach schwerer Influenza, oder wenn eine Zuckerkrankheit zufällig dazutritt, oder oft nach aufgezwungenen, den Körper schwächenden Entbehrungen. Die Krankheit kann umgekehrt schwer und unaufhaltsam fortschreitend beginnen und in einigen Wochen bis Monaten zum Tode führen. Dazwischen liegen alle nur irgendwie möglichen Grade, so daß mit Einrechnung der oft sehr langen Stillstände Erkrankungen von einer Dauer von Jahrzehnten nicht allzu selten sind. Daher gilt für keine Krankheit wie für die Lungenschwindsucht das Wort von Goethe aus seiner Achilleis: „Oft begräbt der Kranke den Arzt, der das Leben ihm absprach." Woher so häufig diese Stillstände kommen, wissen wir nicht sicher, dazu sind die Möglichkeiten allzu vielgestaltig. Jedenfalls aber hat die Neuzeit uns die Mittel an die Hand gegeben, sie durch ärztliche Kunst herbeizuführen, sei es durch Anstaltsbehandlung der Früh- und Anfangsformen, sei es durch operative Eingriffe, die selbst bei vorgeschrittenen Formen oft sehr erfolgreich sind.

Dieses eigenartige Verhalten der Lungentuberkulose ist die Ursache, daß sie sehr häufig gerade bei alten Leuten vorkommt, ohne daß diese oder ihre Umgebung es wissen und ohne den Altershusten auch nur im geringsten zu beargwohnen, der ihnen keine Beschwerden macht und trotzdem so leicht gerade kleine Kinder gefährdet.

Das Verhalten der Krankheit macht es aber weiter unmöglich, die Dauer und Tödlichkeit des Leidens zu bestimmen und zahlenmäßig anzugeben, wann die Krankheit begonnen hat, wie lange sie dauert und bei wie vielen der Erkrankten sie tödlich, bei wie vielen sie in Genesung endet. Anscheinend gilt für Erwachsene unserer Zeit und unseres Landes auch heute noch der Ausspruch, der schon lange vor der Entdeckung des Tuberkelbazillus in Ärztekreisen umlief: „Etwas tuberkulös ist schließlich jeder." Denn nahezu bei jeder Leicheneröffnung eines an irgendeiner anderen Krankheit erlegenen oder aus voller Gesundheit durch einen Unfall zugrunde gegangenen Menschen findet man kleine tuberkulöse inaktive Herde. Man hat sich daher gewöhnt, für den Verlauf der zum Tode führenden fortschreitenden Fälle, die aber

124

nur einen Bruchteil aller Fälle bilden, die Dauer auf etwa
3 Jahre anzusetzen. Damit errechnet es sich auch wieder nur
schätzungsweise, daß die Zahl der an fortschreitender Lungentuberkulose leidenden, unter uns lebenden Menschen etwa das
Dreifache der Todesfälle eines Jahres beträgt. Ferner weiß
man, daß die Tuberkulosesterblichkeit der in der unmittelbaren Umgebung Lungenschwindsüchtiger lebenden Kinder
eine mehrfach höhere ist als die der Kinder mit gesunder
Umgebung. Die Ernährungsnot der Nachkriegszeit sowie die
Influenzaepidemie haben uns gelehrt, daß solche Ereignisse
die Dauer der Krankheit ersichtlich abkürzen, d. h. das tödliche Ende in zahlreichen Fällen stark beschleunigen. Ferner
dürfen wir genau wie für die Diphtherie den Schluß ziehen,
daß bei unseren heutigen gesellschaftlichen Verhältnissen die
Gelegenheit, sich mit dem Tuberkelbazillus anzustecken, stets
und überall besteht. Im rein bakteriologischen Sinne ist zwar
der Tuberkelbazillus eng an die Umgebung Erkrankter gebunden, aber die Zahl der unter uns lebenden, noch lange
berufsfähigen Menschen, die aus ihren offenen Herden die
Keime nach außen befördern, ist so groß, daß trotz der geringen Lebensfähigkeit des Tuberkelbazillus in der Außenwelt, trotzdem er im Lichte des Tages sehr schnell abstirbt,
er tatsächlich überall in unserer Umgebung zu finden ist.
Allerdings bildet der Schwerkranke, der bettlägerig ist und
seinen Auswurf kaum noch aushusten kann, die erheblich
größere Gefahr der *massigen Infektion.*

Wir dürfen auf Grund der Statistik den Schluß ziehen, daß
die Tuberkulosesterblichkeit rund 10 % der gesamten Sterblichkeit überhaupt beträgt. Das ist für eine Infektionskrankheit, die dauernde Opfer verlangt, eine geradezu ungeheure
Zahl, welche die Rolle gerade der Tuberkulose für die gesamte Volksgesundheit scharf hervorhebt. Wir können aber
weiter feststellen, daß, wenn die Gesamtsterblichkeit die Neigung hat, abzunehmen, daß dann die Tuberkulosesterblichkeit eine noch größere Senkung aufzeigt, das Verhältnis wird
geringer als 10 %. Und umgekehrt, sobald die gesamte Sterblichkeit in die Höhe geht, durch Herrschen der Influenza,
durch wirtschaftliche Katastrophen, durch Hungersnot, dann

zeigt sich das noch stärker bei der Tuberkulosesterblichkeit, das Verhältnis geht über 10 % hinaus auf 12 %, ja sogar bis auf 13 %. Das beweist, daß bei der Ausbreitung und Zunahme der Tuberkulose und umgekehrt noch andere Faktoren außer dem Ansteckungsstoff mitwirkend beteiligt sein müssen, daß also die ältere Auffassung der Abhängigkeit dieser Volksseuche von sozialen und kulturellen Einflüssen auch nach der Entdeckung des Tuberkelbazillus noch heute Geltung behalten hat.

Das zeigt sich, wenn man das Verhalten verschiedener unter ungleichen gesellschaftlichen Verhältnissen lebenden Gruppen vergleicht. Für die Tuberkulose ist mit einer Sicherheit wie bei wenigen anderen Epidemien erwiesen, daß eine enge Beziehung zwischen *wirtschaftlicher* Lage und *Tuberkulosehäufigkeit* besteht. Zwar verschont an sich die Tuberkulose keine Schicht, aber mit außerordentlich starken Unterschieden. Aus dem großen Material, das trotz der Verschiedenheit der Methoden, die oft nicht ganz fehlerlos sind, doch ganz eindeutige Ergebnisse hat, seien zum Beweise nur die zwei vor dem Kriege mit besonderer Sorgfalt aufgestellten Tabellen wiedergegeben, eine ältere von 1900 und eine neuere 1910.

Die ältere Statistik ist die Hamburger von 1896 bis 1900.

						Todesfälle auf 10 000 Lebende
Familien mit	900—	1 200	Mark Einkommen			65,7
,,	,,	1 200— 2 000	,,		,,	55,9
,,	,,	2 000— 3 500	,,		,,	36,3
,,	,,	3 500— 5 000	,,		,,	22,8
,,	,,	5 000—10 000	,,		,,	18,3
,,	,,	10 000—25 000	,,		,,	17,2
,,	,,	25 000—50 000	,,		,,	12,1

Eine Statistik für Charlottenburg im Durchschnitt der Jahre 1908 bis 1912 ergab:

Einkommen in Mk.	Zahl der Lebenden nach der Personenstandaufnahme	Sterbefälle an Lungentuberkulose	
		überhaupt	auf 10 000 Lebende
unter 900	70 040	114	16,3
900—3000	161 790	149	9,2
3000—6500	28 710	13	4,5
über 6500	18 450	6	3,3

126

Weiter ist der Einfluß des *Berufes* auf die Höhe der Tuberkulosesterblichkeit gar nicht zu bezweifeln. Aber hier ist der zahlenmäßige Nachweis nicht einfach. Erstens sind in den Berufen die Einnahmen außerordentlich verschieden, daher ist die geringe Sterblichkeit besser entlohnter Berufe die selbstverständliche Folge der günstigeren wirtschaftlichen Lage. Zweitens findet bei der Berufswahl schon häufig die sogenannte Selbstauslese statt. Es wenden sich die Schwächlicheren, darunter solche, die schon krankheitsgefährdet sind, notgedrungen den körperlich leichten, darum nicht immer auch ungefährlicheren Berufen in größerer Zahl zu. Zuletzt verlangt der eine Beruf junge, vollkräftige Männer mit günstigen Gesundheitsverhältnissen, ein anderer kann ältere, schwächlichere und leicht Erkrankte mit verwenden und hat schon darum ungünstigere Sterblichkeit insgesamt und damit an der häufigsten Krankheit des Berufsalters, der Tuberkulose. Immerhin soll wenigstens als ein gewisser Anhalt die folgende Tabelle die großen Unterschiede der Tuberkulosesterblichkeit nach Berufen zeigen.

Von 1000 erwerbsfähigen Männern starben 1908 in Deutschland an Tuberkulose:

1. Landwirtschaft 1,60	9. Nahrungs- und Genuß-	
2. Bergbau 1,54	mittel 2,06	
3. Stein und Erde 1,64	10. Bekleidungsgewerbe . . 3,65	
4. Metallverarbeitung . . . 2,24	11. Hausgewerbe 2,00	
6. Maschinen, Instrumente 1,48	12. Photographisches Ge-	
5. Chemische Industrie . . 1,14	werbe 2,55	
7. Ziegelindustrie 1,80	13. Handelsgewerbe 2,65	
8. Holzindustrie 2,80	14. Verkehrsgewerbe . . . 1,89	

15. Gast- und Schankgewerbe 3,01

In großen Zügen darf man sagen, daß die Angehörigen der Landwirtschaft besonders günstige Verhältnisse aufweisen, daß alle Berufe, die mit Staubgefahren verbunden sind, sei es pflanzlicher, tierischer, mineralischer oder metallischer Herkunft, eine gesteigerte Gefährdung bedeuten, und daß eine besonders hohe Sterblichkeitsziffer sich bei allen mit Alkoholverbrauch befaßten Gewerben und im Krankenpflegerinnenberuf findet. Die niedrigeren Zahlen des Bergbaues, die scheinbar abweichen, erklären sich z. T. daraus, daß hier eine

gesundheitliche Auswahl vor der Einstellung erfolgt, und daß
hier andere Lungenerkrankungen überwiegen.

Auch die Folgen der Berufsausübung sind einer Besserung
fähig. Fortschritte der allgemeinen gesundheitlichen Kultur
und der Fabrikhygiene haben in den letzten Jahren nach dem
Kriege dazu geführt, daß in Ländern mit überwiegender
Fabrikarbeit die Sterblichkeit an Tuberkulose viel stärker abgesunken ist als trotz der günstigeren Stellung der Landbau-
bevölkerung in rein oder überwiegend landwirtschaftlichen
Ländern Deutschlands.

Die Nachkommen aus Ehen von tuberkulösen Eltern zeigen
eine stärkere Schwindsuchtsgefährdung als diejenigen gesunder Eltern, und das nicht nur, solange sie in tuberkulose-
gefährdender Familieneigenschaft leben, sondern weit darüber hinaus. Auch hier wird nicht nur die größere Ansteckungsgefahr mitspielen, sondern auch der durch die lange
Krankheit herbeigeführte Wirtschaftsverfall und seine ungünstigen Folgen für die gesundheitliche Aufzucht im Kindesalter.

Vergleicht man die Tuberkulosesterblichkeit der einzelnen
Länder Europas in dem gleichen Zeitpunkt, etwa dem des
Jahres 1910, so ergeben sich, trotzdem man mit Recht annehmen kann, daß der Erreger der Krankheit, der Tuberkelbazillus, die Landesgrenzen nicht berücksichtigt und überall
in der Gegenwart den gleichen Gefährdungsgrad besitzen
wird, ganz merkwürdige Verschiedenheiten, deren Ursache an
anderer Stelle als beim Krankheitserreger gesucht werden
muß. So war auf 10 000 Lebende die Tuberkulosesterblichkeit
im Jahre 1911 in:

Belgien	10,2	Schweden	15,9
England	10,7	Irland	17,3
Niederlande	11,9	Norwegen	17,8
Italien	13,2	Frankreich	18,2
Deutschland	13,9	Finnland	27,2
Schweiz	15,5	Österreich	34,5
	Rumänien	34,0	

Weiter sieht man, daß es Länder gibt, die in den letzten
50 Jahren einen sehr starken Abfall der Sterblichkeit aufweisen, zu ihnen gehören z. B. Belgien, England, Deutsch-

land, in anderen Ländern, wie z. B. Dänemark und Italien, ist die Abnahme viel geringer, in der Schweiz, Finnland, Frankreich, Ungarn und Österreich hat sich bis etwa zu Beginn des Weltkrieges darin kaum viel geändert.

Dagegen wird unser Verständnis sofort durch die folgenden Tabellen und Kurven gefördert. Die nachstehende Tabelle ist gekürzt einer englischen parlamentarischen Erhebung aus dem Jahre 1909 entnommen und nach der aus der Zeit des Währungsverfalls uns noch allen geläufigen Indexberechnung aufgestellt. Man setzt dabei den Wert des Ausgangsjahres gleich 100 und berechnet durch einfache Regeldetri jede folgende Zahl auf diesen Wert von 100.

	England				
Jahr	Gesamt-sterblichkeit	Schwindsucht-sterblichkeit	Grad der Verarmung	Lebensmittel-preise	Lohn-höhe
1869	100,0	100,0	100,0	100,0	100,0
1870	102,9	102,6	100,2	98,0	102,6
1875	102,9	94,0	72,8	98,0	123,4
1880	92,9	79,7	68,5	89,8	113,8
1885	89,0	75,4	61,6	73,4	114,2
1890	91,9	71,0	58,8	73,4	123,4
1895	88,1	57,9	57,1	63,2	121,7
1900	86,7	54,3	53,9	76,5	136,6
1905	72,4	46,3	56,5	73,4	132,5
1906	73,3	46,7	51,6	78,6	134,6
1907	71,4	46,3	55,8	81,6	138,9

Aus dieser Tabelle erkennt man fast auf den ersten Blick, daß im beobachteten Zeitraum der Wohlstand gestiegen, die Lebensverhältnisse gesündere und die Löhne gestiegen sind. Dementsprechend sank die Gesamtsterblichkeit auf 70 %, die Schwindsuchtsterblichkeit dagegen auf weniger als die Hälfte. Die Tuberkulosesterblichkeit sank also im Verhältnis zur Besserung der wirtschaftlichen Zustände.

Noch lehrreicher ist die folgende Kurve, welche für England und für Preußen den Gang der Tuberkulosesterblichkeit von 1875 bis 1926 zeigt. Sie wirkt wie ein beabsichtigtes Experiment, das hier wirklich auf dem ganzen Gebiet der Tuberkulosesterblichkeit geradezu einzig dasteht und ein außerordentlich scharfes Licht auf die Zusammenhänge wirft

(Abb. 18). Der stete Niedergang der Tuberkulosesterblichkeit wird in Preußen und, wie gleich bemerkt werden soll, natürlich auch in ganz Deutschland und ebenso in Österreich

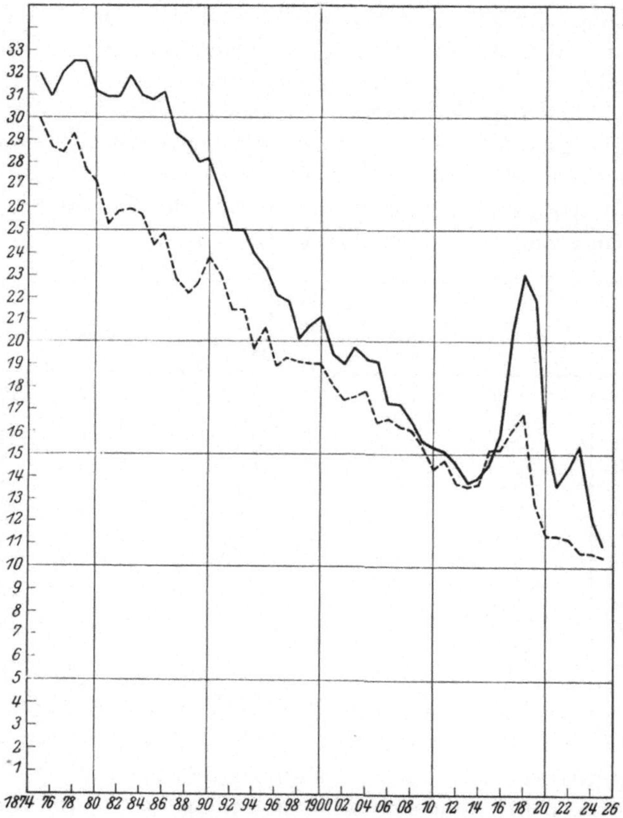

Abb. 18.   Tuberkulosesterblichkeit auf 10 000 Lebende von 1874—1925.
Ausgezogen: Preußen.   Gestrichelt: England.

durch eine steile und nur wenige Jahre sich erhebende Zacke um 1918 jäh unterbrochen. Diese selbe Zacke findet sich auch im gleichen Zeitpunkt in allen Ländern, kriegführenden und neutralen, aber außerordentlich viel unerheblicher. Was ging damals in Deutschland vor? Die schwere Influenzaepidemie

130

und die Hungersnot. Die Influenza beschleunigt den Tod vieler schon an fortschreitender Schwindsucht Erkrankter und läßt noch viel häufiger aus einer ruhenden abgekapselten Lungertuberkulose eine fortschreitende, um sich greifende Erkrankung werden. Aber wenn nur die Influenza schuld gewesen wäre, hätte die Zacke eben nicht eine größere Höhe erreichen können als in anderen Ländern ohne Ernährungsnot, in denen doch auch die Grippe verheerend geherrscht hat. Zum Unglück für Deutschland und Österreich trafen Influenza und Hungersnot zusammen. Und die letztere Ursache hat wahrscheinlich die Hauptwirkung ausgeübt. Und zwar geschah dies wieder dadurch, daß aus den zahlreichen leichten und ruhenden Fällen auf einmal rasch um sich greifende mit starkem Zerfall wurden, die in schnellem, bösartigen Verlauf sogar die sonst beobachtete Dauer einer fortschreitenden Lungenschwindsucht erheblich verkürzte. Es kam dadurch zu einem Massensterben und dann selbstverständlich, nachdem die Erkrankten in so großer Zahl und so schnell dahingerafft waren, zu einem raschen Absinken der Sterblichkeit.

Darüber hinaus lehrt die Kurve für Deutschland und England, daß die Sterblichkeit an dieser so verbreiteten Krankheit binnen *wenigen Jahrzehnten* auf den *dritten bis vierten Teil* absinken konnte. Geht man dieser Erscheinung noch weiter nach, so kann man wenigstens für Deutschland feststellen, daß in der ersten Hälfte des gesamten Zeitabschnitts die Abnahme sich ausschließlich auf die erwerbsfähigen Lebensalter erstreckte. Für das Kindesalter änderte sich durch mehrere Jahrzehnte nichts. Und erst etwa seit 1910, mit Unterbrechung durch die gerade für die Jugend so schwere Kriegs- und Nachkriegszeit, beginnt auch bei den Kindern die Tuberkulosesterblichkeit abzunehmen, aber lange nicht in dem Maße wie bei den Erwachsenen. In Betracht für die Abnahme kommen die Sozialversicherung, die seit Entdeckung des Tuberkelbazillus besser begründete Abwehr durch Vernichtung des Ansteckungsstoffes und die Heilstättenbewegung. Die letztere ist zu wenig ausgedehnt, um bei einer so verbreiteten Krankheit das Absinken zu erklären, die beiden ersten Einflüsse werden sicher ihre Wirkung getan haben.

Aber in England sank schon vor Entdeckung des Tuberkelbazillus und ohne soziale Versicherung die Sterblichkeit an Tuberkulose, und auch bei uns zeigten sich die Anfänge schon vor 1880. Es ist daher nicht daran zu zweifeln, daß die Tuberkulose und besonders ihre Hauptform bei den Erwachsenen, die Lungenschwindsucht, in ihrer Höhe streng gebunden ist an den Grad des Wohlstandes und mit dessen Schwankungen steigt und fällt. Aber man darf über den sozialen Einflüssen eine Fülle anderer mitwirkender Ursachen nicht übersehen. Zu diesen gehört, das beweist die überlegenere Gesundheit der landwirtschaftlichen Bevölkerung über die der Berufe in der Stadt in geschlossenen Räumen, der ergiebige Aufenthalt im Freien und die Wirkung des Lichtes. Wenn er auch nicht stark genug ist, um gegenüber den Schäden wirtschaftlicher Art das Gleichgewicht wiederherzustellen, so kommt er gleich in zweiter Reihe und ist im Falle eingetretener Erkrankung das wichtigste Mittel, um sie aufzuhalten und zu heilen. Weiter hat uns die Lebensversicherungsmedizin gezeigt, daß auch der Körperbau einen Einfluß auf die Erkrankungsfähigkeit hat. Und schließlich muß noch ein Wort über die erworbene Immunität bei der Tuberkulose gesagt werden. An sich besteht eine solche Immunität im Sinne derjenigen von Masern und Pocken bestimmt nicht. Ein Mensch, dessen Tuberkulose ausgeheilt ist, kann nach einer neuen Ansteckung im späteren Leben wieder erkranken, und zwar in derjenigen Form der Tuberkulose, die seinem Lebensalter entspricht. Aber eine noch bestehende Erkrankung, selbst wenn sie eine ruhende oder nur langsam fortschreitende ist, ruft im Körper der Betroffenen beständig Abwehrvorgänge gegen die im tuberkulösen Herd sich bildenden und von ihm in den Körper aufgenommenen krankhaften Giftstoffe hervor. Wenn ein solcher Mensch, der in beständiger erhöhter Kampfbereitschaft ist, nun von außen neuen Ansteckungsstoff aufnimmt, so erfolgt die neue Ansteckung unter günstigeren Bedingungen. Die neue Ansteckung greift langsamer um sich und wird leichter abgegrenzt und lokalisiert. Unter unseren gegenwärtigen gesellschaftlichen Verhältnissen, bei denen fast jeder Mensch ein-

mal eine tuberkulöse Infektion schon sehr früh erfahren hat
und die meisten sie abgewehrt haben, ist dieser Vorgang sehr
häufig. Und man bringt damit die Tatsache in Verbindung,
daß bei uns die Tuberkulose der Erwachsenen eine so außerordentlich langsam verlaufende und so häufig zu längeren
Stillständen führende Erkrankung geworden ist. Dafür spricht
auch das umgekehrte Erlebnis. Wird nämlich, was ja heute
sehr selten ist, die Tuberkulose in ländliche abgeschlossene
Gegenden eingeschleppt, in denen sie namentlich bei der Jugend eine seltenere Erkrankung ist, so tritt sie auch bei Erwachsenen in einer Form auf, die derjenigen unseres frühen
Kindesalters sehr ähnlich ist. Wir haben das namentlich bei
den Gefangenen des Weltkrieges, wenn sie aus solchen tuber-
kulosearmen Ländern mit bäurischer Bevölkerung stammten,
beobachten können, besonders bei Völkerstämmen aus dem
südöstlichen Europa.

Die zweite chronische Infektionskrankheit ist die *Syphilis;*
sie bildet aus ganz anderen Gründen wie die Tuberkulose
heute eine der Hauptgefahren der menschlichen Gesellschaft
und hat mit ihr noch das Gemeinsame der außerordentlich
starken Ausbreitung.

Die Syphilis ist an sich eine Wundinfektionskrankheit wie
jede andere, sie entsteht durch Eindringen eines besonderen
für sie charakteristischen Krankheitserregers in Wunden der
Haut oder Schleimhaut. Die Menschen besitzen in jeder
Altersklasse eine gleichmäßige allgemeine Empfänglichkeit
und eine in sehr geringen Grenzen schwankende Hinfälligkeit. So kann also die Krankheit jedesmal entstehen, sobald
in irgendeine Hautverletzung der Syphiliserreger eindringt.
Der Erreger der Syphilis wurde von dem namhaften Proto-
zoenforscher Schaudinn durch sorgfältige Untersuchungen im Reichsgesundheitsamt im Jahre 1905 entdeckt. Dieser Erreger ist ein sehr feines, blasses, spiralförmiges Gebilde (Abb. 19) von lebhafter Bewegung, das im Bau den Erregern des Rückfallfiebers recht ähnlich ist. Er ist in der
Außenwelt nicht bekannt, kann zwar auf viele Tiere künstlich übertragen werden, kommt aber anscheinend nicht als
selbständige Krankheit bei irgendeiner Tierart vor. Der Sy-

philiserreger verhält sich also hier anders als der der Tuberkulose. Bei Menschen findet er sich stets in den Produkten der Krankheit, und zwar nur er und kein anderer Pilz, und wiederum wird die Krankheit nur durch ihn erzeugt und kann ohne seine Übertragung nicht entstehen. Aus allen Wunden und offen zutage liegenden erkrankten Stellen des Körpers kann er durch Übertragung auf wunde Stellen, selbst wenn sie sehr klein sind, in das gesunde Gewebe eindringen und dort die Krankheit hervorrufen. Es wird sich dann zwar fast stets um Wunden der Haut oder einer leicht zugänglichen Schleimhaut handeln, aber an sich ist es für das Zustandekommen der Krankheit vollkommen gleichgültig, an welcher Stelle des Körpers sich diese wunde Stelle befindet.

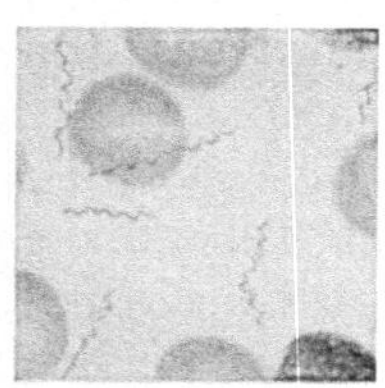

Abb. 19. Syphilis-
erreger im Eiter.

Da die ersten Erscheinungen einer erfolgten Ansteckung sich sehr häufig an den äußeren Geschlechtsorganen beider Geschlechter finden, und da vor allem bei den krankhaften Veränderungen, die dann später ausbrechen, auch hier fast immer wunde Stellen von geschwürigem Charakter an den Geschlechtsteilen auftreten, so erfolgt die Ansteckung in einer überaus großen Zahl von Fällen durch den Geschlechtsverkehr. Sie kann aber auch ohne solchen eintreten, von anderen Wunden aus und an anderen Organen. So ist das gar nicht so selten in eng zusammenwohnenden Familien, in denen ein Mitglied im Erkrankungsabschnitt der offenen Geschwürsbildung an Haut und Schleimhäuten sich befindet. Die Zahl der Ansteckungen mit Syphilis auf anderem Wege als dem des Geschlechtsverkehrs beträgt etwa 5 % aller Ansteckungen. Am stärksten verbreitet und am meisten ansteckend ist die Syphilis bei den Zugehörigen der gewerbsmäßigen Unzucht, namentlich in den ersten Jahren der Ausübung. Die älteren Prostituierten befinden sich nach jahrelanger Dauer meist schon in einem Zeitpunkt der Krankheit, wo sie überhaupt nicht mehr oder nur bei zeitweisen Rückfällen ansteckend ist. Daher erfolgt die Ansteckung hauptsächlich durch den geschlechtlichen Verkehr mit Prostituierten, be-

sonders mit Angehörigen der heimlichen oder gelegentlichen
Prostitution. Aber immer wieder, wenn sie zu besonderer
Verbreitung anschwoll, wie zunächst nach den Kriegen um
1500 und bei der Einschleppung in kulturentlegene Dörfer
Südrußlands und der Türkei noch in den letzten Jahrzehnten, dann nahmen die Fälle außergeschlechtlicher Ansteckung
außerordentlich stark zu, namentlich unter der Jugend, und
dann können, zumal da es in solchen Gegenden an Verständnis und Behandlungsmöglichkeiten mangelt, ganze Dörfer durch unaufhaltsame Ausbreitung gefährlicher Formen
unter der Jugend zu allmählichem Absterben gebracht werden. Die Syphilis der Erwachsenen ist an sich im allgemeinen heute in starkem Gegensatz zu der Tuberkulose keine das
Leben unmittelbar bedrohende Krankheit. Außerdem kann
sie in einem weit größeren Bruchteil der Erkrankungsfälle,
als dies für die Tuberkulose zutrifft, von selbst ausheilen, und
noch häufiger und sicherer kann diese vollständige und
dauernde Heilung durch eine Anzahl wirksamer Behandlungsverfahren herbeigeführt werden. Und selbst bei einer unge-
nügend oder, was hier oft genug vorkommt, wegen Unkennt-
nis der erfolgten Ansteckung überhaupt nicht behandelten
Erkrankung können sehr lange dauernde Zeitabschnitte vorkommen, in denen das Leiden keine Erscheinungen macht.
Trotz dieser Gutartigkeit im Vergleich mit der Tuberkulose
führt sie, besonders bei unzureichender Behandlung, sehr
häufig zu krankhaften Veränderungen lebenswichtiger Organe, die dann erst in höherem Lebensalter, Jahre und Jahrzehnte nach der erfolgten Ansteckung, ein solches Leben verkürzen. Die Lebensgefahr der Syphilis trifft also erst höhere
Lebensalter. Eine Ausnahme macht nur das Kindesalter.
Wieder besteht hier ein Gegensatz zu der Tuberkulose. Für
die Tuberkulose ist es außerordentlich selten, daß ein Kind
mit tuberkulösen Erkrankungen von der Mutter her zur Welt
kommt. Bei der Syphilis ist die Übertragung von der Mutter
auf die Frucht schon im Mutterleib möglich. Je nach der
Frische und Schwere der mütterlichen Erkrankung ist dann
der Verlauf verschieden. Zuerst pflegen Fehlgeburten häufig
zu sein, bei erneuter Empfängnis kommt es zur Frühgeburt

oder zur Geburt ausgetragener, aber abgestorbener, durch schwere Krankheitsveränderungen arg entstellter Früchte. Bei schon gebesserter mütterlicher Krankheit werden lebende und lebensfähige, aber angesteckte Kinder geboren. Bei ihnen bricht dann oft die Krankheit einige Wochen nach der Geburt mehr oder weniger heftig aus, und solche Kinder gehen zum großen Teil später zugrunde. Der Rest, der geheilt wird, ist oft hinfälliger als normale Kinder und erliegt leichter als diese den akuten Erkrankungen des frühen Kindesalters; soweit er sie überlebt, bleiben schwere und dauernde Folgen der Krankheit an verschiedenen Körperorganen, z. T. in entstellender Form, übrig. Schließlich und besonders nach erfolgreicher Behandlung der Eltern oder auch, wenn die Krankheit der Mutter bei Beginn der Schwangerschaft festgestellt und behandelt wurde, kommen Kinder mit geringen und leicht zu beseitigenden Krankheitserscheinungen oder völlig gesunde Kinder zur Welt, die für ihr ganzes Leben von gesunden Menschen nicht zu unterscheiden sind. Während die Tuberkulose 10 % aller Todesfälle aller Altersklassen betrug und im erwerbsfähigen Alter sogar ein reichliches Drittel, kommen selbst in der Großstadt nur etwa 1,5 bis 2 % aller Todesfälle auf Rechnung der Syphilis, und zwar bei Erwachsenen nur mittelbar, und gut die Hälfte all dieser Todesfälle betrifft diejenigen mit erblich überkommener Krankheit. Trotzdem darf man die Gefahr der Syphilis für die Volksgesundheit nicht unterschätzen. Sie liegt in ihrer Häufigkeit und in der Dauer und Hartnäckigkeit der Erkrankung.

Über die Verbreitung der Syphilis sind wir durch Zählungen und Erhebungen ziemlich genau unterrichtet. Danach wächst mit der Größe einer Menschensiedlung die Zahl der in einem bestimmten Zeitpunkt frisch erkrankt befundenen Menschen. Man muß die Zahl in den Weltstädten und Großstädten Deutschlands auf 1 bis 2 von je 1000 aller Lebenden veranschlagen, der Anteil sinkt mit dem Kleinerwerden der Stadt immer mehr und beträgt in rein kleinstädtischen und ländlichen Bezirken nur noch den zehnten Teil. Auch in den Großstädten ist seit einigen Jahren die Syphilis in starkem

Rückgang, und zwar nicht nur in Deutschland. An den Erkrankungen stärker beteiligt sind die unverheirateten Männer von 20 bis 30 Jahren, jenseits des 25. Jahres nimmt die Zahl stetig und stark ab. Im Landheer und in der Marine sind in allen Ländern die Erkrankungszahlen beträchtlich höher. Die jetzt wieder überwundene Zunahme nach beendetem Kriege verriet sich durch zwei Tatsachen, durch höhere Erkrankungszahlen auch auf dem Lande und in den Kleinstädten, namentlich auch unter Ehefrauen, und durch das stärkere Auftreten bei sehr jugendlichen Altersklassen, namentlich bei den großstädtischen Mädchen. Die Steigerung der Nachkriegszeit konnte sehr bald durch planmäßig ausgedehnte Maßnahmen überwunden werden, und es ist dadurch heute selbst in Großstädten eine starke Abnahme sogar im Vergleich zur Vorkriegszeit eingetreten. Sie hat vermutlich mehrere Ursachen. Die eine scheint die erfolgreichere und ausgedehntere Behandlung zu sein, eine weitere ist vielleicht in geänderten Lebenssitten zu suchen. Die Zunahme der weiblichen Berufsarbeit hat zugleich frühere feste Bindung ermöglicht, wenn auch häufig genug im freien Verhältnis, so daß der Prostitutionsverkehr sich einschränkte.

Nachdem der erste Ausbruch der Krankheit überwunden ist, können nach verschieden langen Zeiträumen, oft nach Jahren, Rückfälle mit gleichen Krankheitserscheinungen auftreten. Aber in der Mehrzahl aller Fälle kommt es unter wiederholter ausreichender Behandlung zu vollkommener Ausheilung, so daß der Genesene etwa 4 bis 5 Jahre nach der Ansteckung als geheilt und nicht mehr ansteckend erklärt werden kann. Und selbst die Mehrzahl der Nichtgeheilten hat aufgehört, ansteckend zu sein. Aber sie sind, und hier liegt das Bedenkliche der Krankheit, für ihre Person gefährdet. Denn noch eine Anzahl von Jahren, oft sehr lange noch, besteht jetzt die Gefahr der chronischen Erkrankung innerer Organe. Und zwar gibt es kaum ein größeres Organ, Lunge, Nieren, Milz, Hirn, Augen, Knochen, das nicht befallen werden könnte. Aber jetzt hat die Krankheit einen ganz anderen Charakter. Es kann hier zu Erscheinungen von ganz anderen Formen, zur Bildung von Knötchen kommen, die immer größer werden und durch ihre Massen selbst große Organe zum Schwund bringen, Knochen zerstören und die schlimmsten Schäden anrichten können. Aber gerade diese so schwere Form der Syphilis ist jetzt bei uns nahezu verschwunden. Das liegt weder daran, daß die Krankheitserreger sich geändert haben, noch daran, daß etwa die Menschen heute widerstandsfähiger geworden sind, sondern daran, daß heute solche Krankheitsformen sicher erkannt und besser behandelt werden, denn diese Späterkrankungen sind oft überraschend schnell und vollständig heilbar. Unter Laienbehandlung unzweckmäßiger Art und in Ländern ohne gesundheitliche Kultur aber finden sich diese zerstörenden Formen der Syphilis heute genau so wie früher. Eine besondere Bedeutung haben schließlich aber noch gewisse eigenartige Nachkrankheiten, die ohne jeden Zweifel die direkten Folgen einer Syphilisinfektion sind, deren Krankheitserscheinungen aber wesentlich von den eben geschilderten abweichen. Es handelt sich um chronische Erkrankungen des inneren Überzugs der großen Schlagader und zwei Krankheiten des zentralen Nervensystems, von denen die eine das Rückenmark betrifft und von den Laien als Rückenmarksschwindsucht bezeichnet wird, während die andere als fortschreitende Irrenlähmung oder laienmäßig als Hirnerweichung ein außerordentlich charakteristisches Krankheitsbild gibt. Die Erkrankung der großen Schlagader ist im späteren Alter nicht selten. Die beiden Nervenkrankheiten treten etwa 10 bis 15 Jahre, ausnahmsweise auch früher nach der Ansteckung auf, sie befallen nur etwa 3 bis 5 % der Angesteckten, und es ist wahrscheinlich, daß es zu ihrem Entstehen noch einer besonderen Empfänglichkeit bedarf. Denn es gibt Völker, namentlich Naturvölker, bei denen die Syphilis selbst in schwerer Form sehr verbreitet ist, bei denen aber jene Nachkrankheiten sich äußerst selten oder nie finden. Die Rückenmarksschwindsucht dauert viele Jahre oder Jahrzehnte und kann zahlreiche Stillstände oder Besserungen zeigen, bis sie schließlich doch meist zu Lähmungen führt. Die fortschreitende Irrenlähmung ist leicht zu erkennen und führt nach wenigen Jahren raschen Fortschreitens und geistigen und körperlichen Verfalls zum

Tode. Neuerdings ist es gelungen, durch künstliche Übertragung anderer bakterieller Erkrankungen, nämlich von Malaria oder Rückfallfieber, dieses Leiden in zahlreichen Fällen zum Stillstand zu bringen, ja gelegentlich der Heilung und Wiederherstellung der Berufsfähigkeit zuzuführen.

Auch bei der Syphilis besteht ebenso wie bei der Tuberkulose keine durch Überstehen der Krankheit erworbene Unempfänglichkeit. Wir sind hier in der Lage, das ganz scharf zu erweisen. Wir können jetzt leicht nachweisen, ob ein Mensch noch im Abwehrkampf mit vermehrungsfähigen Syphiliskeimen in seinem Körper steht oder ob Frieden eingetreten ist, nicht bloß Waffenstillstand. Das Blutserum eines Menschen, der an Syphilis irgendeines Stadiums krank ist, gibt nach Zusatz bestimmter Substanzen aus Körpergeweben eine sehr charakteristische Reaktion, die je nach dem Grade der Krankheit verschieden stark ist. Diese Reaktion ist unter dem Namen der Reaktion von Wassermann auch in Laienkreisen schon allgemein bekanntgeworden. Sie fällt auch dann positiv aus, wenn im Augenblick und vielleicht für Jahre und Jahrzehnte die Krankheit ruht, sobald nur der Körper noch nicht ganz frei von vermehrungsfähigen Syphiliskeimen geworden ist. Der positive Ausfall ist also durchaus noch kein Grund dafür, daß der so reagierende Mensch im Augenblick der Untersuchung auch schon behandlungsbedürftig ist; das ist er erst dann, wenn auch die klinische Untersuchung einen Rückfall oder das Drohen eines solchen, besonders in edlen Organen, erweist. Aber dieser positive Ausfall zeigt, daß der Untersuchte noch nicht als voll hergestellt angesehen werden kann. Fällt aber die Untersuchung negativ aus, dann ist der Betreffende in diesem Zeitpunkt sicher frei von Syphilis. Und ein solcher Mensch kann bei nächster Gelegenheit genau wie ein bisher noch nie Erkrankter von neuem von frischer Syphilis befallen werden.

Die Schwere des Auftretens der Syphilis ist nicht zu allen Zeiten und in allen Ländern die gleiche gewesen. Es wurde schon erwähnt, daß sie jedenfalls bei den Völkern in Zentralamerika, als sie von Europa entdeckt wurden, eine sehr milde Krankheit war. Es ist aber von großem Interesse, daß schon

die Ärzte des 16. Jahrhunderts mit aller Bestimmtheit eine
Änderung des Krankheitscharakters binnen wenigen Jahrzehnten nach ihrem Umsichgreifen feststellten. Und zwar
haben sie dies nicht nur für die Syphilis der Erwachsenen,
sondern besonders für die Erbsyphilis hervorgehoben. Die
gleiche Erscheinung eines heftigeren Auftretens oder eines
Milderwerdens hat sich dann im Laufe der Jahrhunderte
wiederholt. Die Krankheit trat also nicht nur zeitweise spärlicher, zeitweise häufiger auf, sondern auch bald gefährlicher,
bald milder.

Gerade das hat die Syphilis mit einer anderen chronischen
Volksseuche gemeinsam, die heute wenigstens für Europa
kaum noch eine Rolle spielt, deren Verheerungen aber aus
dem Altertum und Mittelalter noch in stärkster Erinnerung
sind, mit dem *Aussatz* oder der *Lepra*. Schon die Bibel nennt
den Aussatz und kennt ihn als entstellende ansteckende Krankheit. Wegen der großen Gefahr richtete man schon in den
ersten nachchristlichen Jahrhunderten und später, als nach
den Kreuzzügen der Aussatz weiteste Verbreitung fand, in
größtem Umfang Absonderungshäuser in entlegenen Gegenden ein, in die man die Aussätzigen mit meist großer Härte
zwangsweise unterbrachte. Mit oft grausamen Maßnahmen
hielt man sie von allen Menschensiedlungen fern, und sie
selbst mußten ihre etwaige Annäherung durch beinerne Klap-
pern ankündigen. Seit etwa dem 16. Jahrhundert trat eine
starke Abnahme wenigstens in Europa ein, und es blieben
hier nur einige kleine Herde zurück. Wo die Zahl der Erkrankungen noch im vorigen Jahrhundert einige Tausende
betrug, hat ein seit Mitte dieses Jahrhunderts energisch ge-
führter Abwehrkampf allmählich auch hier die Zahl auf
wenig über 100 herabgedrückt. In den meisten Ländern Europas sind die wenigen dort noch vorhandenen Erkrankungsfälle, die heute genau überwacht werden, nicht örtlich entstanden, sondern aus anderen Erdteilen eingeschleppt und
betragen hier nur einige Dutzend. Immerhin darf nicht übersehen werden, daß in einigen Ländern Europas noch größere
Herde mit über 100 Kranken sind, wie in den baltischen Ländern, Rußland, der Türkei und Griechenland. Von Interesse

ist hierbei Frankreich, das durch seine Kolonien und durch seine Überfremdung den Einbrüchen tropischer Seuchen besonders stark ausgesetzt ist. So befanden sich in Paris vor wenigen Jahren allein 200 Aussätzige, und es scheinen sogar auch Ansteckungen vorgekommen zu sein. Sehr verbreitet ist die Lepra in allen Ländern Afrikas, in einigen außerordentlich stark, wie am belgischen Kongo mit fast 200000 gemeldeten Erkrankungen; für ganz Afrika gibt man die Zahl auf mehr als eine halbe Million an. Recht ausgedehnt ist auch der Aussatz, wenn auch mit erheblich niedrigeren Zahlen, in Lateinamerika, dagegen sind sie für China und Indien mit etwa je 1 Million von der amerikanischen Lepramission angegeben worden; von ihr wird die Gesamtzahl in allen Ländern auf 3 Millionen geschätzt, so daß auch heute noch etwa jeder 600. Mensch vom Aussatz befallen wäre.

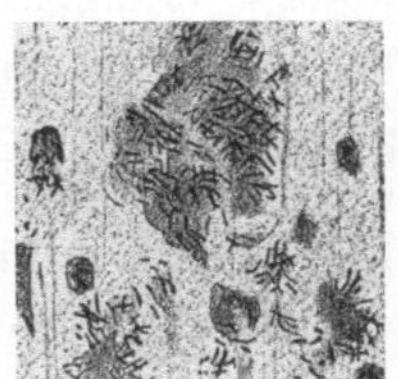

Abb. 20. Leprabazillen im Unterhautzellgewebe.

Die Lepra tritt als Krankheit in sehr verschiedener, immer schwerer und entstellender Form auf. Sehr häufig ist die Form der Bildung großer Knötchen an den verschiedensten Körperstellen, andere Formen beginnen mit charakteristischen Flecken und Nervenstörungen an den Stellen der Krankheit; aus beiden Formen können sich tiefe, um sich greifende Geschwüre bilden, die zur brandigen Abstoßung ganzer Gliedmaßen oder von ihren Teilen führen. Sehr langsam und häufig unter Stillständen und Nachschüben führt das Leiden zu Siechtum und Tod. Wir kennen den Erreger der Krankheit (Abb. 20), ein dem Tuberkelbazillus sehr ähnliches Stäbchen, das in ungeheuren Mengen, zu Häufchen geballt, sich im erkrankten Gewebe findet und von da nach außen dringen kann. Es ist aber bisher weder sicher gelungen, ihn zu züchten, noch ihn auf Tiere zu übertragen. Es steht fest, daß der Leprakranke Gesunde anstecken kann, wahrscheinlich aber vergehen einige Jahre, bis aus der Ansteckung die charakteristische Krankheit wird. Die feineren Zusammenhänge sind uns nicht bekannt, und es wird darüber noch sehr viel gestritten. Gegenwärtig wird der Kampf gegen den Aussatz, trotz der zahlreichen Lücken unserer Kenntnisse, mit erneuter Energie aufgenommen. Außer eigenen Lepramissionen beteiligen sich an der Abwehr noch die Rockefellerstiftung und neuerdings die Hygienesektion des Völkerbundes. Das Hauptmittel heißt auch heute wieder wie im Mittelalter: das absondernde Lepraheim. Aber heute ist ein solches humaner ausgestattet, ja manche von ihnen tragen durch umfassende Einrichtungen dem Ziel Rechnung, diesen unglücklichen, für lange Jahre von der Welt abgeschiedenen Kranken ein erträgliches Heim mit Anregungen und Beschäftigungsmöglichkeiten als Ersatz zu bieten. Vor allem aber scheint man heute auf bestem Wege zu sein, für die Früherkennung des Leidens Methoden zu finden, und weiter scheinen wirksame Verfahren gefunden zu sein, um diese Frühformen zu heilen. Die verschiedenen Lepramissionen haben es sich zur Aufgabe gemacht, durch planmäßige Durchuntersuchung größerer Bevölkerungskreise diese Frühformen herauszusuchen und der Behandlung zuzuführen. Es sind also hier für die nächsten Jahrzehnte größere Fortschritte zu erwarten.

12. Epidemien und Vererbungslehre.

Die beschreibende Darstellung der einzelnen Seuchenformen verfolgte ganz ausgesprochen das weitere Ziel, ohne jede Voraussetzung einer Theorie aus der Aneinanderreihung der Tatsachen Unterlagen für allgemeinere Gesichtspunkte und Schlußfolgerungen zu gewinnen. Wenn nun zwar die geschilderten Bilder der einzelnen Epidemieformen als überaus wechselvolle sich ergeben haben, so lassen sich doch aus dem beigebrachten Tatsachenmaterial eine Anzahl ganz bestimmter Antworten ableiten.

Immer wieder treten zunächst für die Infektionskrankheiten die folgenden gemeinsamen Punkte hervor, die Empfänglichkeit für die Aufnahme des lebenden Krankheitserregers, der Grad der Hinfälligkeit ihnen gegenüber und dann die Höhe und Art der Immunität nach Überstehen der Krankheit. Alle diese Vorgänge haben aber nicht als unver-

änderliche Werte zu gelten, sondern als Maßstäbe, sie sind
keine feststehenden Eigenschaften von jedesmal gleicher Stärke,
sondern sie sind nur als zahlenmäßige Kennzeichnungen zu
bewerten. Es hatte sich ergeben, daß bei sehr großer Hinfälligkeit schon ein Erreger von sehr mäßiger Stärke zur Erkrankung führen kann, während eine überdurchschnittliche
Abwehrfähigkeit erst durch sehr starke Angriffskräfte überwunden wird. Sobald wir aber versuchen, zu erklären, warum
aus der Infektionskrankheit die Massenerkrankung, die Epidemie, wird, so zeigt sich, daß wir mit den bisher geschilderten Tatsachen noch nicht auskommen, sondern daß wir
noch einen *anderen Begriff* heranziehen müssen. Und gerade
für solche Zusammenhänge liegen sehr zuverlässige Aufklä-
rungen und Begriffsbestimmungen vor, die wir einem in der
Neuzeit zu großer Entwicklung gelangten naturwissenschaft-
lichen Forscherzweig verdanken, nämlich der exakten *Erb-
lichkeitsforschung*. Sie hat Licht in das alte Problem gebracht, das wohl jeden schon beschäftigt hat, die Wechsel-
beziehungen der Wirkung von *Anlage* und *Umwelt*. Jede
Mutter weiß, daß ihre Kinder schon in sehr frühem Alter der
Erziehung bedürfen, aber sie weiß, wie verschieden, je nach
der Anlage, jedes ihrer Kinder zu den Einwirkungen der
Umwelt sich verhält und unter diesen sich entwickelt. Die
schwache Mutter findet sich leicht damit ab, daß alles Anlage
und unabänderlich sei, die überenergische will Fortschritte
ohne jede Rücksicht auf die überkommene Entwicklungs-
fähigkeit erzeugen, der gute Erzieher berücksichtigt ernsthaft
beides und ebenso der erfahrene Körper- und Seelenarzt. Die
Rücksicht auf das Wechselverhältnis von Anlage und Umwelt
entscheidet auch im privaten und öffentlichen Lebenskampf
immer wieder bei jedem Anlaß mit. Die moderne Erblichkeitslehre hat uns hier außerordentlich gefördert und Wesent-
liches für das Verständnis geleistet.

Der jüngst verstorbene dänische Pflanzenphysiologe W. J o -
h a n n s e n hat die moderne naturwissenschaftliche Erblichkeitslehre auf rechnerischer Grundlage aufzubauen sich be-
müht und hierbei neue Begriffe geprägt, die sich seitdem
überall eingeführt haben und das Verständnis gerade für die

außerordentlich zahlreichen Verschiedenheiten oder Variationen, die uns bei der Darstellung der scheinbar ganz regellosen Schwankungen der Seuchenempfänglichkeit Schwierigkeiten gemacht haben, erleichtern. Er sagt in der kürzlich erschienenen dritten Auflage seiner Erblichkeitslehre, daß die Erscheinungen der Wandelbarkeit in der Lebensgeschichte ohne den Einbezug des Erblichkeitsmomentes nicht analysiert werden könnten, und wo eine solche Analyse fehle, da könne man das Wort von Heine anführen: „Es war ein buntes Durcheinander wie Mäusedreck und Koriander."

Johannsen stellt zur Kennzeichnung der Anlage den Begriff des *Genotyps* auf, zu deutsch: Erbtypus. Die Summe der Eigenschaften in der Zusammenwirkung von Einflüssen der Anlage und Umwelt, mit denen ein Lebewesen, Pflanze, Tier oder Mensch, unseren Sinnesorganen, insbesondere den Augen, sich darbietet, nannte Johannsen den *Phänotypus*, zu deutsch: den Erscheinungstypus. Dem Erscheinungstypus kann man, da er eben die Folge zweier in jedem Falle ungleicher Einwirkungen ist, nicht ansehen, was an ihm Folge der erblich überkommenen Anlage ist, was die Folge von Umwelteinflüssen. Nehmen wir z. B. als Trennungsmerkmal die Größe eines Lebewesens. Wir wissen ja, daß bei derselben Art, bei einer Pflanze, einem Säugetier oder niederem Tier schon der Anlage nach sehr erhebliche Unterschiede der Größe nach vorkommen, trotzdem die verschieden großen Spielarten zur selben Hauptart gehören, wie Hunde oder Pferde. Wenn man, um zwei sehr bekanntgewordene Versuche anzuführen, in zwei Aquarien die gleichen Aufgußtierchen setzt und sie sich vermehren läßt, so werden in einem nährstoff- und lichtarmen Aquarium auch die großen Arten verkümmern, die in einem nährstoffreichen Aquarium gezüchteten aber üppig gedeihen; es werden also in diesen beiden Aquarien aus derselben Art Stämme entstehen, die an Größe sehr verschieden sind. „Der gut genährte Stamm wird im Durchschnitt größere Tiere aufweisen als der schlecht genährte. Die beiden Stämme werden sehr verschieden ausfallen, obwohl sie erblich gleich sind. Man kann diese Zucht in den beiden verschiedenen Aquarien eine lange Reihe von Genera-

tionen fortsetzen, und wenn man dann aus der fetten und
der mageren Zucht je ein Tier herausgreift und diese beiden
Tiere in ganz gleich beschaffene Aquarien bringt, so gehen
aus beiden Stämme hervor, die ganz gleich beschaffen sind."
In einem zweiten Beispiel[1] züchtet ein Landwirt Bohnen von
drei verschiedenen Größen, kleine, mittlere und große; also
Pflanzen, die nach ihrer erblichen Anlage die Eigenschaft
besitzen, wieder Samen von der Größe der Aussaat zu erzeugen. Er muß dann, was hier leicht ist, seine drei Rassen
rein halten. Wenn man aber dann von den erzielten drei
Bohnenarten je 1000 Stück genau nach ihrer Länge mißt,
so findet man bei jeder Sorte große Ungleichheiten. Die
Mehrzahl hat die geforderte Größe, in jeder Gruppe aber
finden sich in einer gewissen Zahl Abweichungen nach oben
und unten. Soll der Durchschnitt z. B. für die kleinere
Gruppe 10 mm sein, so finden sich Abweichungen von 6 bis
14 mm; bei der mittleren Bohne von der Größe von 15 mm
finden wir Abweichungen zwischen 11 bis 19, bei der großen
mit einem Soll von 20 mm tatsächlich Streuungen in der
Größe von 16 bis 24 mm. Einer Bohne mit dem Erscheinungstypus einer Größe von 13 mm kann also niemand ansehen,
ob sie dem Sack aus der Züchtung der kleineren oder der
mittleren Bohnen entstammt. Die Grenzzahlen überschneiden
sich. Sobald man aber solche Bohnen von 13 mm wieder neu
aussät, so ergeben die der kleinen Rasse im Durchschnitt eine
Größe von 10 mm, diejenigen der mittleren Sorte einen
Bohnentyp, bei dem die Mehrzahl eine Größe von durchschnittlich 15 mm hat. Sobald man weiter diesen Versuch
ebenso wie den ersten ändert und den einen Teil der Aussaat
aus der mittleren Sorte in bessere Gartenerde bringt und mit
Wasser und Licht gut versorgt, während man die andere
Sorte gleich großer Aussaat unter schlechte Bedingungen
bringt, so kann es leicht kommen, daß die Nachkommen dieser Mittelsorte in den ersten Beeten sogar Bohnen von der
Größe der ersten Art, auf den schlechten Beeten solche der

---

[1] Näheres in dem Buch von Goldschmidt, R: „Die Lehre
von der Vererbung" (Bd. 2 dieser Sammlung).

kleinsten Art hervorbringen. Die Wiederkehr des Erbtypus
durch erneute Aufzucht tritt also nur bei den gewöhnlichen
mittleren Lebensbedingungen auf. Unter dieser Voraussetzung
aber bleibt sie eine dauernde Eigenschaft auch bei beständig
erfolgender Weiterzüchtung durch viele Generationen. Die
Eigenschaften aber, die auf dem Erbtypus beruhen, sind *beständig* und *erblich* übertragbar, diejenigen Eigenschaften,
die durch die Einflüsse der Umwelt hervorgerufen werden,
sind solche der *Persönlichkeit* selbst und als solche *nicht
vererbbar*. Der Erscheinungstypus ist die Folge des Zu-
sammenwirkens von Anlage und Umwelt. Diese Feststellungen der Erblichkeitslehre lassen sich mit bedeutungsvollen Er-
gebnissen auf die Seuchenlehre übertragen. In jedem Falle
einer besonderen Seuche des Menschengeschlechts oder einer
am Tier künstlich erzeugten Infektionskrankheit setzt sich
der Erscheinungstypus aus zwei Einwirkungen zusammen.
Die erste ist die Höhe der für den Menschen oder die betreffende Tierart erblich überkommenen Kräfteverhältnisse
zwischen der Angriffskraft des besonderen Krankheitserregers
und der gattungsmäßigen Abwehrkraft. Die zweite entsteht
aus den jeweiligen Einwirkungen der Umwelt, welche dieses
in der Anlage schon vorhandene Kräfteverhältnis ändern. Und
zwar kann bei diesem Umwelteinwirken die naturgegebene
Empfänglichkeit und Hinfälligkeit gesteigert werden durch
außerordentlich mannigfaltige, vorübergehende oder dauernd
einwirkende Schädigungen des Organismus; das kann als
Einzelvorgang oder als gleichzeitige Massenwirkung auf zahlreiche Menschen geschehen. Oder sie kann umgekehrt verringert werden durch alle jene Vorgänge oder Maßnahmen,
welche die Unempfänglichkeit und Widerstandskraft steigern,
also durch Überstehen einer Erkrankung, deren Überwindung
Immunität verleiht, oder durch Auseinandersetzung mit künstlich oder natürlich abgeschwächten Krankheitserregern, wie
bei dem Verfahren der Schutzimpfungen. Der Grad der
natürlichen Widerstandskraft im Sinne des *Erbtypus* überträgt sich durch den Erbgang auf die folgenden Generationen,
und zwar, soweit für geschichtliche Zeitabschnitte erkennbar,
im Laufe der Generationsfolgen in anscheinend unveränder-

ter Höhe; dagegen bleiben die vom Einzellebewesen *während
seines Daseins erworbenen* Änderungen in der Höhe der
Empfänglichkeit oder der natürlich oder künstlich erworbenen Immunität *persönlicher* Besitz und übertragen sich
nicht auf die Nachkommenschaft. Zu dieser Gruppe gehört
aber nicht die vom *Lebensalter* abhängige Empfänglichkeit.
In der Beschreibung der einzelnen Epidemieformen wurde
ja immer wieder hervorgehoben, daß bei vielen unter ihnen
außerordentlich große Unterschiede der Empfänglichkeit
nach dem Lebensalter bestehen, daß eine für die Erwachsenen
auf der Höhe des Lebens harmlose Erkrankung dem Kindesalter oder dem Greisenalter besonders gefährlich wird. Diese
Eigenschaften sind bleibend und kehren in der Folge der
Generationen immer wieder, beruhen also auf der erblichen
Anlage.

Das *stammesgemäße*, das erbtypische Kräftegleichgewicht
zwischen einem bestimmten Krankheitserreger und einer bestimmten Tierart kommt in zwei ganz verschiedenen Erscheinungsformen zum Ausdruck, in der Empfänglichkeit zu erkranken und in dem Grade der Hinfälligkeit nach erfolgter
Infektion. Beide Vorgänge gehen keineswegs parallel, sie
können vereint sein, aber einer hohen Empfänglichkeit, nach
dem Eindringen eines Erregers krank zu werden, entspricht
meist nicht eine gleich hohe Hinfälligkeit. Im Tierversuch,
immer unter der Voraussetzung, daß die künstliche Übertragung des Krankheitserregers nur in solchen Mengen erfolgt, welche den natürlichen Ansteckungsverhältnissen ent-
sprechen, finden wir sehr verschiedene Ergebnisse für die
einzelnen Tierarten und Spielarten, aber natürlich jedesmal
sehr übereinstimmende Erscheinungen für die gleiche Tierart. So verhalten sich Hausmäuse und Feldmäuse oder andere
sehr nahestehende Nagetierarten ganz ungleich gegenüber
dem Tuberkelbazillus, die letzteren können leicht krank gemacht werden, die ersteren besitzen eine sehr hohe natürliche
Widerstandskraft; sie kann aber durch schädigende Einwirkungen, genau wie bei den Aufgußtierchen im Aquarium,
so herabgesetzt werden, daß nunmehr auch solche im Erbtypus immunen Nagetiere nach einer Tuberkuloseimpfung

erkranken und zu einem großen Teil zugrunde gehen. Aber bei den Nachkommen der Überlebenden besteht dann das frühere Kräfteverhältnis unverändert fort.

Für den Menschen können wir das jeweilige *erbtypische* Kräfteverhältnis für jede einzelne Epidemieart bei dem großen Umfang der uns zu Gebote stehenden Erfahrungen leicht bestimmen, für viele Fälle sogar zahlenmäßig ganz zuverlässig mit Hilfe der Statistik.

Was die *Empfänglichkeit* betrifft, nach der Einverleibung eines Krankheitserregers von der Erkrankung befallen zu werden, so besteht auch hier für die einzelnen Epidemieformen jene früher gekennzeichnete Stufenleiter. Es gibt eine Anzahl von Erkrankungen, bei denen diese Empfänglichkeit eine absolute ist, d. h. von hundert angesteckten Menschen erkranken nach den zahlreichen, durch die Jahrhunderte unverändert gebliebenen Beobachtungen nahezu 100, und bei den wenigen Ausnahmen müssen wir Zufall oder eine uns unbekannt gebliebene erworbene persönliche Immunität annehmen. Es ist hierbei gleichgültig, auf welchem Wege die Ansteckung übermittelt wird, ob direkt von Mensch zu Mensch, ob indirekt durch Vermittlung von Zwischenwirten aus der Gruppe der Insekten oder durch keimhaltiges Wasser. Zu diesen Epidemien mit absoluter Empfänglichkeit gehören u. a. Masern, Influenza, Syphilis, Malaria, Pest. Für andere Seuchen stuft sich das Verhältnis in sehr verschiedenem Grade ab. Für Scharlach konnte berechnet werden, daß von 100 der Ansteckung ausgesetzten Kindern etwa nur 40 % die zur Krankheit führende Empfänglichkeit besitzen, für Diphtherie bleibt die Zahl im allgemeinen sogar etwa bei 15 bis 20 %. Für viele andere Erkrankungen fehlt es an zuverlässigen zahlenmäßigen Bestimmungen, die große Zahl der Keimträger aber, d. h. derjenigen Menschen, die unter denselben Bedingungen leben wie die erkrankenden, die aber verschont bleiben, beweist, daß hier nur von einer geringen erbtypischen Empfänglichkeit die Rede sein kann. Für solche Infektionskrankheiten dagegen, deren Erreger stets und reichlich in unserer Umgebung und sogar oft genug auf unseren Außenflächen vorhanden sind, denen täglich und stündlich die Gelegenheit geboten ist, in die Gewebe des Körpers selbst einzudringen, die aber nur unter besonderen schädigenden Einflüssen der Außenwelt krankheitserzeugende Kraft gewinnen, muß man sogar die rein erbtypische Empfänglichkeit gleich Null setzen. Hier ist der Fall der Krankheitserzeugung allein im Erscheinungstypus begründet. Das gilt nicht nur für jene früher geschilderten Traubenkokken und Kettenkokken, die Erreger der Wundinfektionskrankheiten und der sogenannten Blutvergiftungen, oder für die Dickdarmbazillen, die stets zu vielen Millionen im Dickdarm eines jeden Menschen vorhanden sind und nur an einem schon anderweit erkrankten Menschen infektiöse Zweiterkrankungen herbeiführen. Das gilt wahrscheinlich auch für die Erreger echter epidemischer Krankheiten, von denen man annehmen muß, daß sie entweder stets und in großen Mengen in unserer Umgebung vorkommen und auch in der uns umgebenden Außenwelt vermehrungsfähig bleiben, die aber nur bei Eintritt ganz besonderer Bedingungen die Grenzen des belebten Körpers überschreiten.

Die zweite erbtypische Erscheinungsform ist die artgemäße und darum erblich übertragbare *Hinfälligkeit*. Man könnte sie auf Grund der Beobachtungen am Krankenbett auch nach dem Grade und der Ausdehnung der Krankheitserscheinungen bemessen. Und bei der Betrachtung der Tuberkulose in ihrem verschiedenen Verhalten nach Altersklassen war das ja auch geschehen. Wenn auf der Stufenleiter der gradweisen Unterschiede der Hinfälligkeit als der höchste Grad der des unaufhaltsamen Durchwachsens aller Gewebe durch den Krankheitserreger, die sogenannte Septichämie, bezeichnet wurde, als nächste Stufe die örtlich unaufhaltsam sich auf einzelne Organe ausbreitende Erkrankung, als dritter Grad die einfache Herdbildung und als geringster Grad die einfache örtliche Haftung des Krankheitserregers am Orte des Eindringens ohne Neigung zum Weitergreifen bei Fehlen weiterer Ursachen, so würde die Tuberkuloseerkrankung der frühesten Kindheit als Septichämie, diejenige des Kleinkindalters als die zweite, die Lungenschwindsucht des Erwachsenen als die dritte und die des Schulalters als die niedrigste bezeichnet werden können. Und dieselbe Stufenleiter kann an die verschiedenen Rassen angelegt werden. Es wurde am Beispiel des Milzbrands gezeigt, daß er für Meerschweinchen und weiße Mäuse das typische Bild allerschwerster Septichämie erzeugt, bei Rindern den zweiten Grad bildet, bei Menschen in der zweiten und dritten Stufe auftritt und nur ausnahmsweise und selten zur Septichämie führt, während noch geringere Erkrankungsformen rein örtlichen Erkrankens oder sogar vollkommene Reaktionslosigkeit sich z. B. bei dem Hausgeflügel finden.

Aber auch hier ist es noch sicherer, ebenfalls wieder sich auf zahlenmäßige Bestimmungen zu stützen. Und hier ist das einfachste Maß für die erbtypische Hinfälligkeit die *Tödlichkeit* einer Epidemie, d. h. das Verhältnis der Gestorbenen zu den wirklich voll Erkrankten nach Ausschluß der allerleichtesten Fälle und der nichterkrankenden Keimträger. Dann ergibt sich eine absolute Tödlichkeit von nahezu 100 % eigentlich nur für die Lungenpest und die afrikanische Schlafkrankheit, eine Tödlichkeit von mehr als 50 % für die Beulenpest und das Gelbfieber; bei asiatischer Cholera liegt sie um 50 %, bei den drei akuten epidemischen Erkrankungen des zentralen Nervensystems, der eitrigen Hirnhautentzündung, der spinalen Kinderlähmung und der infektiösen Hirnentzündung, bei 30 bis 60 %. Die Tödlichkeit von Unterleibstyphus, Diphtherie und echten Pocken in Ländern ohne Impfschutz kann mit 10 bis 15 %, diejenige von Scharlach heute mit etwa 6 bis 8 %, diejenige von Influenza mit 3 bis 5 % angesetzt werden. Es ist aber schon wiederholt darauf hingewiesen worden, daß der erbtypische Einfluß des Lebensalters hier außerordentlich erhebliche Unterschiede hervorruft.

Für die häufigste aller infektiösen Krankheiten, die Tuberkulose, läßt sich eine solche Berechnung nicht gut anstellen, weil die Gefährlichkeit der unter sich ganz verschiedenen Krankheitsformen, mit denen sie in den einzelnen Lebensaltern auftritt, ganz außerordentlich ungleich ist und weil ihre Hauptform, die chronische Lungenschwindsucht der Erwachsenen, außerordentliche Schwankungen in ihrer Dauer hat. Es läßt sich nur sagen, daß die akut auftretende Tuberkulose der Säuglinge fast stets tödlich, die ruhende des Schulkindalters, wenigstens für diesen Lebensabschnitt, nur in wenigen Prozenten tötet, daß dagegen die Fälle fortschreitender Lungenschwindsucht der Erwachsenen, trotz der häufigen und lange anhaltenden Stillstände, doch zu mehr als 5o % zum Tode nach der Dauer einiger Jahre führt.

Ebensowenig kann man solche Aufstellungen für die Syphilis machen; von den Kindern, die mit Erbsyphilis lebend zur Welt kommen, stirbt mehr als die Hälfte an dieser oder an anderen Kinderkrankheiten früh; die erworbene Syphilis der Erwachsenen ist heute an sich nur in wenigen schwer auftretenden Fällen lebensgefährlich, kann aber das Leben durch Organerkrankungen des höheren Alters verkürzen; eine auf Syphilis beruhende zentrale Nervenerkrankung, die fortschreitende syphilitische Irrenlähmung, war früher binnen weniger Jahre absolut tödlich; heute gelingt es in einem Bruchteil von wenig unter 5o % durch Impfungen mit Wechsel- oder Rückfallfieber, die Krankheit zum Stillstand zu bringen oder sogar ganz wesentlich zu bessern.

Natürlich werden in der Wirklichkeit bei jeder einzelnen Krankheit durch erscheinungstypische Einwirkungen die Zahlen für die Tödlichkeit erhöht.

Stellt man nun für die einzelnen Epidemieformen die Zahlen für die Empfänglichkeit denen für die Tödlichkeit gegenüber, so treten, wenn auch nicht ohne Ausnahme, starke Gegensätzlichkeiten hervor, und aus diesen wieder ergeben sich interessante Folgerungen auf die *Entwicklung* in langen Zeiträumen. Je größer die persönliche Empfänglichkeit, desto geringer die erbtypische Lebensgefahr. Und umgekehrt erweist sich gerade bei Epidemien, die sich durch mittlere oder besonders hohe Tödlichkeitszahlen der Erkrankten herausheben, eine geringere Empfänglichkeit. Vom reinen Zweckmäßigkeitsstandpunkt drängt sich eine Deutung auf, die solche Gegensätze selbstverständlich findet. Man kann solche Krankheiten wie die Masern oder die Windpocken, für die jeder Mensch empfänglich ist, Krankheiten, die seit Jahrtausenden stets in der gleichen Form aufgetreten sind, als

Vorgänge eines dauernden Zusammenlebens zweier bestimmter belebter Organismen, als eine sogenannte *Symbiose*, ansehen, bei welcher der Parasit mit seiner Existenz und seinen Vermehrungsmöglichkeiten ausschließlich auf seine Wirte angewiesen ist. Eine solche Symbiose mit Kleinlebewesen ist im Tierreich und namentlich im Pflanzenreich sehr häufig beobachtet und eifrig studiert worden. Hier handelt es sich ebenfalls um Urtierchen oder Urpflänzchen, auch hier spielen kleine Insekten als überwandernde Krankheitserreger eine sehr große Rolle, wie z. B. Blattläuse, deren schädigende Wirkungen an die Jahreszeiten und die Temperaturschwankungen eng gebunden sind. Hier aber geht das Wechselspiel über die Symbiose von Trägerpflanze und Parasit weit hinaus. Auch der letztere hat seine belebten Feinde, die als Beispiel gewählte Blattlaus selbst solche aus dem Reich der Insekten und andere größere Pflanzenfeinde aus dem der insektenfressenden Vögel, denen wieder vierfüßige und gefiederte Raubtiere nachstellen. Das Überhandnehmen der Pflanzenparasiten gibt auch ihren Feinden reiche Ernährung und umgekehrt, und das Ende ist hier ein stetes Pendeln um einen bestimmten Gleichgewichtszustand.

Wenn nun ein solcher in enger Symbiose mit dem Menschengeschlecht lebender Parasit, wie der der Masern, für seinen Wirt stark vernichtend aufträte, etwa wie der der Cholera, so würden nur wenige dieser Parasiten einen reichen Tisch finden, aber schon die folgenden würden mit der steten Vernichtung ihres Wirtes zugleich ihr eigenes Nahrungsfeld vermindern und schließlich ausrotten und damit selbst zum Untergang verurteilt sein. Wir kennen solche Vorgänge bei gelegentlichen örtlichen Katastrophen der Pflanzenkultur. Wir haben aber auch Andeutungen solcher Vorgänge bei menschlichen Epidemien. Schon diejenigen Epidemien, die unter Mitwirkung keimtragender Insekten ihre Ausbreitung finden, sind ja in ihrer Stärke und in der Zeit ihres Auftretens von den Lebensbedingungen dieser Insekten abhängig, und wenn gar ein solches Insekt wie der Ratten- und Nagerfloh als Pestüberträger sowohl Tiere wie Menschen angeht, so wird er bald beim Menschen, bald beim Tier günstigere

Fortkommensverhältnisse finden, und hier wird es wieder eine Rolle spielen, ob und bei welchem Wirt er sich leichter und öfter mit Krankheitskeimen beladet. Von manchen Malarialändern wissen wir ganz genau, daß die Anophelesmücke, welche schuld an der Übertragung der Malaria ist, dort lieber ihr Blut von Rindern als von Menschen nimmt, und von der Stechfliege, welche die afrikanische Schlafkrankheit durch ihren blutsaugenden Stich überträgt, ist bekannt, daß sie manche Art von Jagdwild bevorzugt. Ein Rindersterben durch Viehseuchen in Malariagegenden, welches den Nahrungsspielraum der Stechmücken verringert, macht sie sofort für den Menschen gefährlicher, und eine Zunahme der Rinderzucht schränkt die Gefahr für die Menschen ein. Also es kann schon zutreffen, daß die echte Symbiose durch Jahrtausende bis in vorgeschichtliche Zeiten auch bei Epidemien nur dann möglich ist, wenn der Parasit nicht zugleich auch seinen eigenen Nahrungstisch vernichtet.

Aber es entsteht nach einer solchen Deutung sofort die naheliegende Frage, ob dieses Verhältnis stets und bis in die ältesten Zeiten das gleiche war oder ob in langsamer Entwicklung das heute bestehende Wechselverhältnis erst allmählich sich herausgebildet hat. Diese Frage läßt sich natürlich bei dem Stand unserer heutigen Kenntnisse nicht auf Grund von Tatsachen beantworten. Denn wir kennen ja heute nicht einmal alle Krankheitserreger, und von denjenigen, die uns bekannt geworden sind, wissen wir erst etwas seit wenigen Jahrzehnten und gerade über die genannten Zusammenhänge noch so gut wie nichts. Aber die Fragestellung selbst ist für Forscher und erkenntnisfrohe Menschen so reizvoll, daß es naheliegt, wenigstens den Versuch einer Theorie zu machen.

Es wurde schon früher betont, daß es Spaltpilzarten gibt, die heute nur in einem lebenden Körper und dann natürlich nur unter dessen mehr oder weniger starker Schädigung existenzfähig sind, während eine große Zahl anderer Arten nur in leblosem Material gedeihen und sich vermehren, und daß dazwischen zahlreiche Arten uns bekannt geworden sind, die bald in der einen, bald in der anderen Lebensform zu gedeihen vermögen. Die Frage ist dann, ob ein solches Verhältnis *stets bestand* oder ob es in der Folge der Generationen sich *geändert* hat. Die Erbforschung hat uns fest eingeprägt, daß die in der Lebenszeit erworbenen Eigenschaften bei den folgenden Generationen nicht wieder auftreten, daß vielmehr die artlichen Kennzeichen sich wieder einstellen. Und wenn auch dieser Satz nicht durchweg und nicht für alle Verhältnisse uneingeschränkte Anerkennung gefunden hat, so gilt er doch, und zwar, soweit heute bekannt, uneingeschränkt für das parasitäre Kräfteverhältnis. Wohl aber findet sich bei Pflanzen und Kleinlebewesen ein Vorgang, den man als *Mutation* bezeichnet, eine plötzliche sprunghaft einsetzende Änderung in den Eigenschaften eines Organismus, die auf einmal in irgendwelcher Form hervortritt, um dann erblich übertragbar zu werden. Ob es sich bei solcher Mutation um das Wiederaufleben längst vorhandener Lebenseigenschaften handelt, die für längere Zeit aus irgendwelchen Gründen unterdrückt waren, oder ob andere Ursachen im Spiel waren, gehört wieder nicht zu den Aufgaben dieses Buches. Wohl aber hat Professor G o l d s c h m i d t in Kapitel X seines Buches über die Lehre von der Vererbung im 2. Bande dieser Sammlung unser Wissen von den Mutationen eingehend dargestellt. Unter dieser Voraussetzung kann also eine Gefahrenabnahme im erbtypischen Kräfteverhältnis nur auf zwei Wegen eingetreten sein, entweder durch allmähliche langsame Austilgung solcher Spielarten unter den Parasitenopfern, die eine größere Hinfälligkeit als der Durchschnitt hatten, oder durch häufige Mutationen. Die letzteren kommen ausschließlich für die so einfach gebauten Spaltpilze mit ihrer raschen Generationsfolge in Betracht, die ersten, die Auslese, als Austilgung für die von ihnen befallenen Wirte. Und natürlich ist es dann denkbar, daß beide Vorgänge nebeneinander vor sich gegangen sind. In der Tat beschäftigt sich die Wissenschaft von den Epidemien in der Gegenwart mit beiden Annahmen. Die Auslesetheorie stützt sich zunächst auf die Tatsache, daß unter den zahlreichen erblich übertragbaren Eigenschaften der menschlichen Gattung das Kräfteverhältnis zu einem bestimmten Krankheits-

154

erreger stets nur das Ergebnis eines zufälligen Zusammenlebens beider Lebewesen in der Natur ist, ein Zufallsereignis, bei dem sicher nicht von irgendeiner Zweckmäßigkeit eines solchen Zusammentreffens die Rede ist. Ein Mensch, der gegenüber irgendeinem Krankheitserreger erbtypisch besonders hinfällig ist, wie gegenüber dem Scharlacherreger oder Diphtheriepilz, und der ihm daher beim ersten Zusammentreffen rettungslos erliegt, braucht darum an sich nicht minderwertig zu sein, ja, er kann vermöge seiner übrigen Erbanlagen ein besonders vollwertiger und für die Höherentwicklung hervorragend geeigneter Mensch gewesen sein, und umgekehrt hat der Zufall einer sehr hohen Widerstandskraft eines Kindes gegen einen sonst vollgiftigen Diphtherieerreger gar nichts mit seinem sonstigen Menschheitswert zu tun. Die Annahme ist aber berechtigt, daß gerade wegen dieses rein zufälligen Wechselverhältnisses in jenen vordenklichen Zeiten, in denen die Menschengattung mit einem Krankheitskeim wie dem Diphtheriebazillus in Berührung kam, in der menschlichen Gesellschaft alle Grade der Hinfälligkeit vertreten gewesen sein werden. Und zwar ist diese Annahme deshalb gar nicht abzulehnen, weil bei der Diphtherie auch in unseren Tagen noch genau dieselbe Erscheinung zutrifft und nicht nur durch die Beobachtung am Krankenbett, sondern auch durch serologische Prüfungen sich erweisen läßt. Dann aber müssen im Laufe von Jahrtausenden immer wieder allmählich die besonders Hinfälligen durch den Tod z. B. an Diphtherie ausgetilgt worden sein, und zwar, da dies schon im Kindesalter geschah, mit der Folge, daß diese höchsten Grade der Hinfälligkeit sich nicht weitervererbten. Die Überlebenden, gleichviel, ob sie von der Diphtherie genesen oder durch Zufall nicht erkrankten, traten zu neuem Bunde zusammen, und selbstverständlich wieder ohne Rücksicht auf ihre größere oder geringere Empfänglichkeit gegen Diphtherie oder irgendeinen anderen Krankheitserreger. Nur in der reinen Nachkommenschaftslinie gleich Empfänglicher oder Unempfänglicher verhält sich der Nachwuchs wie die Eltern, und auch das ist für Diphtherie, wo die Proben leicht anzustellen sind, auch für unsere Ver hältnisse als zutreffend erwiesen; bei der Verbindung verschieden Empfänglicher verhält sich die Nachkommenschaft ungleich, ein Teil entwickelt die Eigenschaften des Vaters oder der Mutter, etwa die Hälfte hält die Mitte. Daneben geht die Austilgung der höchsten Grade der Hinfälligkeit weiter, und das Ende muß eine allmähliche Zunahme der Widerstandsfähigeren werden, ohne daß in der Fähigkeit des Krankheitserregers, im belebten Körper zu existieren, eine Änderung eintritt. Bei allen Epidemieformen, für die eine allgemeine Empfänglichkeit besteht, muß diese Austilgung der hinfälligsten Spielarten sich viel schneller vollziehen als bei solchen, bei denen von vornherein die Empfänglichkeit weniger allgemein war. Und so erscheint es folgerichtig, anzunehmen, daß wir für Masern, Windpocken und andere Krankheiten mit allgemeiner Empfänglichkeit schon am Ende dieser vollzogenen Entwicklung stehen, wonach diese Epidemieformen in den Altern über 6 Jahre ihre Gefahr für das Leben verloren haben. Bei Krankheiten mit geringer Empfänglichkeit dagegen, wie Typhus, Scharlach, Diphtherie, finden wir uns noch mitten in der Auslese, und es mag noch manches Jahrtausend vergehen, ehe hier merkliche Fortschritte nachweisbar werden. Dagegen sind die fakultativen Parasiten, die man auch als Wohnparasiten bezeichnet hat, die Streptokokken usw., entweder niemals ohne besondere Ursachen dem lebenden Organismus gefährlich gewesen, oder sie sind ebenfalls in einer auslesenden Entwicklung unendlich langer Zeiträume auf diese Stufe herabgedrückt worden. Die Fähigkeit, bei bestimmten Anlässen einer lebenden Menschenzelle gefährlich zu werden, besitzen sie heute noch, und zwar mit einer oft sehr verhängnisvollen Energie, aber nur unter bestimmten individuellen Bedingungen. Für das Wirken einer Auslese spricht auch das längst bekannte ganz verschiedene Verhalten einer Bevölkerung, unter der eine bestimmte Seuche einheimisch ist, gegenüber denjenigen Menschen, die dorthin aus Ländern zuwandern, in denen diese selbe Epidemie niemals oder nur selten vorkommt. Von der Malaria war ja schon hervorgehoben worden, daß von ihr in Malariagegenden schon die Kinder befallen und, wie bei uns die jüngsten von den Masern, sehr stark dezimiert werden. Für Erwachsene dagegen ist die Krankheit trotz großer Milz und vorhandener Parasiten viel harmloser als für die Zugewanderten. Der Versuch der Erklärung mit einer in der Kindheit erworbenen Immunität trifft aber nicht zu, denn die Malaria verleiht eine solche nicht, wie Masern und Pocken, und deshalb hat man schon vor Jahrzehnten das günstigere Verhalten der Einheimischen im ständigen Malariagebiet auf eine Auslese, auf die Austilgung der stärker Hinfälligen im Laufe sehr langer Zeiträume zurückgeführt. Auch für das verschiedene Verhalten der Einheimischen und Zugewanderten gegen Fleckfieber und sogar gegen Tuberkulose wird man wohl auf ähnliche Erklärungen zurückgreifen müssen, da auch hier eine durch Überstehen der Krankheit erworbene Immunität nicht eintritt.

Aber auch mit der *Mutation der Krankheitserreger* rechnet die Epidemiologie sehr stark, um einige heute schwer erklärliche Vorgänge verständlich zu machen, vor allem den plötzlichen schweren Ausbruch lange zurückgetretener Epidemien oder ihr Wiederkehren und Abflauen. Hier ist jedenfalls heute noch alles Hypothese, denn die Beweise einer solchen plötzlichen Umwandlung zur Bösartigkeit fehlen; wohl aber könnte auch hier ein ähnlicher Vorgang der Auslese im Spiel sein wie bei der Anpassung der Menschen durch Austilgung der Hinfälligsten. Wir wissen aus dem Tierversuch, daß, wenn man einen Krankheitserreger von einer bestimmten Wirkungskraft immer wieder auf dieselbe Tierart von Tier zu Tier weiter überträgt, daß dann nach zahlreichen „Passagen" bald die Angriffskraft stark abnimmt, bald aber umgekehrt erheblich ansteigen kann. Und ähnliche Vorgänge mögen bei dem Aufflammen der Influenza im Spiel sein. Denn es ist nachgewiesen, daß auch nach Erlöschen der Epidemie derjenige Spaltpilz, der mit ihr im ursächlichen Zusammenhang steht, noch jahrelang immer wieder bei gesunden Menschen nachzuweisen ist, und ebenso ist seine leichte Übertragbarkeit anerkannt. Es ist also hier keineswegs ausgeschlossen, daß er durch vielfache Passagen allmählich wieder einen höheren Grad von Bösartigkeit bekommt und so plötzlich den Ausbruch einer schweren Epidemie hervorruft. Mit der Mutationslehre hat man weiter versucht, das plötzliche Auftauchen der Cholera in Indien um 1820 zu erklären.

Jedenfalls sind zwei Erklärungsmöglichkeiten vorhanden, das sehr langsame und allmähliche Absinken echter Parasiten zu fakultativen und Wohnparasiten auf dem Wege der Austilgung hinfälliger Menschen und der plötzliche sprunghafte Aufstieg eines an einen lebenden Organismus wenig oder gar nicht eingestellten Spaltpilzes zur Fähigkeit, auch dem lebenden Körper zum Angreifer zu werden, also der gerade umgekehrte Vorgang.

Bei solchen Betrachtungen darf der praktische Hygieniker aber niemals übersehen, daß solche Vorgänge sich entweder unendlich langsam vollziehen, oder daß sie, wie die etwaigen Mutationen, eben äußeren Eingriffen mindestens gegenwärtig nicht zugänglich sind und uns deshalb nicht dienstbar gemacht werden können. Und niemals darf weiter vergessen werden, daß diese Auslese mit einer außerordentlich großen Zahl ständiger Opfer von Menschenleben wirkt, und oft genug von besonders wertvollen und hoffnungsreichen. Diese Auslese steht unter keinen Umständen im Zeichen einer allgemeinen Verbesserung der Menschenart im Kampf ums Dasein mit Natur und Kultur. Will man gegen die Seuchen vorgehen, so kann man diesen Betrachtungen Wege erfolgreicher Abhilfe nicht abgewinnen. Für die Gegenwart und ihre Aufgaben viel wichtiger sind daher die *erscheinungstypischen* Einflüsse auf die Steigerungen der Epidemien, auf ihr Kommen und Gehen.

13. Der Erscheinungstypus in der Seuchenlehre.

In den ersten zwei Jahrzehnten der bakteriologischen Forschung erklärte man das Zustandekommen der Epidemien überaus einfach und verlockend einleuchtend. Die Epidemie war nichts weiter als das vergrößerte Abbild der Einzelerkrankung. Und bei dieser verhielt sich unmittelbare oder mittel-

bare Übertragung von einem kranken Menschen auf einen
gesunden und Krankheitsausbruch wie Ursache und Vollwir-
kung. Nebeneinflüsse, wie Unkultur oder Wirtschaftsnot,
kamen nur insoweit in Betracht, als sie der Verbreitung und
Übertragung des Krankheitserregers Vorschub leisteten. Die
Zweifel setzten mit der Frage ein, warum so häufig, trotzdem
alle ausreichenden Bedingungen zum Ausbruch und zur Ausbreitung einer Epidemie erfüllt waren, eine solche entweder
ausblieb oder trotz Fortbestehens ihrer allein geltenden Ursachen erlosch. Schon längst bekennt sich heute kein Seuchenforscher mehr zu dieser älteren Auffassung. Ja die Forschung gerade des jüngsten Jahrzehnts hat die Gründe, aus
denen es trotz Vorhandenseins aller Bedingungen für die Ausbreitung des Ansteckungsstoffes nicht zur Entstehung von
Infektionskrankheiten und von Seuchen kommt, mit besonderer Vorliebe zum Gegenstand ihrer Untersuchungen gemacht.

Denn die unmittelbare Gegenwart hat uns genötigt, aus
eigenen Erlebnissen uns zu belehren und zu berichtigen. Während zutreffend durch die Jahrhunderte Krieg und Seuchen
als etwas Zusammengehöriges betrachtet wurden, blieben in
diesem Weltkriege die Seuchenverluste der Heere, mit Ausnahme etwa des ersten Halbjahres, auf einem ganz außerordentlich tiefen Stande, und zwar trotzdem diese Heere im
Westen in Gegenden operierten, in denen der Unterleibstyphus heimisch war, trotzdem sie im Osten in Ländern
weilten, in denen Fleckfieber, Rückfallfieber und Pocken
regelmäßig vorkommen, und trotzdem sie im Südosten von
der Malaria bedroht wurden. Unterleibstyphus und Ruhr
haben in dem viel kleineren deutschen Heer des Krieges von
1870 bei viel kürzerer Feldzugsdauer erheblich größere Opfer
gefordert als der letzte Weltkrieg. Noch erstaunlicher war
es, daß nach dem Waffenstillstand und nach der Rückkehr
von Heeresangehörigen, von Gefangenen und Heimkehrern
aus schwer verseuchten Gegenden die Heimat von eingeschleppten Seuchen so gut wie vollständig verschont wurde.
Denn die wenigen Ansteckungen von erkrankten Rückkehrern
blieben rein örtlich, selbst dann, wenn sie anfangs gar nicht

richtig erkannt wurden. Es war also, wenn es nur auf die Einschleppung des Ansteckungsstoffes ankam, überreichlich Gelegenheit zu Epidemien gegeben, aber sie blieben aus. Umgekehrt trat bei uns in unmittelbarem Abschluß an die wachsende wirtschaftliche Not und an die wachsenden Ernährungsschwierigkeiten jene plötzliche Steigerung der Tuberkulosesterblichkeit von 1917 bis 1918 auf, von der die Kurve auf S. 30 ein so eindrucksvolles Bild gibt. Aber zwei Jahre später häuften sich in Rußland unter dem Einfluß der Folgen der politischen Not, vor allem der fürchterlichen Hungersnot, die akuten Seuchen und die Tuberkulose zu einer Höhe von Millionenerkrankungen, für die es seit den Freiheitskriegen nichts Ähnliches mehr gegeben hatte. Diesen Tatsachen gegenüber darf nicht übersehen werden, daß um 1918/19 ein neuer Seuchenzug der Influenza einsetzte, der mit Kriegsvorgängen gar nichts zu tun hatte, denn er traf kriegführende, neutrale und kriegsferne Länder mit gleicher Stärke. Wir müssen also den Schluß ziehen, daß immer nur in Zeiten *normaler* Zustände der Gesellschaft das *erbtypische* Kräfteverhältnis zwischen einem Krankheitserreger und den bedrohten Menschen entscheidend für die Höhe infektiöser Erkrankungen ist. Ist ein solcher Krankheitserreger bei uns einheimisch und stets in unserer Umgebung vorhanden, so hält sich die Zahl der durch ihn verursachten Erkrankungen auf jener niedrigen Höhe, die den *epidemiefreien* Zeiten entspricht. Gehört ein solcher Erreger zu jenen Keimen, die nur zeitweise unser Land bedrohen und die entweder durch Einschleppung aus anderen Ländern oder durch plötzlichen Einbruch aus anderen Gründen nach mehr oder weniger langen Zwischenräumen Bedeutung gewinnen, so entscheidet auch hier wieder zunächst das erbtypische Kräfteverhältnis über Dauer, Verbreitung und Höhe der Epidemie, wie die Beispiele der Influenza mit allgemeiner Empfänglichkeit und der infektiösen Hirnhautentzündung mit ihrer so niedrigen Empfänglichkeitsziffer beweisen. Jeder Vorgang aber, welcher als *Massenwirkung* dieses Kräfteverhältnis *zuungunsten* der menschlichen Widerstandskraft *erscheinungstypisch* ändert, muß dazu führen, daß aus der *vereinzelten Infektions-*

krankheit die Epidemie wird. Er kann sogar bewirken, daß
selbst eingeschleppte bösartige Krankheitserreger erst nach
dem Eintritt einer stärkeren Herabsetzung der Widerstandskraft gefährlich werden, wie die Seuchenverhältnisse der
Nachkriegszeit so deutlich bei dem Vergleich von Rußland
und Deutschland gelehrt haben.

Wir kommen damit zu zwei Schlußfolgerungen. Die erste
geht dahin, daß wir für die Mehrzahl der einheimischen Epidemien eines jeden Landes den Anstieg zur Massenerkrankung auf *erscheinungstypische* schädliche Masseneinwirkun-
gen zurückführen. Die zweite Schlußfolgerung betrachtet die
Zusammenhänge von der entgegengesetzten Seite. Es ist ja
einleuchtend, daß eine jede *Störung* in der Harmonie der
körperlichen Funktionen auch die Regulationsmechanismen
in ihrer Wirksamkeit beeinträchtigt, durch deren normales
Funktionieren der gesunde Organismus seine Lebensvorgänge
gegenüber allen Einwirkungen der Außenwelt in größter
Regelmäßigkeit unverändert aufrechterhält. Wie wirkt sich
nun eine solche Störung in den Regulierungsmechanismen
aus? Auf diese Frage ergibt sich die folgende Antwort aus
den Beobachtungen. Diejenige Wirkung *jeder* derartigen
Störung ist sofort und vor allen anderen Wirkungen überwiegend die, daß alle Spaltpilze, die auf das Fortkommen im
lebenden Gewebe erbtypisch angepaßt sind, jetzt das Über-
gewicht bekommen. Fast alle Beeinträchtigungen der Gesundheit haben, was auch immer ihre Ursache sein mag, letzten
Endes, oft über viele Zwischenstufen, eine Steigerung der In-
fektionsgefahr zur Folge. Wie der tote Körper die Beute
auch solcher Spaltpilze wird, die nur das nicht mehr lebende
Gewebe zu zerlegen vermögen, wie aber schon in den sterben-
den Körper seine Wohnparasiten eindringen, so wird durch
irgendwelche Gesundheitsstörung oder Krankheitsbereitschaft
die Gleichgewichtslage gegenüber allen Spaltpilzen zu deren
Gunsten verschoben, die vermöge ihrer Arteigenschaften besondere charakteristische Menschenkrankheiten zu erzeugen
vermögen. Welche Wahlverwandtschaften sich dann ergeben,
das entscheidet die Art der vorausgehenden Widerstands-
schädigung, das betroffene Körperorgan, aber auch das

Lebensalter. Die gesundheitsschädigenden Wirkungen der Sommerglut begünstigen die Erkrankungen des Verdauungskanals, diejenigen der Winterkälte die Erkrankungen der Atmungsorgane und des Schlundes, schwere Ernährungsnöte steigern die Angriffskraft des Tuberkelbazillus. Dieselben Erkrankungen, die den bedrohten Menschen in ungünstige Lage bringen, können aber zugleich auch die Lebensbedingungen seiner Gegner steigern. Die Glut des Hochsommers erhöht auch die Vermehrungsfähigkeit der Ruhr-, Typhus- und Cholerakeime, und die Fliegen, die sie auf die menschliche Nahrung vom Krankenbett aus übertragen, schwärmen gerade jetzt in Massen aus. Ist einmal durch eine solche Verschiebung des Kräftegleichgewichts durch Masseneinwirkung der Boden für den Ausbruch einer Epidemie geschaffen, dann setzt wie durch Kurzschluß das Umsichgreifen des Brandes ein. Die Erreger haben für ihren Nahrungsspielraum eine lange nicht dagewesene Gelegenheit, sich ins unendliche zu vermehren, und die Häufung der Erkrankungen öffnet der massigen Infektion allerleichtesten Zutritt. Aber jede Ursache ist nach dem Wort eines alten Physiologen, das in anderer Form oft genug auftaucht, auch die Ursache ihres Gegenteils. Der Nahrungsspielraum wird für solche neu sich bildenden Massen bald wieder zu klein, und der Brand erlischt an den angerichteten eigenen Zerstörungen, zumal wenn auch die Ursachen für die Mehrung des brennbaren Materials gleichzeitig wieder zurückgehen. Daher haben solche Epidemien meist nur eine kurze Dauer, doch können die glimmenden Reste bei Zusammentreffen ihnen günstiger Umstände leicht wieder erneut aufflammen.

Schon die Bibel bringt Hungersnöte und Kriege mit Seuchen in ursächliche Zusammenhänge. Man kann noch Erdbeben, Überschwemmungen und Wanderungen hinzufügen. Da ist es nun sehr bezeichnend, daß solche gesellschaftlichen und natürlichen Katastrophen *keine neuen* oder *besonderen Seuchen* hervorrufen. Jedesmal tritt nur eine Vermehrung gerade derjenigen Erkrankungen auf, die auch *sonst* in dem betroffenen Lande regelmäßig vorkommen und die jetzt unter den geänderten Verhältnissen überhandnehmen. Schon R obert Koch hat den eigentümlichen Rhythmus der Cholera in Indien, die regelmäßig nach Pausen mehrerer Jahre stark ansteigt, mit den religiösen Pilgerzügen in Verbindung gebracht, und der Hunger- oder Kriegstyphus ist nichts anderes als das Fleckfieber. Bei der großen finnischen Hungersnot in den Jahren 1367/68, die 8 % der Bevölkerung hinwegraffte, waren die Todesursachen nicht besondere Entbehrungskrankheiten, sondern die dort heimische Malaria und typhöse Erkrankungen, ebenso wie bei der oberschlesischen Hungersnot 1848.

Weiter wird der Einfluß der sozialen Lage bei verschiedenen Epidemieformen verständlich. Bei den meisten Krankheiten tritt ohne jeden Unterschied von reich und arm in der für sie charakteristischen Häufigkeit oder Spärlichkeit die Erkrankung ein, sobald Gelegenheit zur Ansteckung war. Aber wirtschaftliche Not und besonders Wohnungsnot kann die Gelegenheiten der Ansteckung und besonders der massigen Ansteckung wie bei der Tuberkulose außerordentlich steigern, kann bei erschwerter Reinlichkeit im Zusammenleben bei Ruhr und Cholera die Gefahren vermehren, und die größere Zahl der Kinder in den Familien der ärmeren Bevölkerung kann die Gefahr der Ansteckung bei Masern, Diphtherie und Scharlach und Windpocken schon in einem früheren Kindesalter heraufbeschwören, in dem die Erkrankung ungünstiger verläuft. Und in fast allen Fällen verschlechtert späte Erkennung, geringere Pflege und ungenügendere Schonung nach überstandener Krankheit den Ausgang und begünstigt Nachkrankheiten.

Und weiter macht die Einteilung in erbtypische und erscheinungstypische Ursachen bei der Epidemieverbreitung die ablehnende Haltung ohne weiteres verständlich, die man auf Grund anderer Beobachtungen gegen die Lehre einiger Bevölkerungstheoretiker einzunehmen gezwungen ist. Der englische Nationalökonom Malthus, dessen pessimistische Lehre von dem Konflikt zwischen Nahrungsmittelspielraum und Bevölkerungsvermehrung durch Jahrzehnte die Volkswirtschaft beherrscht hat und dessen Ansichten von großem Einfluß auf die Entwicklungstheorien von Darwin und Wall a c e gewesen sind, hat sich auch mit der Seuchenfrage beschäftigt. Er meinte, es habe gar keinen Zweck, gegen die Seuchen Abwehrmaßnahmen zu treffen. Die notwendige Sterblichkeit müsse in der einen oder anderen Gestalt doch kommen, und die Ausrottung einer Krankheit würde nur das Signal für die Geburt einer anderen, vielleicht noch tödlicheren sein. Wieder in einer anderen Form, jetzt schon unter dem Einfluß der Entwicklungslehren, behauptete man vor einigen Jahrzehnten, daß die Bekämpfung mancher Seuchen die zweckmäßige Auslese der Tüchtigsten verhindern müsse, indem sie die Austilgung der für den Aufstieg Ungeeigneten verhindere. Es hätte sich vielleicht nicht gelohnt, diese zurückliegenden Behauptungen zu erwähnen, wenn nicht immer wieder, auch heute noch, auf sie zurückgegriffen würde. Denn die Folge solcher Abwehrmaßnahmen soll immer nur die Belastung der Gesellschaft und die Verschwendung ihrer Mittel zum Durchhalten von Schwächlingen sein. Diese Theorien konnten immer wieder durch Tatsachen und Zahlen widerlegt werden. Wenn es gelingt, eine größere Zahl von Kindern im ersten Lebensjahrzehnt vor dem Seuchentod zu schützen, so müßten nach den Lehren von M a l t h u s zehn oder zwanzig Kalenderjahre später die Überlebenden, die dann ins zweite oder dritte Lebensjahrzehnt gehen, eine größere Sterblichkeit zeigen. Aber gerade das Gegenteil hat sich ergeben, eine geringere Sterblichkeit und eine längere Lebensdauer aller dieser Generationen. Von der gleichen Zahl Gleichaltriger aller Jahrgänge werden heute viel mehr Jahre erlebt als noch vor einigen Jahrzehnten, geschweige denn früher. Die ganze Lehre, in welcher Form sie auch auftrat, ist nicht nur durch die Tatsache nicht bestätigt worden, sie kann einfach nicht richtig sein, denn die Zunahme der Seuchentodesfälle über die erbtypische Todesgefahr hinaus erfolgt eben durch Einflüsse der Umwelt in erscheinungstypischem Geschehen und ohne Wahl nach der Rassentüchtigkeit der Erbmasse. Trotz aller kulturellen Fortschritte der Gegenwart bestehen noch genügend solche starke Gefahren weiter, und es läßt sich nicht einmal absehen, wie lange wir uns noch energisch mit deren Abwehr zu befassen haben wer-

den, bis es so weit sein wird, daß wir nur noch unter erbtypischen Belastungen zu leiden haben.

14. Vom Kommen und Gehen der Seuchen.

Die Schwankungen im Auftreten der Seuchen haben zu
allen Zeiten besonderes Interesse erregt. Das ist ja auch sehr
verständlich. Mit dem Ausbruch einer Epidemie sind stets
so viele Schrecken verbunden, daß sie noch lange nachwirken,
wenn die gepeinigte Bevölkerung nach ihrem Erlöschen auf-
zuatmen begonnen hat. Aber durch die Jahrhunderte der
ständigen Seuchengefahr in einer Höhe, die uns heute ganz
unbekannt geworden ist, war die Ablösung der einen Seuchenform durch dieselbe oder eine andere nach nicht zu langen
Fristen die Regel. Deshalb hat die Geschichte der Heilkunde
ein außerordentlich großes Tatsachenmaterial gerade über
das Kommen und Gehen der Seuchen zusammengetragen und
hierbei sehr merkwürdige Beobachtungen angehäuft. Immer
wieder wird erwähnt, daß eine bestimmte Seuche wie die
Pest, die Thukydides so lebhaft schilderte und die im
Peloponnesischen Krieg um 431 vor Christi Geburt das
Schicksal des Krieges entschied, zweimal verschwand und
dann ein drittes Mal binnen 2 Jahren ausbrach. Von Pocken
und Beulenpest wird immer wieder die gleiche Erscheinung
ihres Erlöschens und Wiederkehrens nach kurzer Frist berichtet. Und beide Krankheiten verhalten sich heute noch
genau so in Indien. Dabei stellte man im Mittelalter eigenartige Verschiedenheiten fest. Es konnte eine Landschaft von
den Seuchen des einen Jahres verschont bleiben, dann schien
der erneute Ausbruch das nachzuholen, während jetzt der
Sitz des vorigen Auftretens verhältnismäßig unbeteiligt blieb.
Solange man davon ausging, alle Erscheinungen im Seuchen-
verlauf nur auf die experimentell erwiesenen Eigenschaften
des Krankheitserregers zurückzuführen und die wechselnde
Empfänglichkeit des krankheitsbedrohten Organismus für
nichts achtete, waren die Schwankungen im Auftreten der
Seuchen nicht erklärlich. Heute dagegen sind alle an der

Seuchenforschung beteiligten Kräfte, der Laboratoriumsforscher, der Hygieniker, als Vertreter der öffentlichen Gesundheitspflege, und der Kliniker, sich darüber einig, daß allein das Zusammenwirken von Krankheitserreger und Widerstandskraft, also ihr gegenseitiges Kräfteverhältnis, für das Zustandekommen der Einzelkrankheit und der Massenkrankheit entscheidend wird. Und von diesem Standpunkt aus verliert das Kommen und Gehen der Seuchen das Geheimnisvolle, wenngleich die Vorgänge für jede Seuchenform aus ihren besonderen Eigenschaften heraus verschieden sind und das Tatsachenmaterial bei jeder von ihnen gesondert zusammengetragen werden muß. Für die Erklärung der gesetzmäßigen Naturerscheinungen hat die Physik seit langen Zeiträumen den Vergleich mit den Wellen, die in einer bewegten Flüssigkeit entstehen, herangezogen. Für die Seuchenlehre können wir den Begriff der Wellenbewegung entlehnen, schon als den Ausdruck für die Darstellung der Seuchenschwankungen in einer Kurve auf Millimeterpapier, für die hier ja viele Beispiele angeführt worden sind. Man kann also auch hier von Wellenbergen und Wellentälern sprechen. Dann können wir zuerst für viele Epidemien von Wellenbewegungen erster Ordnung sprechen und können darunter jenes Auf und Ab verstehen, das in einfachem Zusammenhang mit jahreszeitlichen Einflüssen steht, die Erhebungen von Ruhr oder Typhus im Sommer, von epidemischen Erkrankungen der Atmungsorgane in den Wintermonaten. Sehr viele seuchenhafte Erkrankungen zeigen solche von den Jahreszeiten abhängige Schwankungen auch dann, wenn sie außerdem noch anderen, erheblich stärkeren Wellenbewegungen unterliegen. Das trifft z. B. für die Influenza zu, welche die Wintermonate begünstigt, ebenso für Tuberkulose, deren Verschlimmerungen und Todesbeschleunigungen mit der Verschlechterung des Befindens im Winter zusammenhängen. Aber auch bei Diphtherie und Scharlach zeigen sich deutliche jahreszeitliche Wellen, die wohl großenteils mit den in den Wintermonaten durch engeres Zusammenleben in den Wohnungen gesteigerten Ansteckungsmöglichkeiten zusammenhängen. Ähnliches trifft für das Fleckfieber zu, dessen

Überträger, die Laus, sehr kälteempfindlich ist, und für das Denguéfieber, das jetzt wieder in den Gegenden um das Mittelmeer herrschte und das durch eine Fliege verbreitet wird, deren Leben mit Beginn der kalten Jahreszeit erlischt. Auch bei der Cholera zeigt sich unter den Ursachen für größere Schwankungen die Abhängigkeit von der heißen Zeit als Wellenbewegung erster Ordnung.

Dann findet sich bei den meisten Epidemieformen ein An- und Abschwellen, das in ihrem besonderen Verhalten liegt und das man als Wellenbewegung zweiter Ordnung bezeichnet. Die meisten Formen zeigen ein regelmäßiges oder unregelmäßiges Ausbrechen und Verschwinden über das Zeitmaß eines Jahres oder einer längeren Zeit hinaus, also regelmäßige oder unregelmäßige Perioden des Herrschens und Verschwindens. Die Masern, die Pocken in Indien und annähernd die Pest zeichnen sich in Großstädten, in denen der Ansteckungsstoff niemals ganz erlischt, dadurch aus, daß etwa 3 bis 4 Jahre verhältnismäßige Ruhe herrscht und die Zahl der Erkrankungen sehr niedrig bleibt; in Mittel- und Kleinstädten wie auf dem Lande kann die Krankheit sogar vollständig erlöschen. Dann bricht sie plötzlich in ganz ungewöhnlicher Höhe aus, um 3 bis 5 Monate zu herrschen und dann zurückzutreten. Die Erklärung ist für die Masern besonders leicht und schon bei der Beschreibung dieser Epidemieform auf S. 53 gegeben worden. Bei der Größe der Anfälligkeit sind in der kurzen Zeit alle Empfänglichen ergriffen, die älteren Kinder werden meist in der Schule angesteckt und übertragen sehr schnell die Krankheit auf alle jüngeren Jahrgänge. Diese sind dann unempfänglich für die Wiedererkrankung geworden, und darum muß natürlich die Krankheit aus Mangel an ansteckungsfähigen Kindern erlöschen. Und ebenso und aus den gleichen Gründen erklärt sich der Verlauf der Pocken in Indien. Bei anderen Krankheiten mit geringer Empfänglichkeit und schwächerer oder fehlender erworbener Immunität werden die Erkrankungsfähigen wegen der vielen nicht erkrankenden Zwischenglieder in der Kette der Übertragungen viel langsamer herausgefunden, aber die Vordatierung der Ansteckung von der älteren auf die jüngeren Jahrgänge und damit die Zusammendrängung der Erkrankungen findet sich auch hier mit der Wirkung des Einsetzens von Wellenbergen, denen ein Wellental folgen muß. Nur ist in diesen Fällen die Bewegung eine viel weniger steile, und die Wellentäler umfassen eine größere Anzahl von Jahren. Solche Erscheinungen finden sich namentlich bei Scharlach. Und wo immer bei anderen Seuchen sich regelmäßige oder unregelmäßige periodische Schwankungen finden, immer wieder sind von seiten des Organismus drei Umstände in verschiedener Stärke im Spiel, die Durchseuchung, der jeweilige Grad der erworbenen Widerstandskraft nach Überstehen und das gleichzeitige Ergriffenwerden aller Lebensalter bei Steigerung der Ansteckungsgefahr.

Diese Wellenbewegungen vollziehen sich innerhalb des Heranwachsens einer und derselben Generation. Es gibt aber außerdem noch periodische Schwankungen, Wellenbewegungen dritter Ordnung, die weit über eine lebende Generation hinausgehen, deren Maß Zeiträume von Jahrzehnten und mehr sind, und die man daher als säkulare Seuchenperioden bezeichnet. Die Hauptbeispiele solcher säkularen Schwankungen sind die Diphtherie und die Influenza. Für die Influenza ist die Größe des Wellentales schon auf 2 bis 3 Jahrzehnte, die des sehr steilen Wellenberges auf wenige Monate mit schwächeren Wiedererhebungen in den nächsten Jahren angegeben worden. Für die Diphtherie hat sich während der letzten Jahrhunderte das eigentümliche Verhalten herausgestellt, daß die Seuche plötzlich aus kleinen Anfängen durch Einschleppung aus anderen Ländern zu einer schweren Epidemie mit einer oder mehreren Spitzen anstieg, um allmählich im Verlauf von etwa 3 bis 4 Jahrzehnten, während deren sie maßlose Opfer dahinraffte, abzusinken und dabei nicht nur an Zahl stark abzunehmen, sondern auch an Schwere. Wenn dann eine neue Ärztegeneration die Krankheit beobachtet, lassen die Erkrankungen in der Ruhezeit nichts mehr von der Schwere dieser Krankheit ahnen, so daß der Wiederausbruch in ernsterer Form für sie die schmerzliche Überraschung eines ganz neuen Vorgangs bedeutet. Während des Herrschens der Epidemie schwankt ihre Höhe nicht nur durch die jahreszeitlichen Wellenbewegungen erster Ordnung, sondern auch durch die infolge der Zusammendrängung der Ansteckung bewirkten Wellenbewegungen zweiter Ordnung. Auch das Wellental währt Jahrzehnte bis zu einem halben Jahrhundert und länger. Hier spielt sich der periodische Verlauf also über die Lebensdauer mehrerer einander folgender Generationen von Menschen ab und bedarf daher einer anderen Erklärung. Es wurde für die Diphtherie schon früher darauf hingewiesen, daß gerade für die besonders gefährlich verlaufenden Fälle eine Familiendisposition nachweisbar ist, die auch durch die modernen serologischen Untersuchungsverfahren bestätigt werden konnte. Man wird also hier anzunehmen haben, daß eine Epidemie während einiger Jahrzehnte Jahrgang für Jahrgang diese besonders hinfälligen Spielarten als Kinder hinweggerafft und daher die erbliche Übertragung dieser natürlichen Widerstandslosigkeit stark vermindert hat. Erst wenn im Laufe der Jahrzehnte durch den steigenden Nachwuchs wieder eine größere Zahl besonders widerstandsloser Kinder herangewachsen ist, findet der überall und stets vorhandene Keim reichlichere Opfer, er kann möglicherweise in allmählicher Anpassung auch bösartigere Erregerformen heranzüchten lassen, und dann beginnt das Spiel von neuem. Es ist berechnet worden, daß eine Steigerung der Zahl hochempfänglicher Menschen in einer Kindergeneration von 1 bis 2 % auf 5 % schon ausreicht, um zahlenmäßig so mörderische Diphtherieepidemien erklärlich zu machen, wie wir sie in Deutschland von 1880 bis 1895 erlebten.

Nun gibt es aber eine überaus große Zahl von Seuchen, die durch Jahrhunderte in verheerendem Ausmaß herrschten und entweder dauernd in den Hintergrund getreten sind, oder die seit geraumer Zeit ihre Bösartigkeit verloren haben. Über diese Änderungen sind wir nach Zahl und Ursachen sehr genau unterrichtet. Und wir können für die Beurteilung der Seuchenbewegung gerade aus dieser Erscheinung außerordentlich viel lernen, wenn wir die Gründe für die Abnahme im Einzelfall feststellen.

Die stetige und steile Abnahme der Infektionskrankheiten

in der Gegenwart und bei den meisten Kulturvölkern hat in
der Geschichte der Seuchen, selbst bei der Betrachtung vieler
Jahrhunderte, kein Gegenstück. Dieser Abfall darf uns zwar
noch nicht in falsche Sicherheit wiegen. Denn es kann auch
einmal wieder anders werden, nicht nur, wenn kriegerische
oder politische Katastrophen, wenn wirtschaftliche Schädigungen, wie Hungersnöte, oder größere Naturereignisse, wie
Erdbeben oder Überschwemmungen, wiederkommen sollten.
Auch gilt diese Abnahme nicht für eine Reihe seuchenhaft
auftretender Infektionskrankheiten, welche die Eigenschaft
haben, plötzlich aufzutauchen, von Land zu Land zu wandern und ebenso plötzlich, meist für sehr lange Zeiträume,
zu verschwinden. Dazu rechnen die Genickstarre, die epidemische Kinderlähmung und die epidemische Hirnentzündung
und vor allem die Influenza. Zurückhaltend müssen wir ferner angesichts der Tatsache sein, daß verheerende Seuchen,
die in anderen Ländern oder Erdteilen heimisch sind und
die nach geschichtlichen Erfahrungen durch gelegentliches
Übergreifen auch uns sehr gefährlich wurden, an Ausdehnung und Gefahr nichts eingebüßt haben, wie die Cholera
und Pest in Indien, das Fleckfieber mit Ausnahme der letzten Jahre in Osteuropa, der Aussatz in sehr vielen außereuro-
päischen Ländern. Wohl aber trifft es zu für die Mehrzahl
derjenigen infektiösen Krankheiten, die bei uns einheimisch
sind und die früher jahraus, jahrein Opfer forderten; denn
gerade bei ihnen hat eine Abnahme von ungewöhnlichem Ausmaß eingesetzt. Einige Tatsachen und Zahlen mögen für die
Größe der Abnahme sprechen. Pocken, einheimisches Wechselfieber und Fleckfieber sind überhaupt so gut wie verschwunden. Während in Deutschland von 1877, dem Beginn der
deutschen amtlichen Medizinischen Statistik, bis zum Jahre
1921 die Gesamtsterblichkeit überhaupt auf nahezu die Hälfte
absank, verminderte sie sich bei Tuberkulose auf 37 %, bei
Masern auf 23 %, bei Diphtherie auf 10 %, bei Unterleibstyphus auf 9 %, bei Scharlach sogar auf 3 % der Sterblichkeit von 1877. Die Abnahme gilt weiter für solche Infektionskrankheiten, die zwar weit verbreitet, aber nicht in der
Form von Epidemien mit regelmäßigen oder unregelmäßigen

An- und Abstiegen auftreten, so vor allem für die Wundinfektionskrankheiten und für epidemische Krankheiten, die nicht durch lebende Krankheitskeime, sondern durch Gifte oder durch mangelnde Nahrungsstoffe hervorgerufen wurden, wie z. B. für die im Mittelalter stark verbreitete Kribbelkrankheit durch Mutterkorn und für den durch Vitaminmangel herbeigeführten Skorbut. Ja sie trifft zu für die Sommersterblichkeit der künstlich ernährten Säuglinge, die durch Jahrhunderte und besonders nach dem Entstehen der Mietskasernen der Großstädte eine unvermeidliche, weil sozial bedingte mörderische Seuche war, und die jetzt im Verschwinden ist. Der Niedergang ist so erheblich und so stetig, daß er selbst bei der Tuberkulose durch den Krieg und die Kriegsfolgen der mangelhaften Ernährung und der Wohnungsnot nur kurze Zeit in geringem Umfange aufgehalten wurde. Mißt man die Sterblichkeit nach Jahrfünften oder gar nach Jahrzehnten, so ist an den Sterbezahlen kaum noch etwas von Kriegsfolgen zu erkennen.

Wenn die durch Mutterkornverunreinigungen des gemahlenen Getreides hervorgerufene Kribbelkrankheit heute ein seltener Zufall ist, so kommt das auf Rechnung der technischen Verbesserung des Mahlverfahrens. Den Skorbut hat schon vor 80 Jahren V i r c h o w als Beispiel überwundener Seuchen angeführt. Man wußte schon lange vor der Entdeckung der Vitamine, daß der Skorbut durch das Fehlen frischer Pflanzensäfte entsteht und durch ihren Genuß leicht zu verhindern und zu heilen ist. Dadurch war es möglich, die Krankheit, die eine ständige Begleiterin der langen Meerfahrten auf Segelschiffen war, sicher zu verhüten. Für das Verschwinden des Skorbuts als schrecklicher regelmäßiger Landkrankheit in den mit Mauern abgeschlossenen Städten wurde eine andere Ursache entscheidend. Hier bildete im Winter die Hauptnahrung eingesalzenes Fleisch des im Herbst eingeschlachteten Weideviehs und getrocknetes Gemüse. Das wurde mit einem Schlage anders nach Einführung der Kartoffel. Die Trichinose und die lebensgefährliche Blutarmut der Bergarbeiter, die durch den Hakenwurm hervorgerufen wird (Abb. 21) und die in deutschen Bergwerken nach der

Erfassung der Zusammenhänge durch einfache Verfahren so gut wie völlig getilgt ist, seien nur genannt. Es sei aber erwähnt, daß der Hakenwurm, der nur in warmen Gegenden gedeiht und deshalb bei uns nur in Bergwerken und bei Tunnelarbeiten existenzfähig war, in südlichen, tropischen Gegenden auch heute noch ganz außerordentlich häufig im Darmkanal als Erzeuger schwerer Blutarmut vorkommt. Die Rockefeller-Stiftung geht gegen die durch Medikamente heilbare Hakenwurmkrankheit seit einigen Jahren energisch vor. Interessant sind die neuesten Erfahrungen über die Pocken. Wenn sie in Deutschland noch vor 150 Jahren eine außerordentlich verheerende Kinderkrankheit waren und jetzt so gut wie verschwunden sind, so können nur Unwissende oder Böswillige angesichts des Beweismaterials an der Wirkung der konsequent durchgeführten Schutzimpfung zweifeln. Schon der gelockerte Impfschutz in England, wo seit einigen Jahren die Pocken zu recht hohen Erkrankungszahlen jährlich führen, beleuchtet scharf die

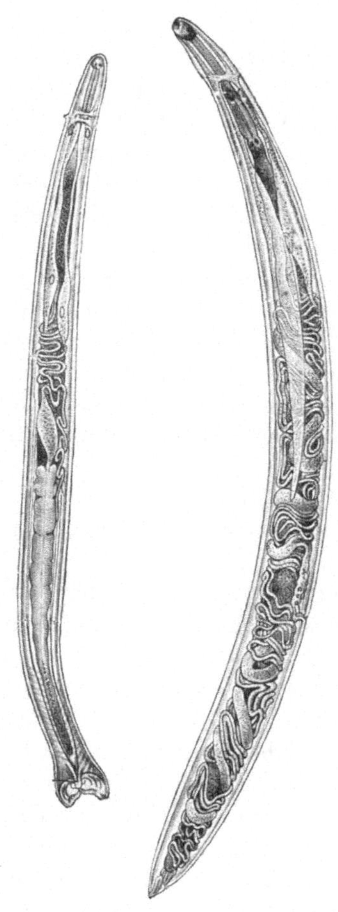

Abb. 21. Hakenwurm, links Männchen, rechts Weibchen. Vergrößerung 10 mal.

Unterschiede. Aber die heute dort auftretende Pockenform zeigt ebenso wie die jüngste, jetzt erloschene Pockenepidemie in der Schweiz und die Pocken in einigen Staaten Nordamerikas ein auffallend mildes Verhalten; sie treten hier zwar häufiger, aber außerordentlich viel weniger lebensgefährlich auf, während in anderen Ländern sie noch in der Gegenwart ihre alte Bösartigkeit aufweisen. Andere Gründe sind bei der Abnahme von Unterleibstyphus und Ruhr im Spiel. An sich hat sich in der Lebensgefährlichkeit des Typhus nicht viel geändert, auch ein neues Heilmittel wurde nicht entdeckt. Soweit die Tödlichkeit der Erkrankungen in mäßigem Grade abgenommen hat, darf man das auf frühere und bessere Versorgung im Krankenhaus, auf Fortschritte der Krankenpflege wie bei den meisten anderen nichtinfektiösen Krankheiten zurückführen. Die Schutzimpfung Bedrohter ist aussichtsvoll, aber sie fällt für den Zeitabschnitt des Absinkens selbst noch nicht ins Gewicht. Die überwiegenden Gründe für die Abnahme der typhösen Erkrankungen sind die Abfallbeseitigung in den menschlichen Siedlungen und namentlich in den Großstädten, der reinlichere Nahrungsmittelverkehr und die Fortschritte in der Versorgung mit einwandfreiem Trinkwasser. Die aufsehenerregenden und örtlich beschränkten Ausbrüche von Typhusepidemien, deren größte die von Hannover 1926 war, konnten an dem Fortgang der Gesamtabnahme nichts ändern. Auch bei Ruhr spielen ähnliche Gründe mit, die durch eine höhere gesundheitliche Kultur die Epidemienzüge, aber nicht die Lebensgefahr der Erkrankungen änderten.

Sehr lehrreich ist die Betrachtung der drei Kinderkrankheiten Diphtherie, Scharlach und Masern, die 1921 nur noch 10 %, 3 % und 23 % der Sterblichkeit von 1877 zeigten und seitdem noch weiter abgesunken sind. Für Diphtherie kommt die seit 1894 allgemein durchgeführte frühzeitig einsetzende Behandlung mit dem Diphtherieheilserum in Frage, eine Heilmethode, die auf Anregung von B e h r i n g und nach dem Vorgehen von Nordamerika neuerdings auch bei uns durch die aktive Schutzbehandlung ergänzt wird. Die übereinstimmende Überzeugung aller erfahrenen und unbefangenen Kliniker geht dahin, daß auf Grund der Beobachtungen am Krankenbett die Behandlung diphtheriekranker Kinder mit dem Heilserum ein sicheres und erfolgreiches Verfahren ist, das allerdings in besonders schweren Fällen und bei verspätetem Behandlungsbeginn versagt. Aber bei der Diphtherie ist die Abnahme der Erkrankungen noch erheblich stärker als die durch die Heilserumbehandlung eingetretene Minderung der Lebensgefahr der Ergriffenen, und die Zahl der Todesfälle unter den Erkrankten ist noch heute höher als bei Scharlach, wo wir ein spezifisches Heilmittel nicht besitzen. Wir müssen also für das Absinken der Diphtheriesterblichkeit weniger die Erfolge der Behandlung Erkrankter als die Abnahme der Erkrankungen verantwortlich machen. Bei Scharlach ist die Sterblichkeit noch stärker abgesunken als bei Diphtherie, während die Tödlichkeit aus denselben Gründen wie bei Typhus nur mäßig herabgegangen ist. Wir müssen also auch hier das Absinken auf den enormen Rückgang der Erkrankungen zurückführen. Ganz anders sind die Zusammenhänge bei Masern. Hier ist nahezu jedes Kind, das mit dem Ansteckungsstoff in Berührung kommt und das die gegen Wiedererkrankung einen Schutz verleihenden Masern noch nicht überstanden hat, empfänglich und wird typisch von der Vollkrankheit befallen, die um so gefährlicher wird, in je früherem Lebensalter sie ausbricht. Die Abnahme der Gesamtsterblichkeit *kann* also nur durch *günstigeren Ausgang* bedingt sein. Ein neues Heilverfahren kommt auch nicht in Betracht, für eine Abschwächung des Ansteckungsstoffes oder eine Erhöhung der Widerstandskraft spricht kein einziger Grund. Es bleibt demnach keine einzige andere Ursache übrig als die Einwirkung aller derjenigen Ursachen, die man unter dem Ausdruck der *hygienischen Kultur* zusammenfaßt, also früheres Einsetzen wirksamer Pflege, zweckmäßigere Versorgung am Krankenbett, bessere Beachtung, Behandlung und Vorbeugung derjenigen Umstände, die zu gefährlichen Folgekrankheiten führen. Die Abnahme der Masernsterblichkeit ist eine Stütze des Wortes von V i r c h o w vor 80 Jahren, daß viele Volkskrankheiten heute seltener und weniger gefährlich geworden sind als in früheren Zeiten, weil Klassen der Bevölkerung jetzt unter hygienisch günstigere Bedingungen gekommen sind, die früher davon fast ganz ausgeschlossen waren und in

Schmutz und Unbequemlichkeit lebten. Und der gleiche Zusammenhang, der bei Masern die Abnahme der Tödlichkeit bewirkt hat, ist natürlich auch für Typhus, Pocken, Diphtherie, Scharlach neben den angeführten wichtigeren anderen Gründen in Rechnung zu setzen. In einer etwas anderen Form kam der Einfluß gesteigerter Kultur bei der Gefahr der Einschleppung des Fleckfiebers in der Nachkriegszeit zur Wirkung. Wir wissen heute dank der bakteriologischen Forschung, deren Überlegenheit vor anderen Untersuchungsverfahren in der Aufklärung der Infektionsvorgänge sich hier wieder einmal glänzend erwies, daß die Kleiderlaus den Ansteckungsstoff des Fleckfiebers überträgt, und daß nicht der Erkrankte, sondern die auf ihm hausenden Läuse die Gefahr bringen. Als die Rückwanderung des Heeres bevorstand, errichteten die großen Gemeinden überall Entlausungsanstalten zu freier Benutzung nach dem Muster in den Heeren. Die rückflutenden Massen, von denen große Mengen verlaust und sicher in beträchtlicher Anzahl mit infizierten Läusen behaftet waren, strömten unbekümmert ihrer Heimat zu und ließen die Entlausungsanstalten leer stehen. Aber die Frauen der Bauern und Arbeiter wurden im Gegensatz zu Polen und Rußland in wenigen Wochen mit der Läuseplage fertig. Schon die genannten Beispiele reichen aus, um die Mannigfaltigkeit der Gründe zu zeigen, die für die Abnahme der Seuchen in Betracht kommen. Das Gesamtbild sei nur noch durch zwei Beispiele von Krankheiten ergänzt, die nicht zu den Seuchen im engeren Sinne, sondern nur zu den Infektionskrankheiten gehören. Das erste Beispiel ist die Entzündung der Augenbindehaut der Säuglinge, die durch Infektion der Augen während der Geburt mit spezifisch infektiösem Eiter eintritt und so schwer verlaufen kann, daß sie häufig zu Erblindungen führte. Die vorbeugende Einspritzung bestimmter Silbersalzlösungen in die Augen verhindert diese heute sehr selten gewordene Erkrankung, und seitdem sie überall durchgeführt wird, haben die Erblindungen aus dieser Ursache sehr stark abgenommen. Die Wundkrankheiten zweitens, die früher zu örtlichen eitrigen Erkrankungen bis zu schweren tödlichen Blutvergiftungen nach Wunden und Operationen führten, sind seit Einführung der Antisepsis und Asepsis überwunden, und damit sind auch die inneren Organe bei lebensgefährlichen Erkrankungen, die in der Zeit vor der modernen Wundbehandlung chirurgischen Eingriffen nicht unterzogen werden konnten, heute dem Messer des Chirurgen und damit der Rettung bei vielen schweren Leiden zugänglich geworden. Ehe das gesamte System der aseptischen Chirurgie in seiner heutigen vollendeten Form möglich war, bedurfte es der mühevollen und selbstlosen jahrzehntelangen Arbeit von Forschern aus den verschiedensten theoretischen und praktischen Fächern der Heilkunde. Unsere heutige Zeit ist wundersüchtig, aber für das wirkliche Wunder, für das ein Arzt früherer Jahrhunderte die heutigen Fortschritte ansehen würde, ist die Gegenwart blind. Nachdem aber die Methodik vollendet ist, sind wieder zahlreiche Kräfte erforderlich, die in der gewissenhaften Vorbereitung der Technikausübung durch mühevolle lange Schulung vorgebildet und so gefestigt sein müssen, daß sie keine einzige der kleinen Einzelheiten, auf deren gewissenhafter Einhaltung der Erfolg beruht, unterlassen. Und das gleiche gilt für Ärzte und Schwestern, die in der Vorbeugung und Bekämpfung der Seuchen tätig sind. Staat und Gesellschaft bedürfen einer hochstehenden und gut vorgebildeten, leistungsfähigen Ärzteschaft und Krankenpflegeschaft, wenn nicht wieder Gesundheitsverhältnisse eintreten sollen wie im Mittelalter.

An dem Erfolge des Rückgangs der Seuchen sind also sehr stark beteiligt die Fortschritte der Hygiene, Bakteriologie und Medizin und dann diejenigen der Wohlfahrtspflege. Es haben auch großen Anteil die Fortschritte der Wirtschaft, Gesundheitstechnik und allgemeinen Kultur. Das Wort von Rudolf Virchow aus dem Jahre 1848 ist durch die Jahrzehnte immer wieder angeführt worden, in dem er die Epidemien als Warnungstafeln für den Staatsmann großen Stils bezeichnete. Die Entwicklung der letzten 50 Jahre erweist die Richtigkeit von der Auffassung vieler Seuchen als *vermeidbarer* Krankheiten, und sie erweist an den wirksam gewordenen Mitteln die Gründe ihrer Häufung und damit

176

zugleich die Wege ihrer Beseitigung. Aber diese Wege sind nur dann erfolgreich, wenn nicht nur der Gesetzgeber oder der Verwaltungsmediziner seine Schuldigkeit tut, wenn nicht nur der Forscher neue Hilfsmittel entdeckt, sondern wenn jeder einzelne im Gefühl seiner Verantwortungspflicht und in Erkenntnis der Zusammenhänge mitarbeitet, um sich und seine Angehörigen zu schützen und damit die Gefahr der Verbreitung zu mindern. Auch dann bleibt freilich noch ein Rest; auch große Fortschritte der Kultur können dem übermächtigen Einfluß rein natürlicher Gewalten nicht Einhalt gebieten. Aber das mögliche wenigstens muß auch das wirklich Erreichte werden.

15. Die Folgen der Epidemien.

Auch heute noch sind die Einbußen an Seuchen trotz des außerordentlich starken Rückgang oft sehr erheblich und fühlbar. In jenen Zeiten des Mittelalters, in denen die verschiedensten schweren Epidemien sich ständig ablösten, in denen sie so außerordentlich viel stärker wüteten und in kürzeren Zeitabschnitten wiederkehrten, war das Unheil ums fast ungemessene größer. Die Seuchen hatten Folgen von einer Tragweite auf den verschiedensten Gebieten, die auch jetzt noch der Erinnerung wert sind.

Wir können die Folgen der Seuchen einteilen in solche, welche die Einzelpersonen betreffen, und in die weiteren, welche die Allgemeinheit schädigen, und die letzteren wieder in politische, kulturelle, wirtschaftliche und bevölkerungspolitische. Schon bei ihrem Herannahen, noch stärker während ihres Herrschens und später bei der steten Angst vor der Wiederkehr verbreiten die Epidemien Furcht und Schrecken, ihr plötzlicher Ausbruch, ihre Lebensbedrohung, das Grauenhafte ihrer Erscheinungen ist dazu angetan, das seelische Gleichgewicht auch stärkerer Gemüter zu erschüttern und neben der Todesangst für die eigene Person und die Angehörigen wieder auch Gleichgültigkeit gegen die Daseinspflichten oder die Menschlichkeitsaufgaben angesichts der Zerstörungskraft des Schicksals heraufzubeschwören; der Übergang von blühendem Leben zu jähem Vergehen öffnet dem Aberglauben bei der Machtlosigkeit der Hilfe gegen die Erkrankung eine breite Pforte. Aber die erheuchelte Gleichgültigkeit erzeugte auch Ausbrüche des Vergnügungstaumels und wahnsinniger Genußsucht, die vor der nahen Todesstunde noch allen Rausch des Lebens genießen wollte. Wie die Seuche ein Massenvorgang ist, so trafen auch ihre seelischen Folgen gleichzeitig die Mehrzahl der Bevölkerung und rief Massenbewegungen hervor. Man erlebte im Mittelalter die seelischen Epidemien des Geißlertums, der fallsuchtartigen Tanzwut, die Verfolgung der Juden, denen man die Schuld an den Seuchenausbrüchen zuschob. Es zeigten sich als Massenerscheinung die Aufopferung im Pflegedienst für Pestkranke und ihr Gegenbild, die eilige Flucht derer, die es sich leisten konnten und mitleidlos die anderen ihrem Schicksal überließen. Dem Beispiel des Chirurgen C h a u l i a c , der 1350 während des Schwarzen Todes in Avignon blieb, „um der Schmach einer Flucht zu entgehen", entspricht bis in die Neuzeit das Verhalten der Mehrzahl der Ärzte und Krankenpfleger. Neben zahlreichen ungenannten Ärzten sind in der Sorge für Kranke im letzten Weltkrieg eine Anzahl hervorragender Kliniker und Forscher dem Fleckfieber als Opfer erlegen, und als in der Nachkriegszeit Fleckfieber und Pocken von Rückkehrern ins Innere eingeschleppt wurden, haben eine nicht geringe Zahl von deutschen beamteten Ärzten, deren heute keiner mehr gedenkt, in selbstverständlicher Erfüllung ihrer Pflicht ihr Leben eingebüßt, und neben ihnen Krankenpflegerinnen und Desinfektoren. Gar mancher Desinfektor opferte sein Leben in einer Stunde höchster Gefahr.

Nur der Dichter vermag die Erschütterungen des Seelenlebens bei Herrschen von Seuchen in der Verschiedenheit ihrer Auswirkung im Fühlen und Handeln darzustellen, und vom Altertum bis in die Neuzeit haben die Dichter sich dieser Aufgabe häufig genug zugewendet.

Die *kulturellen* Folgen sind sehr vielseitig. Sie bewirken durch den Zwang, Abwehrmaßnahmen zu treffen, oft auch

Fortschritte, und häufig genug wurde eine lange für notwendig gehaltene Maßnahme erst durch einen Seuchenausbruch erreicht. Den Choleraausbrüchen verdanken wir die Bodenreinigung und Trinkwasserversorgung der Städte, die zugleich den Typhus verschwinden ließen. Weniger bekannt ist die Tatsache, daß das stete Herrschen der Pesten die Ursache für die Entstehung der gesundheitlichen Bevölkerungsstatistik wurde. Volkszählungen gab es zu Steuerzwecken seit dem Altertum. Aber die Aufzeichnungen der Todesursachen neben Geburten und Sterbefällen führten im 15. Jahrhundert französische Regierungen durch Gesetz mit der Begründung ein, daß man die Größe der Seuchenverluste feststellen müsse. 100 Jahre später stellten dann die ersten Medizinalstatistiker aus diesen kirchlichen Totenzetteln ihre Untersuchungen an. Auch das gegenwärtige öffentliche Krankenhauswesen nahm seinen Ursprung aus den früheren Seuchenhäusern, den Pocken- und Pestkrankenhäusern. Und auch hier gibt es ein Gegenstück aus der Neuzeit. Ehe Lister die Bekämpfung der Wundinfektionskrankheiten durch die antiseptische Methode eingeführt hatte, wodurch seither die Wunden ungefährlich wurden, konnte die Ausdehnung der operativen Chirurgie auf Erkrankungen der inneren Organe nicht erfolgen. Seitdem aber muß die operative Behandlung vieler Erkrankungen in das Krankenhaus verlegt werden, da sie im Hause der Technik wegen nicht mehr möglich ist. Die Folge ist die Ausdehnung des Krankenhauswesens in der Neuzeit. Ganz einschneidend war der Einfluß auch auf die Volkssitten, die man änderte, wenn man Ansteckungsgefahr fürchtete, genau wie heute noch nach den Seuchengesetzen bei Herrschen einer Epidemie Feste, Tänze und Märkte verboten werden können. So sollen nach der Verbreitung der Syphilis die Barttrachten geändert, die Kußsitten abgeschafft worden sein, genau wie auch heute noch Mütter vom Arzt gewarnt werden, ihr Kind von beliebigen Erwachsenen auf den Mund küssen zu lassen. Vor allem verfiel das öffentliche Badewesen, das bis dahin in Deutschland in hoher Blüte stand, allerdings aber, wie die zahlreichen auf uns überkommenen bildlichen Darstellungen beweisen, reichliche Gelegenheit zu Ansteckungen aller möglichen Art gab. Ob und wieweit die Angabe richtig ist, daß die Steigerung der Syphilisgefahr einen großen Anstoß für die Abschaffung der Ehelosigkeit der Priester während der Reformationszeit gab, läßt sich nicht leicht beantworten; schon daß man mit der Möglichkeit eines Zusammenhangs rechnet, ist ein Beweis für die kulturelle Bedeutung der Seuchen.

Die *politische* Bedeutung der Seuchen hat sich oft genug bei Kriegen und Belagerungen gezeigt, die Furcht vor ihrer Verbreitung fiel bei mancher Entscheidung ins Gewicht. Schon Thucydides hat behauptet, daß am Verfall Athens nicht so sehr der Peloponnesische Krieg als die während seiner Dauer auftretende Pest die Hauptursache war, und ebenso soll die Pest des Justinian der ostgriechischen Weltmacht den letzten Todesstoß gegeben haben. Im 16. Jahrhundert durchzog das französische Heer siegreich Italien, aber es wurde bei der Belagerung von Neapel 1528 in 7 Wochen durch Seuchen vernichtet, und wenig später wurden die Feldzüge deutscher Heere in Ungarn zum „Grab der Deutschen". Der Ausbruch der Influenza im Sommer 1918 hat sicher einen großen, bei der Gleichgültigkeit der politischen Geschichte gegen medizinische Tatsachen noch nicht genügend gewürdigten Anteil am Zusammenbruch der Angriffskraft des schon anderweit geschwächten deutschen Heeres im Westen gehabt.

Für die *wirtschaftlichen* Folgen der Seuchen, die sehr vielseitig sind, hat man in der Neuzeit ein weitgehendes Verständnis bekommen, das sich in Berechnungen über die Höhe der Verluste an Geldwerten ausdrückt. Auch hier lehrt die Geschichte, daß in der Vergangenheit diese Einbußen ungeheuer viel größer waren und zu dauernden Vernichtungen führten. In Norwegen starben volkreiche Bezirke aus, deren verlassene Wohnungsspuren man noch nach Jahrhunderten auffand und die das Volk als „Findale" bezeichnet. In Italien drängten die Menschen nach dem Schwarzen Tod in die großen Städte, die Bevölkerungen schmolzen zusammen, das Land blieb verwüstet liegen, denn für die bedeutend verringerte Menschenzahl war genügend Getreide vorhanden. Im Innern entstanden aus den früher bebauten Äckern Sümpfe, verpesteten die Gegend und schufen den Boden für die später so furchtbar sich ausdehnende Malariagefahr. Auch hier bietet die neuere Zeit ein Gegenstück. Als man in Afrika den Grund für die Ausdehnung der mörderischen Schlafkrankheit in einer Stechfliege fand und als man in mühseligen Untersuchungen feststellte, daß diese Fliegen in den Gehölzen der Flußufer nisteten, wurde die Negerbevölkerung gezwungen, ihre Dörfer zu verlassen und neue Siedlungen fern von den todbringenden Flußufern anzulegen. Auch hier fällt da und dort ein wirtschaftlicher Vorteil ab. Als der englische Schweiß, eine heute verschwundene Seuchenform, im 16. Jahrhundert binnen wenigen Tagen zahlreiche blühende Menschenleben hinwegraffte, behaupteten Spötter, daß die Rechtsanwälte durch die zahlreichen Erbprozesse reich geworden seien, eine verschwindende Ausnahme.

Die Berechnungen über die wirtschaftlichen Schädigungen der Seuchen treffen nur einen Bruchteil der Verluste. Einige charakteristische Berechnungen mögen hier Platz finden. Im Jahre 1921 brach im Waldenburger Kohlenrevier infolge einer Nachlässigkeit bei der Wasserversorgung eine Typhusepidemie von 630 Erkrankungen mit 62 Todesfällen aus, an der die Kranken 27000 Arbeitstage und die Gesellschaft 8000 nicht geförderte Tonnen Kohle verloren. Die Kosten der Behandlung betrugen ein Viertel des ganzen Jahreshaushalts der Stadt. Bei der Alfelder Typhusepidemie 1923/24 erkrankten 8 % der Einwohner, es entstanden für eine Bevölkerung von nur 12000 Menschen allein für die Anstaltsunterbringung Kosten für über 16000 Krankheitstage. Sehr eingehend hat ein neuerer Medizinalstatistiker Berechnungen über die wirtschaftliche Bedeutung der einzelnen Todesursachen angestellt. Er setzt nur den Geldwert des Verlustes an Arbeitsgewinn ein, nicht die Höhe der Kosten für die Behandlung. Er berechnet den Wertverlust an verlorener Arbeitszeit durch verfrühten Tod für alle Krankheiten zusammen im Jahre auf über 10 Milliarden in der Gegenwart;

hierbei kommen auf die akuten ansteckenden Kinderkrankheiten fast 3oo Millionen, auf andere Infektionskrankheiten 376 Millionen, auf die Tuberkulose über 2 Milliarden. Rückwirkend schließt er, daß, wenn heute die Pocken noch in gleicher Stärke herrschen würden wie vor der erfolgreichen Durchführung des Impfschutzes, für je 1000 Kinder und Mädchen alljährlich Verluste von etwa 5 Millionen entstanden wären, was für die Zeit von 1876 bis heute, also seit 5o Jahren, eine Ersparnis an unmittelbaren Verlusten von 3 Milliarden Mark bedeutet, denen an Staatsausgaben für die Schutzimpfung nur etwa 100000 Mark jährlich gegenüberstehen.

Aber diese Verluste bilden nur einen Teil der Einbußen. Von der Cholera in Hamburg 1812 wurde schon angeführt, daß sie in wenigen Wochen 35oo Männer in erwerbsfähigem Alter hinwegraffte, von denen 88 % eine Einnahme unter 2000 Mark hatten. Sie dürften 15oo Witwen und mehr als 2000 hilflose Kinder hinterlassen haben, die der öffentlichen Unterstützung anheimfielen und die durch den Tod des Ernährers in ihrem wirtschaftlichen Aufstieg gehemmt wurden.

Eine Berechnung der finanziellen Schädigung Hamburgs durch die Choleraepidemie des Jahres 1892 ergab folgende Werte:

Zahl der Choleratodesfälle: 8 605; daraus berechneter Kapitalverlust	143,6 Mill. Mk.
Zahl der Choleraerkrankungsfälle 18 956; daraus berechneter Verdienstverlust	1,9 ,, ,,
Verdienstausfall des Gastwirtsgewerbes . .	3,5 ,, ,,
Abnahme der Einfuhr	159,0 ,, ,,
,, ,, Ausfuhr	122,0 ,, ,,
Annähernd zahlenmäßig feststellbarer Gesamtverlust	430,0 Mill. Mk.
Ausgaben für das im Jahre 1893 gebaute Wasserwerk	22,6 ,, ,,
Der rechtzeitige Bau des Wasserwerkes hätte allein an Geldverlust ersparen können	407,4 Mill. Mk.

Von den Kindern der Tuberkulösen wissen wir, daß sie durch die Krankheit ihres Ernährers nicht nur in erhöhter Ansteckungsgefahr stehen, sondern auch in höherem Grade und größerer Zahl wirtschaftlich zurückkommen; sie haben daher bis zu ihrem 20. Lebensjahre eine höhere Sterblichkeit durch die gesundheitlichen Folgen wirtschaftlicher Schädigung und sinken auch bei der Berufsausbildung auf den Stand wirtschaftlich tieferer Klassen.

Aber nicht nur der *Tod* durch die Seuche, sondern auch die *Nachkrankheiten* schädigen die Gesundheit und wirtschaftliche Lage der Familie wie der Gesamtheit, die an der Kostentragung beteiligt ist. Die epidemischen Kinderkrankheiten haben häufig Schwerhörigkeit bis zur Ertaubung zur Folge oder Sehstörungen, und um so häufiger und schwerer, je schlechter die wirtschaftliche Lage war, je weniger es möglich war, rechtzeitig und ausreichend für Hilfe zu sorgen. Bei jungen Kindern wirkt sich das in Taubstummheit oder Vollerblindung aus. Von den Fällen von Taubstummheit waren im Jahre 1900 angeboren 10 %, durch Hirnhautentzündung hervorgerufen 7 %, durch Genickstarre 9 %, durch Scharlach und Masern 22 %. Von je 100 Erblindungen waren 1900 durch die Augenbindehautentzündung der Neugeborenen bedingt 15 %, durch ansteckende Krankheiten im Kindesalter 9.4 %. Ein Gegenstück bildet die Irrenstatistik. Unter den Geisteskranken finden sich 12 %, deren Leiden, die fortschreitende Irrenlähmung, durch Syphilis hervorgerufen ist, unter den Idioten findet sich ein beträchtlicher Teil von Kindern mit erblich überkommener Syphilis. Eine der bedauerlichsten Wirkungen ist die *Verkrüppelung* durch die Folgen der *spinalen Kinderlähmung*. Etwa ein Drittel der plötzlich aus voller Gesundheit befallenen Kinder stirbt binnen wenigen Tagen, ein zweites Drittel übersteht die Krankheit, wird aber von Lähmungen befallen. Und von diesen geht nur bei der Hälfte das Leiden mehr oder weniger vollständig zurück, die andere Hälfte wird dauernd zum Krüppel, dem die moderne Orthopädie nur eine gewisse Hilfe noch zuteil werden lassen kann. Trotzdem diese Krankheit viel weniger häufig ist als viele andere Infektionskrankheiten des jugendlichen Alters, waren bei der berühmten Krüppelzählung von 1906, die nahezu 100 000 *jugendliche* Krüppel feststellte, nicht weniger als 11 000, bei denen die Ursache auf spinale Kinderlähmung zurückzuführen war, davon aber waren heimanstaltsbedürftig an 10 000, also fast die ganze Zahl, während bei anderen Formen der Verkrüppelung nur 55 bis 60 % anstaltsbedürftig sind. Übrigens ist auch die Tuberkulose der Kinder mit 13 % sehr stark an der Verkrüppelung beteiligt. Man kann nicht ohne Ergriffenheit solche während eines ganzen Lebens nie wieder ausgleichbaren Folgen von Seuchen hören, auch ohne die Wirkung in Verlusten an Geldwert noch gesondert zu berechnen.

Unter den Folgen der Seuchen verlangt eine besondere Betonung der *Verlust an Menschenleben*. Es hat kein Interesse, die oft phantastischen Zahlen der Menschenverluste während des Mittelalters auf der Höhe der Seuchensteigerung anzuführen, es fehlt ja doch an jeder Möglichkeit ihrer Überprüfung. Es ist ohne weiteres glaubhaft, daß damals bei den in diesen Zeiten herrschenden hygienischen Mißständen die Sterblichkeit der Erkrankten eine außerordentlich viel höhere war als heute, wo eine Tödlichkeit von 10 % schon recht bedenklich wirkt. Es fehlt uns weiter jede Möglichkeit, zu prüfen, in welchem Umfang und Zeitraum solche Menschenverluste sich wieder einholen ließen. Wir können zu dieser Frage nur für die Gegenwart Stellung nehmen. Gefühlsmäßig erscheint der vermeidbare Tod eines Menschen, namentlich eines jugendlichen, so tief bedauerlich, daß alle weiteren Betrachtungen überflüssig erscheinen. Eltern werden ja den frühen Seuchetod eines hoffnungsvollen Kindes nie völlig verschmerzen. Aber die Frage hat für die Bevölkerungslehre doch eine außerordentliche Bedeutung. Und da läßt sich mit aller Bestimmtheit sagen, daß im allgemeinen die Erneuerungskraft der menschlichen Gattung zum Ersatz der Verluste ausreicht. Nur das Zeitmaß des Ausgleichs hängt von der Größe dieser Verluste ab, es ist aber selbst für diesen Fall kein allzu langes. Es bedarf keiner besonderen ausgleichenden Vorgänge. Man hat davon gesprochen, daß nach großen Seuchenverlusten die Fruchtbarkeit der Mütter stärker würde. Der ursächliche Zusammenhang wäre nicht leicht zu verstehen. Es ist richtig, daß in

Familien, in denen der Wunsch nach Nachkommenschaft
nicht mehr bestand und in Verhütungsmaßnahmen sich be-
tätigte, oft genug nach dem Seuchentode eines Kindes, besonders häufig des einzigen männlichen Kindes, wieder Geburten erfolgen. Aber das ist natürlich kein Beweis für die
obige Behauptung. Es bedarf überhaupt einer solchen Regu-
lierung nicht; denn schon der normale Geburtenüberschuß ist
ausreichend zur Deckung der Verluste. Ein sehr klares Beispiel, das deshalb hier angeführt werden soll, bildet wieder
die finnische Hungersnot 1867, von der schon früher aus-

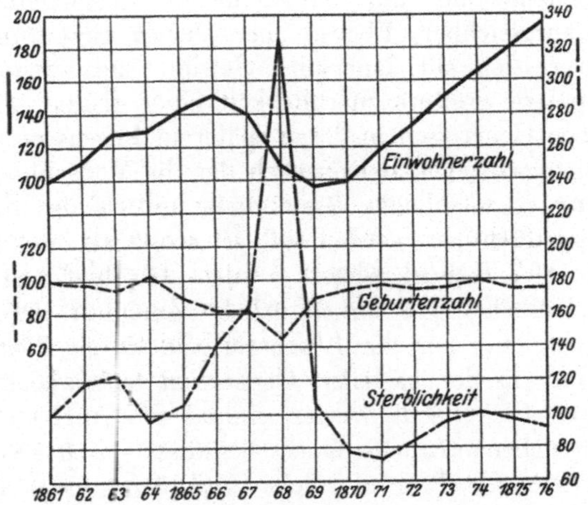

Abb. 22. Bevölkerungsbewegung in Finnland 1861—1876.

geführt wurde, daß die Folge des Hungers nicht Erschöpfung
oder Organkrankheiten, sondern die Zunahme der einheimischen Seuchen war; diese rafften in kurzer Zeit die unerhörte
Zahl von 8 % der Bevölkerung fort, und zwar besonders die
Alter der vollen Lebenshöhe. Die folgende Kurve (Abb. 22)
gibt Geburten, Todesfälle und Bevölkerungszahl vor, während
und nach der Hungersnot an.

In der Kurve sind wieder auf der wagerechten Linie die
Kalenderjahre aufgezeichnet, auf der senkrechten die Sterblichkeit, deren Höhe in das Jahr 1868 fiel, die Zahl der Einwohner und die Geburtenzahl. Die Kurve bringt nicht die

wirklichen Zahlen, sondern ist eine sogenannte Indexberechnung, in der die Zahlen des Jahres 1861 = 100 gesetzt und die späteren auf diesen Wert umgerechnet sind.

Das Geburtenverhältnis ist also mit Ausnahme des Jahres 1868, des Höhepunktes der Epidemie, unverändert das gleiche geblieben, die Sterblichkeit sank in den ersten Jahren nach Erlöschen der Epidemie, die Zahl der Lebenden des Jahres 1866 ist schon im Jahre 1873 wieder erreicht und im Jahre 1880 weit überholt. Die Seuchenverluste schädigen also nur die gerade von ihr betroffene Generation, nicht aber die folgenden, und sind, da sie in das Erbgut nicht eingreifen, ausgleichbar. Ebenso aber bleiben Ersparungen an Seuchenverlusten ein dauernder Gewinn und werden nicht durch spätere größere Sterblichkeit einer früher verschont gebliebenen Generation in deren späterem Lebensverlauf wieder wettgemacht. Die Lehre, nach der die Menschheit durch Austilgung schwächlicher Bestandteile mittels des Seuchentodes rassentüchtiger werden soll, ist schon als eine Irrlehre auf Seite 164 zurückgewiesen worden. Die hier neu hinzugefügte Tatsache, daß die natürliche Zunahme der Gesellschaft ausreicht, um die Lebensverluste durch Seuchentod meist schon in der nächsten Generation auszugleichen, beweist zweierlei, erstens wieder einmal die Auffassung der meisten Seuchenausbrüche als erscheinungstypischer Vorgänge und zweitens die Pflicht, solche Ausbrüche nicht als notwendiges unvermeidbares Schicksal hinzunehmen, sondern sie durch alle Mittel zu bekämpfen, die sich als wirksam herausgestellt haben. Denn auch die Bevölkerungsgewinne, die durch erfolgreiche Abwehr gemacht werden, sind dauernd.

16. Die Bekämpfung der Epidemien.

Schon in sehr alten Zeiten rief man nach Hilfe gegen die Seuchengefahr, sobald man sich mitten in ihr befand, aber man beruhigte sich sehr schnell, wenn sie verschwunden war, und es blieb meist beim alten. Die Abwehrmaßnahmen waren sehr einfach, man hielt die Kranken fern, von denen man die

186

Ansteckung fürchtete, oder man floh aus ihrer Mitte, wenn man es konnte. Später umzog man Städte, in denen Seuchen herrschten, mit einem militärischen „Kordon“. Noch 1815, als in Noja, einem kleinen italienischen Nest, die Pest mörderisch hauste, tat man zwar nichts *für* die unglückliche Stadt, die Hauptsache aber war der Schutz *gegen* sie. Als die Pest offiziell verkündet war, wurde die Stadt mit zwei tiefen und breiten Gräben umzogen, welche von Truppen und Sanitätsbeamten bewacht wurden; ein dritter Kordon umgab die Provinz, die Küstenschiffahrt wurde unterbrochen. Fünf Personen, die den Kordon zu durchbrechen suchten, wurden erschossen, darunter ein delirierender Erkrankter. Es wäre damals bei uns auch nicht anders gewesen, und bei Katastrophen wären auch heute noch Ausbrüche von Wahnwitz oder Widersinn denkbar. Als 1917 nach Einschleppung eine kleine Pockenepidemie in Norddeutschland ausbrach, die sich durch Obdachlose langsam und in sehr milder Form südwärts verbreitete, da wurden die Sanitätsbehörden mit den paar meist harmlosen Pockenfällen leicht fertig, dagegen machte ihnen die Ansteckungsangst der freilich durch die Kriegsnot arg erschütterten Bevölkerung sehr viel zu schaffen. Der Absperrung gleich war die „Beobachtung“ der aus verseuchten Gegenden zu Land oder Wasser zureisenden Fremden in einer Absonderung von nicht weniger als 40 Tagen der Festhaltung, in der „Quarantäne“, die in gemilderter Form sich bis zur Neuzeit erhalten hat. Auf die reine Beobachtung stützten sich die Bekämpfungsmaßnahmen, als bei Beginn der Neuzeit wieder medizinische Schulen entstanden und Fachärzte ausgebildet wurden. Sie hatten mehr Gelegenheit, Seuchen zu sehen und ihre Folgen festzustellen, als unsere heutigen Medizinschüler, sie wurden bald von den Städten in den Seuchendienst eingestellt und zu Leitern der Seuchenspitäler ernannt. Und ihren Beobachtungen verdanken wir seit etwa dem 16. Jahrhundert reiche Forschungsergebnisse, die zum Teil noch heute von Interesse sind. So wenig ihre Entdeckungen unterschätzt werden sollen, so stehen wir mit unseren Bekämpfungsmaßnahmen doch erst in den letzten Jahrzehnten auf festerem Boden, seit für die einzelnen

Seuchenformen die spezifischen Krankheitserreger entdeckt, ihr Vorkommen und Verhalten in der Außenwelt untersucht worden ist und seitdem man die Wirksamkeit der zu ihrer Vernichtung anwendbaren Verfahren an geeigneten Gegenständen genau prüfen konnte. Erst dadurch gewann der Staat, der als Vertreter der Gesamtheit allein das Ansehen und die Macht besitzt, den jeweiligen Stand unserer Kenntnisse in Gesetzesform zusammenzufassen und diesen Gesetzen Geltung zu verschaffen, die sichere Unterlage für seine Maßnahmen. Der Staat der Gegenwart hat auch auf diesem Gebiete aus der Vergangenheit gelernt. Gesetze bedürfen der Strafbestimmungen und Gesundheitsgesetze der Eingriffe in die persönliche Freiheit des einzelnen; denn falls Krankheiten des einzelnen zum Schaden des Nachbars auszuschlagen drohen, kann die Bewegungsfreiheit dieses einzelnen nicht geschont werden. Gerade bei der Seuchengesetzgebung sind aber Eingriffe in die persönliche Freiheit nur dann durchführbar, wenn das Verständnis der Mehrzahl der Bevölkerung für ihre Notwendigkeit besteht. Ist dies nicht der Fall, so folgen unweigerlich günstigenfalls Umgehungen und heimlicher Widerstand, oft genug kam es hierbei früher zu offener, sogar gewalttätiger Aufsässigkeit. Aber selbst in dem günstigeren Falle tritt das Gegenteil des Gewollten ein, die Verheimlichung. Nach der Ansicht mancher namhafter Sachverständiger haben die deutschen Seuchengesetze in der Form, in der sie aus dem parlamentarischen Kampfe hervorgingen, sogar in manchen Punkten die Rücksicht auf die Auffassungen einzelner Kreise der Bevölkerung weiter gelten lassen, als es im Interesse der Gesamtheit heute erwünscht erscheint.

Das älteste deutsche Gesetz zur Bekämpfung einer bestimmten Seuche ist das deutsche Impfgesetz 1874. Es führt die Erstimpfung als Zwangsmaßnahme für jedes Kind in frühem Lebensalter ein und später im 12. Lebensjahre die Wiederimpfung und läßt Befreiung oder Aufschub nur für bestimmte engbegrenzte Fälle zu. Die Ausführungsbestimmungen regeln auf das genaueste die Ausübung des Impfgeschäftes; staatliche Lymphgewinnungsanstalten sichern die Gewinnung eines gesundheitlich einwandfreien tierischen

Impfstoffes, und beständig wird an der Verbesserung gearbeitet. Vermeintliche oder wirkliche Impfschädigungen sind meldepflichtig, die Angaben werden genau nachgeprüft und die Ergebnisse der Öffentlichkeit ungefärbt mitgeteilt. Es gibt echte Impfschäden, aber in so verschwindend geringer Zahl und meist von so unerheblicher Bedeutung, daß sie nicht Gewissensbedenken gegen die Impfung rechtfertigen, und es gibt daneben eine etwas größere Zahl solcher Impfschäden, die durch Zusammentreffen unglücklicher Umstände verursacht sind und die bei deren Beobachtung vermeidbar gewesen wären. Demgegenüber steht der nun einmal nicht zu widerlegende ursächliche Zusammenhang zwischen der strengen Durchführung der Schutzimpfung in der gesamten Bevölkerung und dem Verschwinden der Pocken in Deutschland. Hierbei wird nicht bestritten, daß augenblicklich die Pocken in Ländern mit abgeschwächtem Impfschutz, wie England und einigen Kantonen der Schweiz, bei großer Ausdehnung außerordentlich milde aufgetreten sind. Aber die Erfahrung lehrt, daß es hier auch einmal ganz anders kommen kann. Jedenfalls ist der Impfschutz ein starkes Beispiel für ein Verfahren des Seuchenschutzes, bei dem jeder einzelne eine nicht immer ganz bequeme Pflicht auf sich nimmt, nicht allein, um selbst geschützt zu sein, sondern auch, um durch dieses Geschehen auch die Gesamtheit zu sichern.

Das zweite, und zwar diesmal allgemeine Seuchengesetz ist das deutsche *Reichsseuchengesetz*, das „Gesetz betreffend die Bekämpfung gemeingefährlicher Krankheiten vom 30. Juni 1900", das nach langer Beratung zustande kam, das sich zunächst nur auf Aussatz, Cholera, Gelbfieber, Pest und Pocken bezieht, aber den Ländern die Ausführung übertrug und weiter diesen die Ausdehnung auf andere Krankheiten zubilligte. Demgemäß hat auch das auf Grund des Reichsgesetzes von Preußen eingeführte „Gesetz betreffend die Bekämpfung übertragbarer Krankheiten vom 28. August 1905" noch die Mehrzahl der einheimischen epidemischen Krankheiten einbegriffen, wie Ruhr, Typhus, Diphtherie, Scharlach, Genickstarre, Kindbettfieber, aber auch Tierkrankheiten.

die auf den Menschen übertragbar sind, wie Milzbrand, Tollwut, Trichinose und andere. In der neuesten Zeit sind noch
spinale Kinderlähmung, infektiöse Hirnentzündung, Paratyphus hinzugekommen. Die im Gesetz enthaltenen Bestimmungen regeln die Anzeigepflicht, geben Vorschriften für die
Verfahren zur Ermittlung der Krankheit, besonders der
ersten Fälle, sehen als Schutzmaßnahmen Absonderung erkrankter und ansteckungsverdächtiger Fälle, Beobachtung
krankheitsverdächtiger Personen, Verkehrsbeschränkungen und
Desinfektionsmaßnahmen vor und regeln die Aufgaben und
Zuständigkeiten der mit der Durchführung des Gesetzes beauftragten Behörden. Es fehlen nicht die Bestimmungen über
die Tragung der Kosten, über Entschädigungen und Strafbestimmungen bei Verstößen gegen das Gesetz. Zuständig ist
die Sanitätspolizei, ihr Beauftragter ist der staatliche Gesundheitsbeamte, der aber nur in dringenden Fällen selbständig
handeln darf. Sehr wichtig sind die Ausführungsbestimmungen, die in beiden Gesetzen die erforderlichen Anordnungen
über das sachlich gerechtfertigte Vorgehen der behördlichen
Organe treffen; hier werden die Angaben gemacht, wie die
Absonderung durchzuführen ist, und zwar für jede Krankheit
nach ihren Eigenschaften gesondert, und gerade bei diesen
Bestimmungen ist dafür gesorgt, daß jede Härte vermieden
wird. Das Reichsgesetz und das preußische Gesetz enthalten
aber je einen Paragraphen, der einer sehr weiten Auslegung
zugänglich ist und der es daher möglich macht, Fortschritte,
die nach Erlaß des Gesetzes erreicht wurden, nutzbar zu ver-
werten. Nach diesem Paragraphen kann die Staatsbehörde im
Aufsichtsverfahren die Gemeinden verpflichten, diejenigen
Einrichtungen, welche zur Bekämpfung der übertragbaren
Krankheiten notwendig sind, zu treffen und für deren ord-
nungsmäßige Unterhaltung zu sorgen. Und die Ausführungsbestimmungen zum preußischen Gesetz führen eine ganze
Anzahl solcher Einrichtungen auf. Die Bedeutung dieser Bestimmung liegt darin, daß mit Hilfe dieses Paragraphen nicht
nur die Bekämpfung der Seuchen *bei* und *nach ihrem Ausbruch*, sondern auch ihre *Vorbeugung* ermöglicht wird. Man
hat die Seuchenbekämpfung sehr oft mit der Bekämpfung

eines Brandes verglichen. Das Löschen ist die Aufgabe der Feuerwehr; sie ist aber auch sachverständig und zuständig bei den Vorschriften für die feuersichere Bauart und Betriebsweise. Die meisten Bestimmungen der Seuchengesetze dienen der Bekämpfung des ausgebrochenen Brandes, aber dieser Paragraph ermöglicht in seiner allgemeinen Fassung noch weiter die Sicherung vor Brandgefahr unter steter Anpassung an das Wachsen unserer Kenntnisse.

In Ausführung der gesetzlichen Bestimmungen hat die Staatsbehörde ständig für die Durchführung von Hilfseinrichtungen gesorgt, die Desinfektionsvorschriften wurden dauernd ausgebaut, das Krankenbeförderungswesen geregelt, es wurden staatliche bakteriologische Untersuchungsämter geschaffen und über das ganze Land verteilt und Vorschriften für Bau und Betrieb von Absonderungsabteilungen in den Krankenanstalten erlassen. Die Sanitätsbeamten werden in regelmäßigen Fortbildungskursen über Fortschritte der Seuchenentstehung und Seuchenbekämpfung unterrichtet, die Bevölkerung durch Merkblätter über die Eigenschaften der einzelnen Krankheiten und die Verfahren ihrer Vermeidung und Bekämpfung belehrt. Die wichtigsten Fragen werden von den schon während ihrer Ausbildung vorbereiteten Lehrern auch in den Schulen vorgetragen, und Wanderausstellungen, begleitet von Vorträgen und Lichtbildern, sorgen für Aufklärung. Für die Schulen erging 1907 ein besonderer Ministerialerlaß, der jüngst in zeitgemäßer Form ergänzt wurde. Er trägt den besonderen Übertragungsgefahren der Schulen Rechnung und ermächtigt über die Seuchengesetze hinaus die Schulen zu vorübergehender Fernhaltung übertragungsverdächtiger Lehrer und Schüler. Hier sind auch Bestimmungen über Schulen- und Klassenschluß sowie über den Zeitpunkt der Wiederzulassung nach überstandener Krankheit getroffen. Die Bestimmungen dieses Erlasses können sinngemäß auch auf Anstalten für vorschulpflichtige Kinder, wie Krippen, Kindergärten, Horte, übertragen werden.

Die Ziele dieses Gesetzes richten sich ganz ausgesprochen auf die Bekämpfung des belebten Ansteckungsstoffes, auf die Verhinderung seiner Ausstreuung durch Erkrankte und auf seine Vernichtung in der Außenwelt. Ein Gesetz kann nicht mit unbestimmten und schwer faßbaren Begriffen arbeiten, und die belebten Ansteckungsstoffe sind jedenfalls, wie man auch für die Einzelkrankheit ihre Bedeutung bemißt, der Bekämpfung zugänglich. Das Vorgehen des Gesetzgebers hatte ja auch ein Vorbild in demjenigen des Chirurgen gegen die Erreger der Wundinfektionskrankheiten, deren Gefahren dieser verstanden hatte, gänzlich auszuschalten. Die Desinfektion ist der Antisepsis, die Absonderung der Asepsis an die Seite zu stellen. Dieses Verfahren der Bekämpfung des Erregers aber ist selbst für die akuten Epidemien nicht als das Allheilmittel anzusehen, weil man ja nach dem Worte von Pettenkofer den Verkehr nicht wie ein Operationsfeld pilzdicht halten kann. Es genügt erst recht nicht bei chronischen epidemischen Infektionskrankheiten, wie der Tuberkulose und den Geschlechtskrankheiten. Aber auch hier bedarf es immerhin der Stütze des Staates im Abwehrkampf durch ein Gesetz. Die Forderung nach einem *Reichstuberkulosegesetz* ist alt, es ist bisher nicht zustandegekommen, weniger aus Furcht vor den Ausgaben als wegen der ungeklärten Frage der Zuständigkeit für die Aufbringung der etwaigen Kosten. Dabei ist es nicht einmal sicher, ob diese durch reichsgesetzliche Regelung stark anwachsen würden. Denn der Hauptträger der Ausgaben für die Bekämpfung der Tuberkulose ist heute die soziale Versicherung, deren Wirkungsbereich ja durch neue Bestimmungen auf stets größere Kreise der Bevölkerung ausgedehnt wird. Für nichtversicherte Schichten der Bevölkerung treten, soweit sie hilfsbedürftig sind, die Wohlfahrtsämter der Gemeinden und außerdem private gemeinnützige Wohlfahrtsvereinigungen ein, die im deutschen Zentralkomitee zur Bekämpfung der Tuberkulose zusammengefaßt und in den Selbstverwaltungskörpern der Provinzen und Länder organisiert sind. Alle diese am Kampf gegen die Tuberkulose beteiligten Kreise werden jetzt in Arbeitsgemeinschaften zu einheitlichem Wirken zusammengefaßt. Da nach der heutigen wirtschaftlichen Lage in naher Zeit ein Reichstuberkulosegesetz nicht zu erwarten ist, ging Preußen mit einem solchen voran, um wenigstens

einige Lücken der gegenwärtigen Gesetzgebung zu schließen,
und andere deutsche Länder folgten seinem Beispiel. Das
preußische Gesetz zur Bekämpfung der Tuberkulose vom
4. August 1923 führt zunächst eine im Seuchengesetz nicht
erfüllte Forderung durch, in dem für Tuberkulose der Lungen und des Kehlkopfes die Meldepflicht nur für *Todesfälle*
vorgeschrieben war. Das neue Gesetz erweitert diese Meldepflicht auch auf ansteckende *Erkrankungen* an Lungen- und
Kehlkopftuberkulose; die Meldung erfolgt aber nicht, wie im
Seuchengesetz, an die Sanitätspolizei, sondern an den staatlichen beamteten Arzt, ja sie kann nach besonderer ministe-
rieller Genehmigung auch an gut geleitete gemeindliche Ge-
sundheitsämter oder Tuberkulosefürsorgeämter geschehen.
Der Schwerpunkt wird auf Früherkennung, Frühbehandlung
der Erkrankten und vorbeugende Fürsorge der gefährdeten
Umgebung gelegt, und für dieses Ziel sollen die Leiter der
Fürsorgestellen, der beamtete und der behandelnde Arzt zu-
sammenarbeiten. Zum Zweck frühzeitiger Ermittlung der
Ansteckungsgefahr wird die zuständige bakteriologische Unter-
suchungsstelle herangezogen und zur Weitergabe ihrer Be-
funde angehalten. Das preußische Gesetz will nur die dring-
lichsten Forderungen sofort erfüllen, ohne die reichsgesetzliche Regelung entbehrlich zu machen. Es sind daher einige
wichtige Punkte noch nicht entschieden, welche die Tuber-
kulosegesetze anderer Länder, wie z. B. das schweizer Gesetz,
schon angefaßt haben. Deshalb ruft man auch in Preußen
nach einer Erweiterung, und es sind schon mehrfache Vor-
schläge gemacht worden. Der eine Fortschritt wird jedenfalls nicht mehr rückgängig gemacht werden, die Erweiterung
der Bekämpfungsmaßnahmen, die sich nicht nur auf die
Vernichtung des Ansteckungsstoffes durch Heranziehung der
Fürsorge beschränkt. — Ähnlich liegt es mit dem *Reichs-*
gesetz zur Bekämpfung der Geschlechtskrankheiten vom
18. Februar 1927, das nach sehr großen Kämpfen und nachdem schon einmal ein lange durchberatener Entwurf im letzten Augenblick gescheitert war, zustande kam. Es richtet sich
weder gegen den Ansteckungsstoff allein noch gegen die Erkrankung als solche, sondern gegen die Übertragungsgefahr.

Es schreibt daher den Erkrankten die Behandlungspflicht vor und führt zur Erreichung dieses Zieles die Gesundheitsscheine für Personen ein, die verdächtig sind, Geschlechtskrankheiten weiter zu verbreiten. Die Gemeinde muß durch besondere Gesundheitsbehörden Gelegenheit zu unentgeltlicher Behandlung Mittelloser und für die Erlangung von Zeugnissen schaffen, die Ärzte müssen Kranke, die sich ausreichender Behandlung entziehen, melden. Falls erforderlich, kann Behandlung in einem Krankenhause angeordnet werden; ja sie kann unter Anwendung von Zwang durchgeführt werden, wenn andere Maßnahmen nicht ausreichen. Die Übertragung von Geschlechtserkrankungen auf andere durch solche Menschen, die sich der von ihnen ausgehenden Gefahr der Ansteckung bewußt sind, ist unter hohe Strafe gestellt; die Ärzte haben alle von ihnen behandelten Kranken auf eine solche Gefahr aufmerksam zu machen und sie über ihr Verhalten zu belehren. Dagegen werden in diesem Gesetz die polizeilichen Ausnahmebestimmungen für eine gesundheitliche Überwachung solcher Personen, die gewerbsmäßige Unzucht betreiben, aufgehoben und der Versuch gemacht, die Fürsorgemaßnahmen und Pflegeeinrichtungen für die Prostituierten und namentlich für Anfängerinnen zur Abwendung von diesem Gewerbe auszubauen. Das Gesetz besteht noch zu kurze Zeit und die Umstellungen gegenüber früheren Einrichtungen sind so groß, daß über die Wirkung noch kein Urteil abgegeben werden kann; der Eifer und Ernst, mit dem aber alle an der Ausführung beteiligten Kreise sich bemühen, die Ziele des Gesetzes erfolgreich werden zu lassen, berechtigt zu günstigen Erwartungen.

Da die Seuchenerreger keine politischen Grenzen kennen und der überseeische Verkehr sie schnell auch über weite Strecken übertragen kann, ergab sich bald die Notwendigkeit *internationaler Gesetze*. Ohne solche suchte sich das bedrohte Land durch besondere strenge Absperrmaßnahmen radikal zu schützen, das Ursprungsland sah darin Erschwerungen seiner wirtschaftlichen Notwendigkeiten. Besonders der Schiffsverkehr im Welthandel machte Schwierigkeiten. Man griff zu internationalen Sanitätskonferenzen, deren erste 1851 in

Paris, deren dreizehnte Ende 1926 tagte. Auf dieser waren
70 Staaten mit 160 Beauftragten vertreten. Sie erweiterte nur
die Bestimmungen früherer Sanitätskonventionen. Auch hier
wird die Meldepflicht für alle Länder, in denen Seuchenfälle
vorkommen, festgelegt, dann wird der Schwerpunkt auf die
Untersuchung ankommender Schiffe, besonders von solchen,
die aus seuchenverdächtigen oder für verseucht erklärten Ländern kommen, gelegt. Sowohl in den Abfahrts- wie in den
Ankunftshäfen finden Untersuchungen statt. Bei der ersten
können Erkrankte oder Krankheitsverdächtige an der Abreise
verhindert, verdächtige gebrauchte Gegenstände desinfiziert,
Entlausungs- und Rattenvertilgungsmaßnahmen getroffen werden. Bei der Ankunft können Erkrankte abgesondert, Krankheitsverdächtige einer Überwachung unterworfen werden. Die
Maßnahmen im Landgrenzenverkehr sind entsprechend angepaßt. Die früher dem freien und unschädlichen Waren-
handel aufgelegten Einschränkungen sind aufgehoben. Das in
Paris schon 1907 geschaffene Internationale Gesundheitsamt
ist als Nachrichtenvermittlungsstelle eingesetzt und hat die
Weiterführung der Bestimmungen zu bearbeiten. Es steht in
Fühlung mit dem Hygienekomitee des Völkerbundes, welches
seit 1923 arbeitet. In diesem Komitee sind die meisten Länder durch hervorragende Hygieniker und Gesundheitsbeamte
vertreten; hier wird das eingegangene Material der amtlichen
Meldungen über ansteckende Krankheiten aus der ganzen
Welt bearbeitet und die Ergebnisse in monatlichen Berichten
veröffentlicht; auch sendet das Komitee Forschungsexpedi-
tionen aus und berät in Sondersitzungen die Seuchenvorgänge
und die dagegen möglichen oder notwendig werdenden Maßnahmen. Entsprechend den Gesetzesmaßnahmen zum Schutz
gegen menschliche Seuchen hat man auch gegen einheimische und von außen eingeschleppte Tierseuchen sich durch
gesetzliche Bestimmungen und internationale Abkommen
geschützt. Natürlich stehen hier den Gesetzgebern und
der Praxis ganz andere Verfahren zu Gebote. Man kann
im Grenzverkehr die Einfuhr von Lebendvieh über die
Grenzen verbieten und die Beschau der Schlachtstücke an-
ordnen. Und im Inland kann man leicht sanieren, indem die

kranken oder ansteckungsverdächtigen Tiere alle geschlachtet werden.

Die internationalen Sanitätskommissionen wollen und können sich nur gegen diejenigen besonders gefährlichen ansteckenden Krankheiten richten, die durch Einschleppung vom Lande, in dem sie dauernd oder zeitweise herrschen, in ein anderes seuchenfreies Land verhängnisvoll werden. Auch das deutsche Reichsseuchengesetz erstreckt sich ja zunächst nur auf dieselbe Gruppe und erlangt auch für einheimische Epidemien erst dadurch Bedeutung, daß es zugleich als Mantelgesetz den Ländern aufgibt, sinngemäß die gleichen gesetzlichen Maßnahmen auch auf die anderen epidemischen übertragbaren Krankheiten auszudehnen. Wo dies geschehen ist, richten sich allerdings die angeordneten Maßnahmen auf die Bekämpfung der Ansteckungsstoffe und die Verhütung ihrer Verbreitung. Aber diese Gesetze trennen in zutreffender Weise zwischen den Aufgaben der *öffentlichen* und denen der *privaten* Gesundheitspflege. Denn nur da, wo jedesmal der einzelne nicht in der Lage ist, das zur Abwehr Erforderliche selbst in die Hand zu nehmen, muß für ihn eine höhere Einheit, der Staat, eintreten und die Einrichtungen schaffen und unterhalten. Er muß also den Beamten ausbilden, der die gesetzlichen Vorschriften durchführt, er muß die dafür zuständigen Gemeinden anhalten, daß Desinfektionsanstalten (Abb. 23), bakteriologische Untersuchungsämter und Absonderungsabteilungen der Krankenhäuser geschaffen und zweckmäßig betrieben werden, er muß überwachen, daß sie vorsorglich so ausgestattet werden, um in den Tagen der Gefahr nicht zu versagen. Aber der Gesetzgeber wußte sehr wohl, daß alle diese Maßnahmen durch solche der *privaten Gesundheitspflege* unbedingt ergänzt werden müssen. Denn ohne die *Erziehung* der großen Massen der Bevölkerung zum Verständnis für die Art und Größe der Gefahren muß die beste Absicht des Gesetzgebers versagen. Letzten Endes hat diese Erziehung nur das eine Ziel, die Übung größter Reinlichkeit im Verkehr, namentlich in dem mit Menschen und mit Nahrungsmitteln und im Beruf. Vor allem muß der Kranke selbst, soweit er nicht schon durch sein Leiden der

Berührung mit dem menschlichen Verkehr entzogen wird, zur
Vorsicht planmäßig erzogen werden, um seine Mitmenschen
nicht zu schädigen. Jeder von uns weiß, daß in dieser Erziehung zur Reinlichkeit bei Gesunden und Kranken in den
letzten Jahrzehnten schon von der Schule an außerordentlich

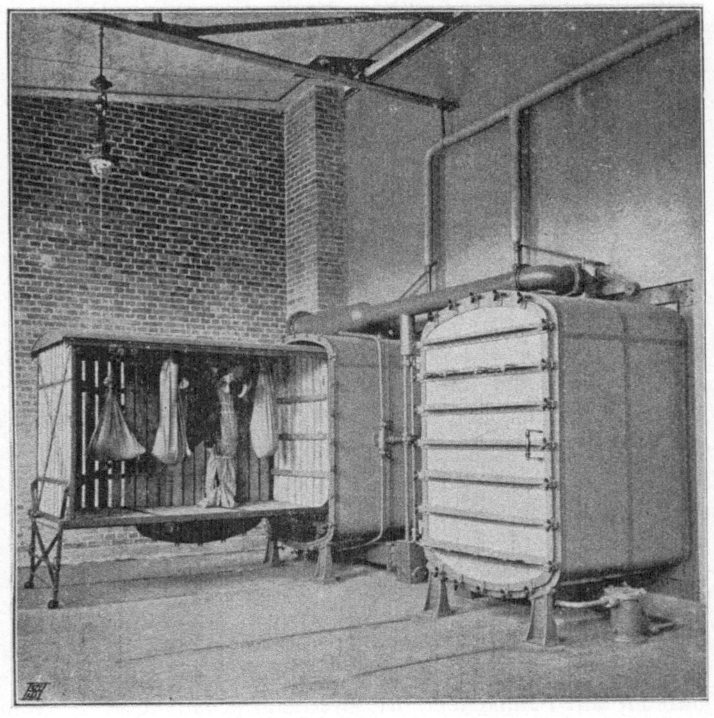

Abb. 23. Dampfdesinfektionsapparat zur Desinfektion mit Heißluft.
(Nach Rud. A. Hartmann, Berlin.)

vieles durch die verschiedenen Belehrungsmöglichkeiten geschehen ist, und daß Staat, Gemeinden, Sozialversicherung,
Ärzte und Tagespresse vereint auf das eifrigste sich bemühen,
diese Aufklärung weiterzuführen und nicht erlahmen zu lassen. Wir befinden uns hier in einer Reihe mit allen modernen Staaten; ja fast möchte es scheinen, daß in Ländern wie
den Vereinigten Staaten Nordamerikas und in Rußland der

Seuchenkampf durch Volksbelehrung und Volkserziehung noch stärker betrieben wird. Aber überall ist hier gegen früher recht viel erreicht worden, und man kam dem Ziel näher, daß das Verständnis für die Gefahr nicht mehr ein Vorrecht der begüterten Gesellschaftsschichten, sondern ein Besitz der Gesamtheit werden muß. Die Möglichkeit einer sozialen Ungleichheit in dieser Frage ist uns Modernen unerträglich. Sie ist aber auch gesundheitspolitisch ganz unzulässig, denn die Unwissenden und darum besonders Gefährlichen schädigen nicht nur sich und ihre Angehörigen, sondern sämtliche Schichten der Gesellschaft, die in der Abwehr der Epidemiengefahr sich ihrer gegenseitigen Haftung bewußt sein muß, weil sie hier dringender ist als auf irgendeinem anderen Gebiete.

Auch der von der Gesetzgebung geförderte Feldzug für die Erziehung zur privaten Gesundheitspflege richtet sich ausschließlich oder überwiegend gegen die Krankheitserreger. Diese sind greifbar und in ihren Beziehungen großenteils erkannt. Auch hier hat wieder das Vorbild der Überwindung der Wundinfektionskrankheiten vorgeschwebt. Wir verdanken diese Erfolge der Antisepsis und der Asepsis, d. h., wie schon ausgeführt, der Vernichtung der in die Wunde eingedrungenen Erreger und den die Antisepsis an Wirksamkeit übertreffenden Arbeiten mit absolut bakterienfreien Hilfsmitteln, Händen, Instrumenten, Verbandstoffen. Antisepsis und Asepsis sind ja auch nichts weiter als äußerste, auf das sorgfältigste durchgeführte Reinlichkeit. Die Desinfektion, die fortlaufende am Krankenbett wie die Selbstdesinfektion der vom Kranken verunreinigten Gebrauchsgegenstände, Betten und Wohnräume nach Ablauf einer Infektionskrankheit, sind nichts als eine große Reinigung durch antiseptische Verfahren; sie können vielfach ersetzt werden durch die gewöhnlichen, energisch durchgeführten Reinigungs- und Waschverfahren. Aber weil das gerade in den Kreisen mit engen Wohnungsverhältnissen oft ganz unzulänglich geschieht, ist es nur gut, daß das Gesetz die sachgemäße Desinfektion verlangt und ihr Unterlassen unter Strafe stellt. Und weil weiter eine solche Desinfektion weniger im Interesse des Betroffenen als zum Schutze der Umgebung geschieht, sollte sie dort, wo das Gesetz sie verlangt, kostenlos geschehen.

Wenn diese Maßnahmen sich überwiegend gegen den Ansteckungsstoff richten, so wird jeder, der den vorangegangenen Ausführungen gefolgt ist, auf eine Lücke hinweisen. Es wurde ja mit besonderem Nachdruck betont, daß zwar keine durch Übertragung von spezifischen Krankheitserregern entstehende Epidemie ohne deren Mitwirkung zustande kommt, daß aber außerdem noch ein bestimmter Grad von Empfänglichkeit vorhanden sein muß, damit aus der Übertragung der neue Krankheitsfall entstehen kann. Es wurde weiter ausgeführt, daß für jede einzelne Epidemie das Kräfteverhältnis verschieden liegt. Es wurde dann mit Nachdruck darauf verwiesen, daß, wenn aus der Einzelinfektion die Massenerkrankung, die Epidemie wird, der Grund meist in der gleichzeitigen Schädigung der Widerstandskraft zahlreicher Menschen zu suchen ist. Und schließlich wurde betont, daß infolge einer solchen Häufung der Erkrankungen der Ansteckungsstoff sich außerordentlich stark vermehrt und die Gefahr der Weiterverbreitung durch den Kurzschluß der Ansteckung namentlich auf dem Wege der massigen Infektion wächst. Daraus folgt für jeden Einsichtigen, daß die Bekämpfung, besonders aber die Vorbeugung, auch die andere Seite der Ursachen berücksichtigen muß. Uns genügt die Erklärung nicht mehr, daß, wenn eine Kette von Ursachen vorliegt, diese Kette schon durchbrochen wird, sobald ein einziges Glied, und zwar natürlich das schwächste oder am leichtesten erreichbare, durchschnitten wird; wir wollen erkennen, welche Maßnahmen in jedem Fall die wirksamsten sind, diejenigen, die sich gegen den Ansteckungsstoff, oder diejenigen, die sich gegen die Empfänglichkeit richten.

Es läßt sich nun leicht beobachten und auch rechnerisch beweisen, daß bei Epidemien mit großer Empfänglichkeit die Bekämpfung des Ansteckungsstoffes nach dem Ausbruch eine größere Aussicht auf Herabsetzung der Ansteckungen hat, bei solchen mit geringer Empfänglichkeit dagegen eine Herabsetzung der letzteren, und natürlich ist es am besten, wenn beides geschieht, durch Desinfektion und Absonderung das erstere, durch bewährte Schutzimpfungen und Einhaltung der Vorsichtsmaßnahmen in der Lebensweise das letztere.

Ist einmal die Epidemie ausgebrochen, so kommen nur noch solche Maßnahmen in Frage, die schon einmal mit denen der Feuerwehr nach dem Ausbruch eines Brandes verglichen sind. Und in besonderen Fällen, wie der Einschleppung der Cholera, nach dem Ausbruch einer neuen Influenzaepidemie, bleiben sie nach dem heutigen Stande unseres Wissens die einzigen Maßnahmen, die uns zur Verfügung stehen. Aber es kommt mehr darauf an, den Brand zu verhüten, für Feuersicherheit zu sorgen. Hier gewinnen wir Handhaben aus den Erfahrungen über die Abnahme der Seuchengefahr seit etwa achtzig Jahren, die gerade deshalb, weil diese Abnahme in ihrer Stärke und Stetigkeit ihresgleichen in der Geschichte von Jahrhunderten nicht hat und weil uns die Ursachen bei dem heutigen Stande unserer Kenntnisse verständlich geworden sind, immer wieder unsere größte Beachtung verdienen und die zugleich den Wegweiser für zukünftiges Handeln bilden.

Das Verschwinden der Pocken und der Mehrzahl der Wundinfektionskrankheiten, die dem Verschwinden nahekommende Abnahme der eitrigen Entzündungen der Augenbindehaut der Neugeborenen, der Rückgang der Hakenwurmkrankheit der Bergleute und der Trichinose sind den Fortschritten der Heilkunde zu danken. Nur durch das Zusammenwirken der Forscher aller Sonderfächer, durch lange mühevolle Untersuchungen, durch geistvolle Gedankenarbeit waren solche Fortschritte möglich. Nachdem sie gewonnen, sind sie nur dann durchführbar, wenn ein gut vorgebildeter, sorgfältig geschulter, gewissenhafter und entsagungsvoller Ärztestand zur Verfügung steht. Im langsamen Fortschreiten bis zu dem heute erreichten Ziel hat so mancher Forscher sein Leben oder seine Gesundheit geopfert, einem Ziel, das würdig den großen Entdeckungen der Technik an die Seite gestellt werden darf, nicht bloß durch seine Erfolge, sondern auch durch den gedanklichen Hintergrund. Unsere Gesellschaft darf die Dankesschuld, die sie diesen Bahnbrechern zollt, nie vergessen. Durchführbar wurden die Entdeckungen erst durch den Ausbau des modernen Krankenhauswesens, das die Gesundheitstechnik von allen Gefahren einer Stätte der Seuchenverbreitung befreit hat, die ihr früher anhafteten. Unsere Krankenhäuser sind aus Anstalten zur Unterbringung Unterstützungsbedürftiger solche für die gesamte Bürgerschaft, aus Stätten zur Pflege Siecher und Unheilbarer Heilanstalten geworden, ohne die Aufgaben der Pflege eingestellt zu haben. Sie sind bei übertragbaren Krankheiten heute die geeignetsten Orte der Absonderung. Der Geist, der die Gemeinden, die kirchlichen und anderen Verbände erfüllte, als sie die Mittel zur Errichtung und zum Betriebe der Krankenhäuser bereitwillig zur Verfügung stellten, hat mit dazu beigetragen zu der heute festzustellenden Besserung.

Wenn Typhus und Cholera heute für uns ungefährlich geworden sind, so danken wir dies ebenfalls den Fortschritten der Gesundheitstechnik. Außer ihnen sind eine größere Anzahl infektiöser Krankheiten, die sich früher ständig zu Epidemien häuften, seltener geworden oder ganz verschwunden, bei anderen hat sich die Tödlichkeit vermindert, und bei allen solchen Epidemien, bei denen wirtschaftliche Not die Häufigkeit und Gefährlichkeit steigerte, hat sich in der Neuzeit eine erhebliche Besserung nachweisen lassen. Wir sind heute im Besitz vieler Erfahrungen, die unseren Vorfahren von vor wenigen Jahrzehnten noch unbekannt waren, die uns jedoch heute in den Stand setzen, sicherer unsere Maßnahmen zu treffen. Aber die Grundauffassung ist heute mehr als je die gleiche geblieben, die vor fast hundert Jahren einer unserer besten Seuchenforscher, Hecker, in den Worten zusammenfaßte: „An allen Volkskrankheiten hat der Kulturzustand der Völker, d. h. ihre *Lebensweise* und ihre *Krankenbehandlung* einen entscheidenden Anteil." Man kann nicht kürzer und klarer das Anrecht des einzelnen auf Seuchenschutz durch den Staat und seine eigene ihm obliegende Pflicht zur Mitarbeit zusammenfassen. Aber dieser Satz ist weiter deshalb von so großer Bedeutung, weil gerade er jeden einzelnen an seine Pflichten ernstlich mahnt. Es genügt nicht, daß er sich auf den Staat verläßt, nein, *er selbst muß mitwirken*, mithelfen, unablässig mitarbeiten. Mit der

Furcht vor der Ansteckung muß gebrochen werden. Im Besitz von Kenntnissen über die Art der Gefahr und über die einfachen Wege, ihr zu entgehen, liegt ein stärkerer Schutz. Auch die Hilfsbereitschaft für die Ergriffenen darf nicht durch Selbstsucht leiden. Und auch wer den Worten folgt, daß die Hilfsbereitschaft zuerst am eigenen Herd beginnt, der sei eingedenk, daß ihm in diesem Fall das nicht viel nützt, wenn er nicht zugleich des Mitmenschen sich annimmt, dessen vernachlässigte infektiöse Krankheit durch ihre Eigenschaft, um sich zu greifen, zuletzt auch ihn selbst und die Seinen bedroht.

Wir können das, was unsere Väter für uns in der Sicherung gegen die Seuchengefahr ererbt und was wir selbst dazu erworben haben, unseren Nachkommen als sicheren Besitz nur dann überliefern und von ihnen gemehrt erhoffen, wenn wir ihnen ein Vorbild sind und ihnen beweisen, daß im Kampf gegen die Epidemie zwei Eigenschaften den Sieg sichern, das Bewußtsein der Solidarität aller Schichten der Gesellschaft und das auf Wissen und Verstehen beruhende Gefühl der eigenen Verantwortlichkeit.

Gedanken über hygienische Volksbelehrung, ihre Wege und Hilfsmittel. Von Dr. med. G. F r e y, Direktor der Medizinischen Abteilung des Reichsgesundheitsamts. (Erweiterter Sonderabdruck aus „Arbeiten aus dem Reichsgesundheitsamte", Bd. 57, Festband anläßlich der Feier des 50 jährigen Bestehens des Reichsgesundheitsamts 1926.) 38 Seiten. 1927. RM 2.—

Hygienische Volksbildung. Von Dr. med. M a r t i n V o g e l, Wissenschaftlicher Direktor am Deutschen Hygiene-Museum, Generalsekretär des Sächsischen Landesausschusses und vormals Generalsekretär des Reichsausschusses für hygienische Volksbelehrung. Mit 6 Abbildungen. (Sonderausgabe des gleichnamigen Beitrages in dem I. Bd. des „Handbuches der sozialen Hygiene und Gesundheitsfürsorge".) IV, 88 Seiten. 1925. RM 3.—

Grundriß der Gesundheitsgesetzgebung und der Gesundheitsfürsorge einschließlich der Sozialversicherung für männliche und weibliche in der Wohlfahrtspflege tätige Personen, insbesondere Wohlfahrtspflegerinnen, Gemeindeschwestern, ferner für den Gebrauch an Wohlfahrtsschulen, pädagogischen Akademien und Volkshochschulen. Von Medizinalrat Dr. R o b e r t E n g e l s m a n n, Kreisarzt des Stadtkreises Kiel. VIII, 163 Seiten. 1929. RM 4.80

Die Wohlfahrtspflege auf Grund der Fürsorgepflichtverordnung und der Reichsgrundsätze. Systematische Einführung. Von Dr. H a n s M u t h e s i u s, Stadtrat in Berlin-Schöneberg. Z w e i t e Auflage. VIII, 131 Seiten. 1928. RM 3.90

Die Auskunfts- und Fürsorgestelle für Lungenkranke, wie sie ist und wie sie sein soll. Von Dr. K. W. J ö t t e n, o. ö. Professor der Hygiene und Direktor des Hygienischen Instituts der Universität Münster i. W. Z w e i t e, erweiterte Auflage. IV, 130 Seiten. 1926. RM 6.60

Die Tuberkulose und ihre Bekämpfung durch die Schule. Eine Anweisung für die Lehrerschaft von Dr. H. B r a e u n i n g, Chefarzt der Fürsorgestelle für Lungenkranke und Direktor des Städtischen Tuberkulose-Krankenhauses Stettin-Hohenkrug, und F r i e d r i c h L o r e n t z, Rektor in Berlin, Mitglied des Reichsgesundheitsrats und des Landesgesundheitsrats in Preußen. D r i t t e, verbesserte Auflage. Mit 3 Abbildungen. VI, 132 Seiten. 1926. RM 2.50

Geschlechtskrankheiten bei Kindern. Ein ärztlicher und sozialer Leitfaden für alle Zweige der Jugendpflege. Von Professor Dr. A. B u s c h k e, Dirigierender Arzt am Rudolf Virchow-Krankenhaus, Berlin, und Dr. M. G u m p e r t, Assistenzarzt am Rudolf Virchow-Krankenhaus, Berlin. Unter Mitarbeit von W. Fischer-Defoy, Frankfurt a. M., F. Kramer, Berlin, E. Langer, Berlin. Mit 10 Abbildungen. IV, 108 Seiten. 1926. RM 5.40

B **Handbuch der amtlichen Gefährdetenfürsorge.** Auf Grund amtlichen Materials zusammengestellt und bearbeitet. Von A. P a p p r i t z. III, 175 Seiten. 1924. RM 5.70 ; gebunden RM 6.60

Das mit B *bezeichnete Werk ist im Verlage von J. F. Bergmann. München erschienen.*